心血管疾病介入诊疗护理

Interventional Cardiovascular Nursing Care

主　审◎侯桂华　陈　凌　申铁梅　王　英　陈务贤　黄美萍

主　编◎詹惠敏　陈秀梅　陈纪言

副主编◎黄晓燕　李国祺　谢缤纷　冼金惠　林丽霞　朱　丽
　　　　潘媚媚　李高叶

U0782042

SPM
南方传媒

广东科技出版社
全国优秀出版社
·广州·

图书在版编目（CIP）数据

心血管疾病介入诊疗护理 / 詹惠敏，陈秀梅，陈纪言主编. —广州：广东科技出版社，2024.10
ISBN 978-7-5359-8330-5

Ⅰ.①心…　Ⅱ.①詹…②陈…③陈…　Ⅲ.①心脏血管疾病—介入性治疗—外科手术②心脏血管疾病—护理
Ⅳ.①R540.5②R473.5

中国国家版本馆CIP数据核字（2024）第100746号

心血管疾病介入诊疗护理
Xinxueguan Jibing Jieru Zhenliao Huli

出 版 人：严奉强
特邀编辑：李　芹
责任编辑：马霄行
装帧设计：创溢文化
责任校对：李云柯　廖婷婷　曾乐慧
责任印制：彭海波
出版发行：广东科技出版社
　　　　　（广州市环市东路水荫路11号　邮政编码：510075）
销售热线：020-37607413
https://www.gdstp.com.cn
E-mail:gdkjbw@nfcb.com.cn
经　　销：广东新华发行集团股份有限公司
排　　版：广州市创溢文化传播有限公司
印　　刷：广州市彩源印刷有限公司
　　　　　（广州市黄埔区百合三路8号　邮政编码：510700）
规　　格：787 mm×1 092 mm　1/16　印张24.75　字数500千
版　　次：2024年10月第1版
　　　　　2024年10月第1次印刷
定　　价：150.00元

如发现因印装质量问题影响阅读，请与广东科技出版社印制室
联系调换（电话：020-37607272）。

《心血管疾病介入诊疗护理》
编委会

申铁梅：广东省人民医院 韩淑辉：梅州市人民医院

林丽霞：广东省人民医院 钟 海：中山市人民医院

陈秀梅：广东省人民医院 杨 丽：中山市博爱医院

陈纪言：广东省人民医院 李国祺：中山大学附属第二医院

詹惠敏：广东省人民医院 王春红：中山大学附属第二医院

黄晓燕：广东省人民医院 周津津：中山大学附属第二医院

谢缤纷：广东省人民医院 吴湘华：中山大学附属第二医院

吉桂珍：广东省人民医院 李启龙：中山大学附属第二医院

黄小梅：广东省人民医院 陈伟乐：中山大学附属第二医院

丁卡娜：广东省人民医院 邹志娜：惠州市中心人民医院

张玉华：广东省人民医院 黄海萍：惠州市第一人民医院

陈 玫：广东省人民医院 杨 凯：惠州市第三人民医院

陈 凌：广东省人民医院 张灵芝：惠州市第三人民医院

王昭慧：广东省人民医院 黄惠莲：东莞市人民医院

潘媚媚：广东省人民医院 黄科玉：广州中医药大学第一附属医院

欧阳俏：广东省人民医院 李高叶：广西医科大学第一附属医院

滕中华：南方医科大学南方医院 梁议丹：柳州市人民医院

娄正毅：南方医科大学南方医院 贾 静：柳州市人民医院

冼金惠：中山大学附属第一医院 胡华芳：柳州市中医医院

贺 真：中山大学附属第一医院 程建萍：肇庆市第一人民医院

吴配文：中山大学附属第一医院 余伟兰：高州市人民医院

冯佩笑：广州医科大学附属第一医院 黄绍丹：茂名市中医院

黄秀芬：广州医科大学附属第一医院 李 娟：湛江中心人民医院

张明波：广东省中医院 张燕琴：湛江中心人民医院

陈利芳：暨南大学附属第一医院 路 华：桂林市人民医院

付晓华：南方医科大学珠江医院 王雪娟：广西中医药大学第一附属医院

陈春莉：汕头大学医学院第二附属医院 陈丽霞：玉林市第一人民医院

本书受易方达先心病医学人才培养教育基金资助，基金编号：2023QT0009

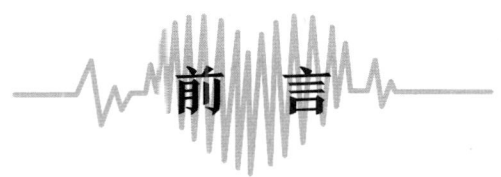

前　言

随着我国全面进入小康社会以及人民生活水平的不断提高，以冠心病为代表的心血管疾病已经成为严重威胁我国人民健康的常见疾病。心血管疾病包括冠心病、先天性心脏病、心脏瓣膜结构改变的心脏病、心电传导异常的心脏病，以及心脏周围的血管疾病等。心血管疾病介入诊疗主要通过经皮穿刺动静脉血管来完成，有着风险小、痛苦小、恢复快、效果显著等优点，越来越受到患者的理解和欢迎。作为诊疗学领域的新进展，其已成为治疗心血管疾病的重要手段之一，在传统的内科药物治疗、外科开胸手术治疗之外，为心血管疾病患者带来了新的福音。

自1895年X射线被发现以来，随着医疗技术的不断进步以及医疗器械的日新月异，心血管疾病介入诊疗技术得到蓬勃发展。1896年血管造影技术问世，1928年德国医生维尔纳·福斯曼首次将导管经肘前静脉送入右心房，开启了心导管技术时代。1958年，美国医生索尼斯在为患者行主动脉造影时误将造影剂注入冠状动脉，使其显影，这次意外使冠状动脉造影术正式应用于临床。1977年，世界上首例经皮冠状动脉腔内成形术在瑞士开展。1986年，世界上首例经皮冠状动脉内支架植入术也在瑞士成功实施，并迅速传入其他国家。我国于1973年4月23日由中国医学科学院阜外医院陈灏珠教授带领团队首次经股动脉穿刺完成冠状动脉造影术。此后，冠心病介入性诊断在国内逐渐推广开来，1984年开始开展经皮冠状动脉腔内成形术。1987年，阜外医院在国内率先实施经皮冠状动脉介入治疗术。自20世纪90年代初，我国开始应用冠状动脉内支架植入术治疗冠心病。至此，我国冠状动脉介入诊疗技术得到蓬勃发展。目前，冠状动脉介入诊疗术是我国诊治心血管疾病应用最为广泛、诊治冠心病患者最多的介入手术，并且应用范围不断扩大，已逐渐进入乡镇医院。

对结构性心脏病的介入治疗最早应用于1953年，当时Rubio医生以介入的方式对一名10个月大的婴儿进行了肺动脉瓣狭窄的扩张成形术。自20世纪60年代起，大量结构性心脏病患者通过介入治疗方式被治愈，从最初的球囊房间隔造口术逐渐发展至各类缺损性心脏病的封堵治疗和瓣膜介入治疗，大大减免了患者的开胸之苦。1984年，二尖瓣球囊扩张术首次被报道，开启了经皮二尖瓣成形术的先河。其他心脏病介入治疗手术也逐渐发展并部分取代了外科开胸手术。

介入手术和外科手术一样，是治疗疾病的重要手段，但治疗前患者的心理与身体条件都需要进行适当准备，手术中的医护配合及手术后的观察与护理也是保障手术成功的重要环节。介入手术不仅要求术者技术精湛，而且对护理工作也提出了更高的要求，介入护理人员不仅要有扎实的专科理论和操作技能，而且要能洞悉患者的护理需求，要从患者的需求出发，提高护理质量。

介入护士必须认识到护理的不是疾病而是人，要注重人文关怀，体现人文精神，以患者为中心，关注人、关心人，重视人的个性，真正做到把人当作人，而不是疾病的附属躯体。要将人本管理的理念引入护理实践中，让患者在介入手术过程中感受到温暖，从而积极配合手术。介入护士除要熟悉心血管专科理论知识外，还应熟练掌握介入手术的流程及耗材的选择，熟悉各种专科药物的作用及其不良反应的表现，熟悉介入手术的病情变化及观察要点，熟练掌握心血管疾病介入手术中并发症的抢救流程，出现异常情况要及时配合抢救。心血管疾病的介入护士必须形成自己的专业知识体系，在介入手术中充当手术医生的"眼睛"，及时发现任何细微的异常状况，协助手术医生顺利完成手术。

目前国内开始逐步培养心血管介入专科护士，专科护士必须进行正规的心血管疾病理论知识的学习及临床实践，结合介入专业知识的教育与培训，掌握一门本学科专业的理论体系和专门技术，并不断在心血管疾病介入护理实践中积累与研究，通过批判性思维的培养及实践经验的总结，来促进自己心血管疾病介入护理水平的提高。

本书主要围绕广东省人民医院、广东省心血管病研究所心脏介入导管室开展的绝大部分介入手术的流程、适应证，术前常用物品的准备，术中对患者的评估、与医生的配合，术中与术后对并发症的观察与处理等，进行较为全面详细的梳理，旨在为从事心血管介入的护理人员提供可借鉴可参考的护理资料。本书的编者来自各大心血管介入诊疗机构，是从事心血管介入护理工作、有相当丰富的心血管介入手术配合经验的护理专家。书中介绍的方法多数来源于各大心血管介入诊疗机构的经验总结，但由于并未囊括所有心血管介入诊疗机构的经验，且编者的写作技巧、写作经验尚有不足，而介入诊疗技术日新月异、百花齐放，因此书中介绍的做法难免有局限性，表达也难免有不够精准的地方，恳请广大读者给予批评指正。

（詹惠敏、黄晓燕）

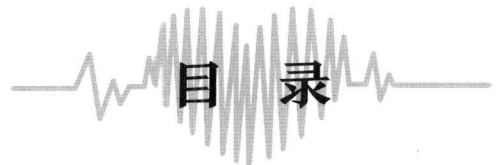

目 录

第一章　冠状动脉介入诊疗术的护理 ……………………………… 001

　第一节　经皮冠状动脉造影术的护理 ………………………………… 001

　第二节　经皮冠状动脉腔内成形术和支架植入术的护理 …………… 012

　第三节　经皮冠状动脉内斑块旋磨术的护理 ………………………… 029

　第四节　准分子激光冠状动脉斑块消融术的护理 …………………… 041

　第五节　经皮冠状动脉腔内精准辅助检查的护理 …………………… 049

第二章　心律失常介入诊疗术的护理 …………………………………… 055

　第一节　心脏有创电生理检查术的护理 ……………………………… 055

　第二节　室上性心动过速射频消融术的护理 ………………………… 061

　第三节　室性早搏射频消融术的护理 ………………………………… 070

　第四节　室性心动过速心外膜射频消融术的护理 …………………… 078

　第五节　房颤三维标测射频消融术的护理 …………………………… 087

　第六节　房颤冷冻球囊导管消融术的护理 …………………………… 097

　第七节　房颤脉冲场消融术的护理 …………………………………… 106

　第八节　马歇尔静脉无水酒精化学消融术的护理 …………………… 114

第三章　心律失常器械植入术的护理 …………………………………… 122

　第一节　心律失常器械植入术的护理概述 …………………………… 122

　第二节　临时起搏电极植入术的护理 ………………………………… 124

　第三节　永久性心脏起搏器植入术的护理 …………………………… 131

　第四节　心律转复除颤器植入术的护理 ……………………………… 140

　第五节　心脏再同步化治疗心律转复除颤器植入术的护理 ………… 149

　第六节　全皮下植入型心律转复除颤器植入术的护理 ……………… 161

第七节　无导线起搏器植入术的护理 …………………………… 168

第八节　希氏束起搏器植入术的护理 …………………………… 178

第九节　永久起搏器更换术的护理 ……………………………… 187

第十节　起搏器电极重置术的护理 ……………………………… 194

第十一节　起搏器囊袋清创术的护理 …………………………… 201

第四章　结构性心脏病介入诊疗术的护理 …………………… 209

第一节　经皮右心导管检查术的护理 …………………………… 209

第二节　经皮房间隔缺损封堵术的护理 ………………………… 215

第三节　经皮卵圆孔未闭封堵术的护理 ………………………… 222

第四节　经皮室间隔缺损封堵术的护理 ………………………… 230

第五节　经皮动脉导管未闭封堵术的护理 ……………………… 238

第六节　经皮左心耳封堵术的护理 ……………………………… 245

第七节　经导管主动脉瓣植入术的护理 ………………………… 253

第八节　经皮球囊肺动脉瓣成形术的护理 ……………………… 264

第九节　经皮球囊二尖瓣成形术的护理 ………………………… 270

第十节　经导管缘对缘二尖瓣修复术的护理 …………………… 278

第十一节　经皮腔内室间隔心肌消融术的护理 ………………… 287

第十二节　经皮心内膜心肌活检术的护理 ……………………… 294

第五章　大血管疾病介入诊疗术的护理 …………………… 302

第一节　经皮胸主动脉腔内修复术的护理 ……………………… 302

第二节　经皮腹主动脉瘤腔内修复术的护理 …………………… 313

第三节　经皮主动脉缩窄支架植入术的护理 …………………… 322

第四节　经皮颈动脉介入术的护理 ……………………………… 332

第五节　经皮锁骨下动脉介入术的护理 ………………………… 340

第六节　经皮肾动脉介入术的护理 ……………………………… 347

第七节　经皮髂动脉介入术的护理 ……………………………… 354

第八节　经皮下肢动脉介入术的护理 …………………………… 362

第九节　经皮下肢静脉介入术的护理 …………………………… 369

主要参考文献 …………………………………………………… 378

第一章
冠状动脉介入诊疗术的护理

第一节　经皮冠状动脉造影术的护理

一、概述

（一）相关知识简介

冠状动脉粥样硬化性心脏病（coronary atherosclerotic heart disease）指冠状动脉粥样硬化使血管腔狭窄、阻塞和/或因冠状动脉功能性改变（痉挛）导致心肌缺血缺氧或坏死而引起的心脏病，简称冠状动脉性心脏病（coronary artery heart disease）或冠心病，亦称缺血性心脏病（ischemic heart disease）。

冠心病较严重时以发作性胸痛为主要临床表现，胸痛常为压迫样、憋闷样或紧缩样，偶伴濒死感，发生在胸骨体中、上段之后，或心前区，常放射至左肩、左臂和左小指，偶放射至颈、咽或下颌部，同时患者可出现面色苍白、出冷汗、心率增快、血压升高，持续3～5分钟，休息或舌下含服硝酸甘油片可迅速缓解。高血压、高血脂、高血糖、高龄、肥胖、吸烟、熬夜等为冠心病的危险因素。

目前，临床上用于诊断冠心病常用而且有效的方法是经皮冠状动脉造影（coronary angiography）。它是利用数字减影血管造影（DSA）机经皮穿刺上肢或下肢动脉后，使用特制定型的心导管沿动脉逆行至升主动脉根部，在主动脉左右窦口分别发出左右冠状动脉处，注入造影剂，使冠状动脉显影。这是一种较为安全可靠的有创诊断技术，被认为是诊断冠心病的金标准。

（二）冠状动脉造影术的适应证

1. 以诊断目的为主

（1）对冠状动脉疾病的确诊和左心室功能损害的确诊。

（2）临床上难以确定诊断的不典型胸痛，无创性检查不能确诊者。

（3）某些患者平板运动试验阳性或心脏螺旋CT检查结果有异常，为进一步确诊需进行冠状动脉造影。

（4）有典型的缺血性心绞痛症状。

（5）心电图有异常改变。

（6）原发性心搏骤停经心肺复苏成功者。

（7）不明原因的心功能不全及心律失常。

（8）介入或旁路移植术后反复发作的心绞痛。

（9）怀疑有冠心病但无症状，对于特殊职业者需要做出准确诊断时。

2. 以治疗目的为主

（1）已明确诊断为冠心病，欲行介入治疗或旁路移植术时。

（2）急性心肌梗死。

（3）无创性检查显示心肌缺血伴有明显的危险因素。

（4）陈旧性心肌梗死。

（5）各种血管重建术后持续心绞痛发作。

（6）心脏瓣膜疾病患者欲行换瓣术前（年龄大于50岁，为了解冠状动脉血运情况）。

（7）先天性心脏病可能合并冠状动脉异常。

（8）欲行化学消融术或胸外科手术前的梗阻性肥厚型心肌病。

（9）其他大手术前需要排除冠心病者。

3. 以评价目的为主

（1）评价冠状动脉功能性改变、各种血管重建术后冠脉循环血流的恢复情况、心脏功能及侧支循环建立情况。

（2）50岁以上准备心脏开胸手术的患者术前需常规行冠状动脉造影检查，以评估冠状动脉血管情况。

（3）评价血管重建术的疗效。

（4）评价介入或旁路移植术后冠状动脉血流情况及是否发生冠状动脉再狭窄，评价急性心肌梗死溶栓后冠状动脉再通情况，评价冠状动脉粥样硬化的治疗效果。

（5）评价各种科研新技术及新产品的临床效果。

（6）特殊行业从业者的例行体检，如飞行员、高空作业者、汽车司机等。

（三）冠状动脉造影术的简要手术步骤

1. 桡动脉穿刺

以桡骨茎突近端2cm可扪及桡动脉搏动处为进针点，常规消毒铺巾，用利多卡因逐层麻醉，显效后穿刺桡动脉，成功后常规置入6F桡动脉鞘，沿鞘管注入肝素钠注射液3000U、硝酸甘油200μg，在X线透视下，经鞘管送入直径0.035in（1in＝2.54cm）、长260cm的超滑导丝，沿桡动脉、肱动脉、锁骨下动脉、主动脉弓到达升主动脉，再经导丝送入5F TIG导管至主动脉窦口，退出导丝，调整导管开口位置，分别在左、右冠状动脉开口与血管腔同轴后注入碘造影剂（图1-1-1、图1-1-2），血管显影后查看血管情况。造影完成后退出导管，桡动脉穿刺口予桡动脉止血器压迫止血，送患者安返病房。

2. 股动脉穿刺

以股动脉为进针点，常规消毒铺巾，用利多卡因逐层麻醉，显效后穿刺股动脉，成功后常规置入6F股动脉鞘，沿鞘管注入肝素钠注射液3000U、硝酸甘油200μg，在X线透视下，经鞘管送入直径0.035in、长150cm的J头导丝，经股动脉、髂动脉、腹主动脉、主动脉弓到达升主动脉，再经导丝送入6F JR4造影导管行右冠状动脉造影（图1-1-3），送入6F JL4造影导管行左冠状动脉造影。造影完成后，股动脉穿刺口压迫30分钟，或用血管缝合器缝合，再予弹力绑带加压包扎，送患者安返病房。

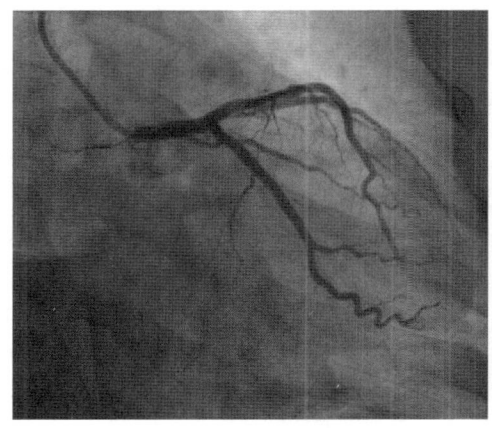
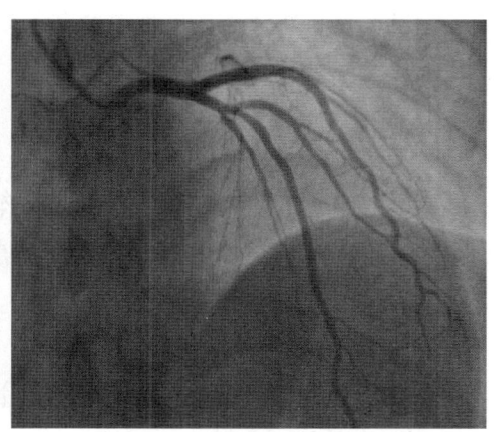

图1-1-1　冠状动脉旋支造影　　　　　图1-1-2　冠状动脉前降支造影

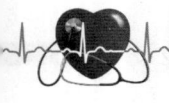

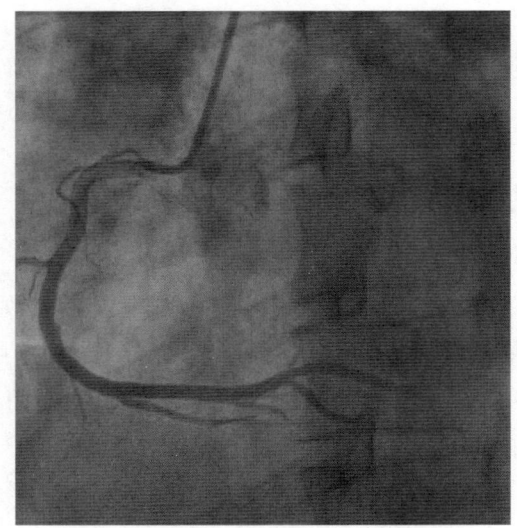

图1-1-3　右冠状动脉造影

二、术前护理评估

（一）环境评估

导管室要求环境安全、宽敞清洁、光线明亮、温湿度适宜，空气消毒机正常运行，屏蔽设施完好。

（1）手术前一天晚上用空气净化机净化、消毒导管室空气，用消毒液擦拭导管室所有物品，包括手术床、加药治疗台、手术用长车等。

（2）保持室内温度22～25℃，湿度55%～60%。

（3）控制导管室人员，严防交叉感染。室内人员包括医生1～2人、跟台护士1人、跟台放射技师1人。

（二）患者评估

（1）评估患者的病情、意识、合作程度，尤其是患者的心功能评级，评估患者是否能平卧半小时以上。充分了解患者存在的危险因素，如是否合并有高血压、心力衰竭等疾病，积极处理原发病。对于肾功能不全患者，术中尽量减少造影剂的使用，手术当天于术前和术后予水化治疗，以预防造影剂肾病。

（2）手术知情同意书必须由手术主刀医生、患者及患者家属签署全名，且签署时间要具体到分钟。

（3）患者完善一般检查，包括血常规、血生化、凝血指标、肝炎标志物、艾滋病（AIDS）抗体、梅毒螺旋体抗体，以及心电图、胸部X线。

（4）评估患者的生命体征、吸烟史、过敏史、家族史、既往史。

（5）评估患者手术区域皮肤是否完整，有无备皮，有无皮疹及过敏。

（6）评估患者带入管道（包括中心静脉通道、外周静脉通道、胃管、导尿管及其他各种引流管）有无堵塞、折叠，以及引流物的颜色、性状和量。

三、一般护理

（一）常规准备

1. 物品准备

见表1-1-1。

表1-1-1　冠状动脉造影术中常用物品准备

物品名称	数量
无菌手术包	1个
18号穿刺针（股动脉穿刺时）	1个
带手柄刀片	1个
无菌手套	2副
无菌手术衣	2件
无菌注射器	5mL的2个，10mL的2个
高压注射器套件	1套
碘伏消毒液	30～40mL
弹力胶布（股动脉穿刺时）	长20cm，2～3条
绷带（股动脉穿刺时）	1卷

2. 药品准备

见表1-1-2。

表1-1-2　冠状动脉造影术中常用药品准备

药品名称及配制方法	用量、用法（遵医嘱）	用途
0.9%氯化钠注射液500mL＋肝素钠注射液3000U	500mL，倒入治疗盆中	冲管
盐酸利多卡因注射液1支（5mL/0.1g）＋0.9%氯化钠注射液5mL，1∶1配制，或用原液	10mL，皮下注射	局部麻醉
肝素钠注射液1支（2mL/12 500U）＋0.9%氯化钠注射液10.5mL，配成1000U/mL	3000U，动脉注射	抗凝
造影剂，原液（注射前稀释）	50mL，冠状动脉内注射	造影
硫酸阿托品注射液，原液	1mg/次，静脉注射	提升心率
重酒石酸间羟胺注射液1支（1mL/10mg）＋0.9%氯化钠注射液9mL，配成1mg/mL	1～2mg/次，静脉注射	升压
硝酸甘油注射液1支（1mL/5mg）＋0.9%氯化钠注射液49mL，配成100μg/mL	100～200μg/次，动脉注射	扩张血管
地塞米松磷酸钠注射液，原液	5～10mg/次，静脉注射	抗过敏

3. 仪器设备准备

包括DSA机、高压注射泵、心电监护仪、中心吸氧吸痰装置、抢救车、除颤仪，必要时备临时起搏器、主动脉内球囊反搏（IABP）机、呼吸机等。

（二）常规护理

1. 核查

（1）与病房护士规范交接。核对患者身份，包括病区、床号、姓名、住院号、年龄、性别、疾病种类、手术名称、手术方式、手术日期、手术医生。

（2）向患者及家属做好术前宣教，简要告知手术过程及手术所需时间。确认患者已脱除内衣裤、活动心电监护仪，卸除身上所有饰物及义齿，排空大小便，着病号服，更换导管室室内鞋，戴无菌口罩及帽子进入导管室。

2. 常规监护

建立静脉通道，连接心电监护仪，心电连接线注意避开胸腹部X线透射区域，以免干扰手术进程。连接高压连接管和高压注射器套件，确保管道内无残留气泡，接口连接紧密，并校准零位后使用，必要时予患者吸氧。

3. 用物开启

（1）开启无菌手术包，合理摆放包内各种物品，按需向治疗盆内倒入0.9%氯化钠注射液500mL及肝素钠注射液3000U。

（2）协助术者穿手术衣。开启耗材前与术者核对耗材名称、有效日期、型号，开启时注意勿污染材料内面。避免跨越无菌区域，开启后及时记录，并张贴所用材料二维码。打开各种材料和物品，根据需要依次递送给术者，所有操作严格遵守无菌原则。

四、专科护理

1．体位管理

确保手术床平整，协助患者取仰卧位，解开患者衣扣，以利于术中情况紧急时予以施救。穿刺桡动脉的患者，穿刺侧上肢稍外展并使用托手板支撑，与身体成45°夹角，手臂固定在托手板上，暴露患者肘关节以下部位皮肤。穿刺股动脉的患者，协助其将裤子褪至膝关节以下，充分暴露患者的腹股沟处皮肤，并注意保护患者隐私及保暖。嘱患者双手自然放松，放在身体两侧，勿放在胸腹部或腹股沟位置，以防术中影响X线透射；双腿自然伸直放松，略微展开，勿并拢，术中保持安静，勿随意移动，以免影响手术穿刺、进管等操作。

2．特殊耗材准备

见表1-1-3和表1-1-4。

表1-1-3 冠状动脉造影术中的特殊耗材准备（桡动脉穿刺）

耗材名称	数量	用途
6F桡动脉鞘	1条	穿刺桡动脉
直径0.035in、长260cm的超滑导丝	1条	导引造影导管深入血管
5F TIG造影导管	1条	冠状动脉造影
桡动脉压迫止血器	1个	压迫止血
6F JR4、6F JL4造影导管（必要时）	各1条	冠状动脉造影
6F AL1、6F AL2造影导管（必要时）	各1条	冠状动脉造影

表1-1-4 冠状动脉造影术中的特殊耗材准备（股动脉穿刺）

耗材名称	数量	用途
6F股动脉鞘	1条	穿刺股动脉
直径0.035in、长150cm的J头导丝	1条	导引造影导管深入血管
6F JR4造影导管	1条	右冠状动脉造影
6F JL4造影导管	1条	左冠状动脉造影
6F AL1、6F AL2造影导管（必要时）	各1条	冠状动脉造影

3. 消毒及铺巾

（1）桡动脉入路消毒：协助患者穿刺侧上肢上举，然后从穿刺口开始消毒患者前臂至肘关节皮肤，以及其整个手掌、手背、手指及指缝。用两个消毒刷分别涂擦一遍。

（2）股动脉入路消毒：消毒双侧腹股沟，以穿刺口为中心向周围涂擦消毒液，范围上至腹部平脐位置，下至大腿中上1/3处，向内均达下肢前后中线，最后是会阴部。用两个消毒刷分别涂擦一遍。

铺巾时既要显露穿刺口，又要尽量减少穿刺口周围皮肤的暴露。遵循先近后远的原则，避免污染术者胸前无菌区域。穿刺股动脉的患者，消毒其皮肤后，先拿一条消毒治疗巾将其会阴部遮盖，取三块长方形治疗巾对角铺在手术区，沿腹股沟内侧斜形对铺为三角形后全身铺无菌大单，上至患者颈部，下至导管床，全部覆盖。

4. 生命体征监测

术中严密监测患者心律、心率及有创动态血压的变化，时刻关注显示屏上心电、压力变化，关注术者操作进度、X线影像显示造影导管位置，及时发现心电、压力变化情况并立即提醒术者，以免发生不必要的并发症。

5. 穿刺口护理

（1）经桡动脉穿刺者拔除鞘管后，协助术者使用桡动脉压迫止血器包扎手术穿刺口，并于术后3小时以退的方向松动止血器2圈，再过3个小时以退的方向松动止血器1圈，直至术后8个小时将压力全部解除。

（2）经股动脉穿刺者拔除鞘管后，使用弹力绷带加压包扎，术侧肢体制动12小时，卧床休息24小时。

6. 术后宣教

（1）指导患者进食低盐、低脂、高纤维、易消化的食物，少量多餐，避免过饱，保持大便通畅。

（2）告知患者术后及时饮水，饮水量1500～2000mL，每小时500mL，术后4小时内喝完，以促进造影剂排出。记录小便次数及量。

（3）经桡动脉穿刺者使用止血器压迫止血时，容易出现术侧肢体麻木、肿胀、疼痛等症状。可指导患者术后术侧肢体制动4～6小时、抬高45°～60°，术后20分钟开始做手指操，活动手指。手指操每次做3～5分钟，每30～60分钟做1次，直至撤除止血器，注意控制节奏，不可用力过猛，以患者无疼痛加剧、无出血增加为度。

（4）经股动脉穿刺者术后卧床期间，需指导其在床上排便；为了预防出现下肢静脉血栓，可指导患者做踝泵运动。踝泵运动的做法：①踝关节背伸、跖屈运动，以最大力度勾脚尖并保持10秒后，向下伸脚尖保持10秒，每组10次，每天做5组；②踝关节环绕运动，以踝关节为中点，360°旋转踝关节，每组10次，每天做5组。

（5）术后观察并记录患者生命体征；观察手术穿刺口是否出现渗血、渗液，穿刺口皮肤周围有无血肿、瘀斑，以及术侧肢体皮温、指端循环、桡动脉/足背动脉搏动等情况。

五、并发症的观察及处理

（一）血管迷走神经反射

1. 发生原因

情绪紧张、疼痛刺激、血容量不足、尿潴留等因素作用于大脑皮质中枢和下丘脑，可使胆碱能神经的张力突然增加，导致内脏及肌肉的小血管反射性强烈扩张，引起血压下降，心率迅速减慢。

（1）患者等待手术时间过长或部分复杂心血管介入手术时间过长，导致患者精神一直处于高度紧张的状态。

（2）患者体质敏感，反复穿刺或手术进行过程中操作造成疼痛刺激，或局部麻醉不充分即进行静脉穿刺置管，或导管、导丝进入和撤出时速度过快刺激心脏和血管壁。

（3）拔除留置鞘管按压止血过程中手法不合适，压迫过重或时间太长；包扎穿刺点时弹力绷带过紧。

（4）介入手术前患者常不能进食甚至需要禁水，造成患者血容量不足；造影剂等术中用药产生渗透性利尿及术中失血造成有效血容量减少。

（5）经股动脉穿刺术后常需绝对卧床，术侧肢体制动12小时，许多患者不习惯在床上排尿（尤其是高龄老年患者），故易引起尿潴留，导致膀胱壁内压力感受器兴奋，反射性引起迷走神经兴奋。

2. 临床表现

（1）血压迅速下降至90/60mmHg以下，心率进行性下降至50次/min以下。

（2）头晕，胸闷，气短，烦躁不安，视物模糊。

（3）面色苍白，出汗，恶心，呕吐，皮肤湿冷。

（4）严重者会出现短暂的意识丧失，同时伴有肌张力下降或消失，持续几秒钟至数分钟后自行恢复，少数伴有尿失禁。

3. 处理原则

（1）立即查看和询问患者情况，协助其取平卧位，头偏向一侧，保持呼吸道通畅，防止误吸。

（2）给予吸氧，开通至少两条静脉通道。

（3）血压正常，仅出现心率减慢者，遵医嘱予阿托品0.5～1mg静脉推注，观察2分钟，若心率无变化，遵医嘱再追加阿托品。

（4）血压明显下降者，遵医嘱予阿拉明或多巴胺升压，观察血压情况，必要时追加；同时静脉输注生理盐水，扩充血容量。

（5）做好气道护理，患者出现恶心呕吐时，及时处理，必要时备好吸痰用物。

（6）关心、安慰患者，减轻其紧张、恐惧心理，可缓解血管迷走神经反射的症状。

（7）严密观察患者神志、心率、血压、皮温及循环情况，做好记录。

（二）造影剂过敏

1. 发生原因

目前使用的血管造影剂，无论是离子型造影剂（如泛影葡胺）还是非离子型造影剂（如碘海醇、碘帕醇、碘普罗胺、碘克沙醇），均为含碘造影剂，与血液混合后可释放出碘原子，从而引起变态反应。

2. 临床表现

（1）瘙痒，皮肤红肿、出现皮疹，眼睑浮肿。

（2）头晕头痛，恶心呕吐。

（3）四肢湿冷，心率加快，呼吸困难。

（4）严重者可出现喉头水肿、意识丧失、心搏骤停等情况。

3. 处理原则

（1）立即查看患者情况，开通至少两条静脉通道，遵医嘱给予地塞米松5～10mg静脉注射，应用肾上腺素等血管活性药物和抗组胺药物，如阿拉明、多巴胺、异丙嗪等，扩充血容量。

（2）使患者的头偏向一侧，给予吸氧，保持呼吸道通畅，及时清理口鼻分泌物，备好吸痰用物。

（3）若患者出现喉头水肿，配合医生行气管插管或气管切开，必要时行心肺复苏等急救措施。

（4）安慰鼓励患者，消除其恐惧心理。

（5）严密观察患者的意识、生命体征，观察其过敏症状有无好转，做好记录。

（三）穿刺口周围血肿

1. 发生原因

（1）止血器压迫位置移位或压迫力度不够。

（2）压迫止血时间过短。

（3）操作者穿刺技术不熟练，反复多次穿刺或送导丝、导管时操作力度过大，刺入周围小动脉分支和毛细血管丛，引起局部渗血。

（4）术前大量应用抗凝剂，造成血液从动脉鞘周围渗出。

（5）术后频繁活动腕部或者过早活动下肢。

（6）患者凝血功能障碍。

（7）年龄大的患者血管脆性增加。

（8）患者合并高血压。

（9）留置鞘管后血液渗入皮下组织。

2. 临床表现

（1）疼痛。

（2）出现血肿，触之质软或者质硬。

3. 处理原则

（1）询问患者情况，查看血肿发生的部位、大小，报告医生。

（2）经桡动脉穿刺者采用8字形弹力绷带加压包扎，或者用血压袖带包扎压迫止血。

（3）经股动脉穿刺者采用弹力绷带加压包扎。

（4）告知患者保持穿刺侧肢体制动。

（5）安慰、鼓励患者，消除其恐惧心理。

（6）观察穿刺侧肢体皮肤颜色、末梢循环等情况。

（冼金惠、吴配文、黄晓燕）

第二节　经皮冠状动脉腔内成形术和支架植入术的护理

一、概述

（一）相关知识简介

急性心肌梗死（acute myocardial infarction，AMI）是冠心病最严重的一种类型，是在冠状动脉病变的基础上，发生冠状动脉血供急剧减少或中断，相应心肌因而出现严重而持久的急性缺血导致心肌细胞死亡。临床表现为持久的胸骨后剧烈疼痛、发热、白细胞计数和血清心肌坏死标志物增高，以及心电图进行性改变，可发生心律失常、心源性休克或心力衰竭，属急性冠脉综合征（acute coronary syndrome，ACS）的严重类型。治疗原则是尽早使心肌血液再灌注，尽快实施经皮急性心肌梗死血运重建术。

冠状动脉慢性完全闭塞（chronic total occlusion，CTO）是冠心病的一种复杂类型，表现为冠状动脉100%闭塞，前向血流TIMI 0级，且闭塞超过3个月，是冠状动脉发生粥样硬化后由量变到质变的动态演变过程。发生冠状动脉慢性完全闭塞的患者最常见的症状是胸闷、心绞痛等，因为没有特异性，所以往往不能引起足够的重视，其有致命的危险，患者最终可能因为心力衰竭而死亡。

经皮冠状动脉腔内成形术（percutaneous transluminal coronary angioplasty，PTCA）是经皮穿刺周围动脉（常用桡动脉或股动脉），将带球囊的导管送入冠状动脉的狭窄节段后，扩张球囊使狭窄管腔扩大、血流通畅的手术。1977年，PTCA被首次成功应用于临床，开辟了冠心病非外科手术治疗的新纪元，标志着冠心病介入治疗时代的开始。目前PTCA已经与药物治疗、外科手术一样是冠心病治疗的重要手段之一。

经皮冠脉介入术（percutaneous coronary intervention，PCI）是经导管技术疏通狭窄甚至闭塞的冠状动脉管腔，从而改善心肌血流灌注的治疗方法。PCI可有效解除冠状动脉狭窄，从而缓解冠心病患者的临床症状，提高患者的生活质量。与传统的外科手术相比，PCI具有创伤小、恢复快、住院时间短等优势，这些优势使得PCI技术近年来得到了蓬勃的发展，尤其是经皮冠状动脉腔内成形术、支架植入术的应用较为广泛。对于急性心肌梗死患者、冠状动脉严重狭窄患者来说，支架植入术是首选治疗方法。

而对于一些急危重症患者，如急性心肌梗死引发的心源性休克患者、体外循环后的低心排血量综合征患者、高危（冠状动脉左主干病变、严重多支病变或重度左心室功能不全）患者等，由于其血流动力学不稳定，心脏功能衰竭或多脏器功能衰竭，为最大程度保障患者安全，积极抢救患者生命，在进行PTCA和/或PCI过程中，往往需要置入主动脉内球囊反搏泵以增加患者心肌灌注，改善患者心功能。

主动脉内球囊反搏（intra-aortic balloon pump，IABP）是将带有圆柱状球囊的导管经外周动脉置入降主动脉与左锁骨下动脉开口远端进行循环辅助的技术。当心脏开始舒张、主动脉瓣关闭的瞬间球囊开始充气，使主动脉根部舒张压增高，冠状动脉灌注压增高，从而增加冠状动脉、脑动脉、肾动脉以及上下肢动脉的血流灌注。而至心脏舒张末期，心脏收缩、主动脉瓣开放时球囊迅速放气，造成空腔效应，使主动脉根部形成负压状态，从而降低左心室射血阻力，减轻心脏后负荷，提高左心室排血量，提升机体血压，并降低心肌耗氧量，使患者的心功能得到极大的改善，从而大大降低冠状动脉介入治疗病死率，尤其是为急危重症冠心病患者提供良好的介入治疗前提条件，降低患者的治疗风险，明显改善其预后。

（二）PTCA和/或PCI的适应证

（1）稳定型心绞痛：冠状动脉左主干狭窄＞50%；前降支近段狭窄≥70%；伴左心室功能减低的2支或3支病变；心肌核素等检测方法证实缺血面积大于左心室面积的10%；任何血管狭窄≥70%伴心绞痛，且优化药物治疗无效；有呼吸困难或慢性心力衰竭，且缺血面积大于左心室面积的10%，或存活心肌的血供由狭窄≥70%的血管供应。

（2）不稳定型心绞痛、非ST段抬高心肌梗死，经药物治疗无效或效果欠佳。

（3）急性ST段抬高心肌梗死，冠状动脉慢性完全闭塞。

（4）经皮冠状动脉腔内成形术中出现血管内膜撕裂、夹层或急性闭塞，或术后血管腔狭窄超过30%；PCI后心绞痛复发，血管腔再狭窄者。

（5）冠状动脉旁路移植术后复发心绞痛。

（三）IABP的禁忌证

（1）主动脉夹层或重度主动脉瓣反流。

（2）降主动脉或髂动脉严重狭窄或钙化。

（3）严重凝血功能障碍。

（四）PTCA和/或PCI的简要手术步骤

1. 桡动脉穿刺

（1）行常规经桡动脉穿刺冠状动脉造影（图1-2-1），以查看血管情况。

（2）需要处理病变血管时，按患者的体重追加肝素钠，肝素钠总量为每千克体重100U。CTO患者采取逆向开通血管的操作时肝素钠用量可稍大，按每千克体重100～150U给药，并在给药后每隔30分钟检测一次患者的激活全血凝固时间（activated clotting time of whole blood，ACT），如ACT值小于300秒则追加肝素钠1000～3000U。

（3）指引导管到位后，以冠状动脉导丝通过病变部位到达血管腔远端，沿冠状动脉导丝送入冠状动脉球囊，扩张狭窄部位后退出球囊，再沿指引导管送入支架至病变部位，对位准确后以压力泵扩张支架。

（4）退出支架球囊，以高压球囊再次扩张支架，使支架与血管壁紧密贴合，再次造影（图1-2-2），若显示血管腔通畅，血流恢复正常，血管壁完好，无造影剂潴留、渗出，冠状动脉各分支完好无影响，患者不适症状减轻或无不适，则撤出各导丝及导管，予桡动脉压迫止血器压迫穿刺口，手术结束，护送患者安返病房。

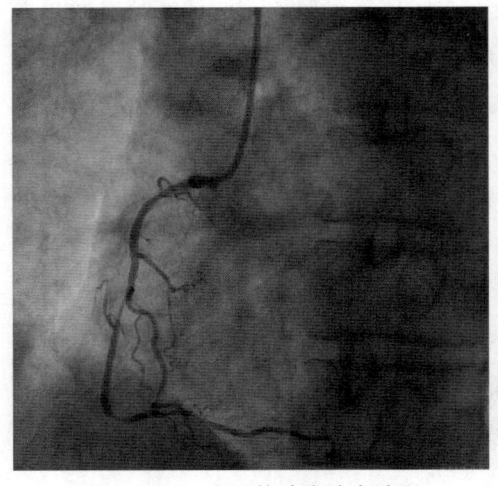 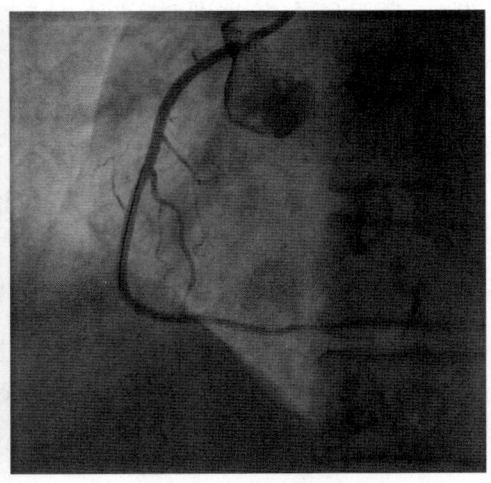

图1-2-1　右冠状动脉狭窄造影　　　　图1-2-2　右冠状动脉支架植入后造影

2. 股动脉穿刺

经股动脉穿刺行PCI时，手术步骤基本与桡动脉穿刺相同，不同之处在于经股动脉穿刺手术结束退出所有导丝和导管后，护士要协助术者按压股动脉穿刺口或予血管缝合器缝合股动脉穿刺口，然后予弹力绷带或弹力胶布加压包扎穿刺口，再护送患者安返病房。

（五）IABP的简要手术步骤

（1）在无菌操作下，穿刺段动脉，送入导丝，经血管扩张鞘扩张后送入鞘管。

（2）开启球囊导管后，将导管与单向阀牢固连接，以50mL注射器连接单向阀后缓慢回抽球囊内气体。

（3）将球囊导管中心腔穿过导丝，经鞘管在导丝引导下及X线透视下，将球囊导管缓慢送至左锁骨下动脉开口远端1～2cm处，撤出导丝，将球囊导管体外端Y型三通接口，一端接反搏仪器氦气管，一端接监测动脉压力的压力换能器连接管，管道连接后先回抽动脉血，然后经动脉推注肝素钠生理盐水充分冲洗管道以充分排气，校零后使用。

（4）调整反搏参数，可选择压力触发模式或心率触发模式，心率触发模式的反搏比例为1∶1。开启反搏前再经X线透视观察球囊导管位置是否偏移，如位置正常则开始反搏。

（5）如反搏仪器工作不正常，马上调整球囊导管位置，工作正常后妥善固定鞘管和气囊导管，并标注好导管在体外的位置。无菌纱布覆盖穿刺部位后以无菌贴膜粘贴固定，确保穿刺部位不受感染及污染。送患者返回重症监护室前再次在X线透视下明确球囊导管位置。

二、术前护理评估

（一）环境评估

导管室要求环境安全、宽敞清洁、光线明亮、温湿度适宜，空气消毒机正常运行，屏蔽设施完好。

（1）手术前一天晚上以空气净化机净化、消毒导管室空气。使用消毒液擦拭导管室所有物品，包括手术床、加药治疗台、手术用长车等。

（2）保持室内温度22～25℃，湿度55%～60%。

（3）控制导管室人员，严防交叉感染。导管室内人员包括手术主刀医生1人、助手1～2人、跟台护士1人、跟台放射技师1人，总人数不超过5人。

（二）患者评估

（1）评估患者的病情、意识、合作程度。充分了解患者存在的危险因素，是否合并有高血压、心力衰竭等疾病，积极处理原发病。术前予氯吡格雷300mg、阿司匹林肠溶片300mg，负荷量达标。对于肾功能不全患者术中尽量减少造影剂的使用，手术当天于术前及术后予水化治疗，以预防造影剂肾病。对于急性心肌梗死患者，术前评估患者的生命体征、临床症状、心电图、心功能等情况，初步判断患者心肌梗死部位，做好相应的耗材、药物、抢救仪器设备等的准备。

（2）患者手术知情同意书必须由手术主刀医生、患者及患者家属签署全名，且签署时间要具体到分钟。

（3）评估患者已完善的一般检查，包括血常规、血生化、凝血指标、肝炎标志物、艾滋病（AIDS）抗体、梅毒螺旋体抗体，以及心电图、胸部X线，尤其注意其是否已完成多普勒超声心动图检查，了解其心功能情况。

（4）评估患者的生命体征、吸烟史、过敏史、家族史、既往史。

（5）评估患者的皮肤准备，如手术区域皮肤是否完整，有无备皮，有无皮疹及过敏。

（6）评估患者带入管道（包括中心静脉通道、外周静脉通道、胃管、导尿管及其他各种引流管）有无堵塞、折叠，以及引流物的颜色、性状和量。

三、一般护理

（一）常规准备

1. 物品准备

见表1-2-1。

表1-2-1　PTCA和/或PCI术中常用物品准备

物品名称	数量
一次性无菌手术包	1个
18号穿刺针（股动脉穿刺时）	1个
高压连接管（造影手柄）＋高压注射器套件	1条＋1套
三联三通、环柄注射器、一次性压力传感器、输液器（CTO患者常需双压力套件，分别监测左右冠状动脉压力）	各1个
无菌注射器	5mL的2个，10mL的2个
碘伏消毒液	30～40mL
无菌手术衣	2～3件
无菌手套	2～3副
弹力胶布（股动脉穿刺时）	长度20cm，2～3条
弹力绷带（股动脉穿刺时）	1卷
加压输液袋	1～2个
输液恒速泵	1～2个

2. 药品准备

见表1-2-2。

表1-2-2　PTCA和/或PCI术中常用药品准备

药品名称及配制方法	用量、用法（遵医嘱）	用途
0.9%氯化钠注射液500mL＋肝素钠注射液3000U	500mL，连接高压注射套件或连接输液器	冲管
0.9%氯化钠注射液500mL＋肝素钠注射液3000U	500mL，倒入治疗盆中	冲管
盐酸利多卡因注射液1支（5mL/0.1g）＋0.9%氯化钠注射液5mL，1∶1配制	5mL，倒入标注有利多卡因的杯子中	局部麻醉
肝素钠注射液1支（2mL/12 500U）＋0.9%氯化钠注射液10.5mL，配成1000U/mL	100U/kg，倒入标注有肝素钠的杯子中	抗凝
硝酸甘油注射液1支（1mL/5mg）＋0.9%氯化钠注射液49mL，配成100μg/mL	200μg/次，倒入标注有硝酸甘油的杯子中	解痉，扩张血管
造影剂，原液（注射前稀释）	100～200mL（CTO患者200～300mL），高压注射	造影
硫酸阿托品注射液，原液	0.5～1mg/次，静脉注射	提升心率
重酒石酸间羟胺注射液1支（1mL/10mg）＋0.9%氯化钠注射液9mL，配成1mg/mL	1～2mg/次，静脉注射	升压

续表

药品名称及配制方法	用量、用法（遵医嘱）	用途
地塞米松磷酸钠注射液，原液	5～10mg/次，静脉注射	抗过敏
注射用硝普钠50mg＋0.9%氯化钠注射液500mL，配成100μg/mL	100～200μg/次，冠状动脉内注射	恢复冠状动脉血流
腺苷注射液1mL（3mg）＋0.9%氯化钠注射液29mL，配成100U/mL	100～200U/次，冠状动脉内注射	恢复冠状动脉血流
盐酸多巴胺注射液200mg＋0.9%氯化钠注射液30mL（必要时）	5μg/（kg·min），恒速泵静脉输入	升压
盐酸吗啡注射液1支（1mL/10mg）＋0.9%氯化钠注射液9mL，配成1mg/mL（必要时）	3～4mg/次，静脉注射	镇痛
盐酸替罗非班注射液，原液	10～15mL，冠状动脉内推注	恢复冠状动脉血流
羟乙基淀粉130/0.4电解质注射液，原液	500～1000mL，静脉加压滴注	增加血容量

3. 仪器设备准备

包括DSA机、高压注射泵、心电监护仪、中心吸氧吸痰装置、抢救车、除颤仪、临时起搏器，必要时备IABP机、呼吸机、体外膜氧合器（ECMO）、血管内超声（IVUS）成像系统、血流储备分数（FFR）检查装置、光学相干断层扫描（OCT）设备。

（二）常规护理

1. 核查

（1）与病房护士规范交接。核对患者身份，包括病区、床号、姓名、住院号、年龄、性别、疾病种类、手术名称、手术方式、手术日期、手术医生。

（2）向患者及家属做好术前宣教，简要告知手术过程及手术所需时间。确认患者已脱除内衣裤、活动心电监护仪，卸除身上所有饰物及义齿，排空大小便，着病号服，更换导管室室内鞋，戴无菌口罩及帽子进入导管室。

2. 常规监护

建立静脉通道，连接心电监护仪，心电连接线注意避开胸腹部X线透射区域，以免干扰手术进程。连接高压连接管及高压注射器套件，确保管道内无残留气泡，接口连接紧密，并校准零位后使用，必要时予患者吸氧，进行血氧饱和度监测。

3. 用物开启

（1）开启无菌手术包，合理摆放包内各种物品，按需向治疗盆内倒入0.9%氯化钠注射液500mL和肝素钠注射液3000U，分别在标有利多卡因、肝素钠、硝酸甘油的杯子中加入配制好的相应药物。

（2）协助术者穿手术衣。开启耗材前与术者核对耗材名称、有效日期、型号，开启时注意勿污染材料内面、避免跨越无菌区域，开启后及时记录，并张贴所用材料二维码。打开各种材料和物品，根据需要依次递送给术者，所有操作严格遵守无菌原则。

四、专科护理

1. 体位管理

确保手术床平整，协助患者取仰卧位，解开患者衣扣，以利于术中情况紧急时予以施救。穿刺桡动脉的患者，穿刺侧上肢稍外展并使用托手板支撑，与身体成45°夹角，手臂固定在托手板上，暴露患者肘关节以下部位皮肤。穿刺股动脉的患者，协助其将裤子褪至膝关节以下，充分暴露患者的腹股沟处皮肤，并注意保护患者隐私及保暖。嘱患者双手自然放松，放在身体两侧，勿放在胸腹部或腹股沟位置，以防术中影响X线透射，双腿自然伸直放松，略微展开，勿并拢，术中保持安静，勿随意移动，以免影响手术穿刺、进管等操作。

根据患者心功能情况决定患者过床方式，若患者有心衰表现或术前左心室射血分数较低，应减少患者活动，以多人搬运方式过床，适当垫高患者头肩部，尤其是心电图表现为广泛前壁心肌梗死的患者要尽量减少活动，术前贴好一次性除颤电极贴，并予患者中低流量鼻管或面罩吸氧。

2. 特殊耗材准备

见表1-2-3、表1-2-4。

表1-2-3　PTCA和/或PCI术中特殊耗材准备

用物名称	数量	用途
6F桡动脉鞘	1条	穿刺桡动脉
6F股动脉鞘	1条	穿刺股动脉
直径0.035in、长260cm的超滑交换导丝或长150cm的J头导丝	1条	导引导管进入主动脉
JL4造影导管	1条	冠状动脉造影

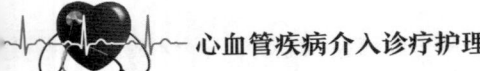

续表

用物名称	数量	用途
JR4造影导管	1条	冠状动脉造影
指引导管（根据鞘管大小及冠状动脉开口选择型号）	1条（CTO时1～2条）	输送介入治疗器械、注射造影剂和药物以及监测冠状动脉内压力
指引导丝	数条	通过冠状动脉狭窄或闭塞部位至血管远端
压力泵	1个	扩张球囊
Y阀	1个	连接指引导管，用于肝素钠注射液冲管
冠状动脉球囊（包括前扩球囊、后扩球囊、切割球囊、双导丝球囊、棘突球囊、药物球囊）	数个	扩张血管狭窄段
冠状动脉支架	数个	置入血管狭窄段
IABP导管（根据患者身高选择，见表1-2-4）	1套	置入主动脉
压力传感器	1个	感应IABP压力

表1-2-4　IABP导管选择推荐

患者身高/cm	球囊容积/mL	球囊的尺寸/mm	
		长度	直径
>183	50	269	16.3
163～183（含）	40	263	15
152～163（含）	34	219	14.7
≤152	25	174	14.7

3. 消毒及铺巾

（1）桡动脉入路消毒：协助患者穿刺侧上肢上举，然后从穿刺口开始消毒患者前臂至肘关节皮肤，以及其整个手掌、手背、手指及指缝。用两个消毒刷分别涂擦一遍。

（2）股动脉入路消毒：消毒双侧腹股沟，以穿刺口为中心向周围涂擦消毒液，范围上至腹部平脐位置，下至大腿中上1/3处，向内均达下肢前后中线，最后是会阴部。用两个消毒刷分别涂擦一遍。

铺巾时既要显露穿刺口，又要尽量减少穿刺口周围皮肤的暴露。遵循先近后远的原则，避免污染术者胸前无菌区域。穿刺股动脉的患者，消毒其皮肤后，先拿一条消毒治疗巾将其会阴部遮盖，取三块长方形治疗巾对角铺在手术区，沿腹股沟内侧斜形对铺为三角形后全身铺无菌大单，上至患者颈部，下至导管床，全部覆盖。

4. 生命体征监测

术中严密监测患者心律、心率以及有创动态血压的变化，时刻关注显示屏上心电、压力变化，重视患者主诉，关注手术医生操作进度，X线影像显示造影导管或指引管位置，及时发现压力变化情况并立即提醒术者，以免发生不必要的并发症。

（1）压力的观察：在挂管过程中，若导管进入患者心室内，则屏幕上可即时显示左心室压力波形。导管深插入冠状动脉或冠状动脉开口有狭窄时，患者压力波形由锐角分明的形态变为下方钝圆的似心室压力形态，但收缩压低于其主动脉收缩压，舒张压也较前下降但不降至零位，即患者收缩压及舒张压同时较前下降，压力波形似心室压，此为室化压力。若导管进入冠状动脉分支或在冠状动脉内嵌顿，则压力波形呈锐减状态，此刻应立即提醒术者将导管拔出至冠状动脉开口，千万不能在压力锐减时注入造影剂，否则会加重患者心肌缺血，有可能导致患者恶性心律失常甚至心搏骤停。若手术过程中压力突然消失，心电无改变，患者无不适，排除管道连接因素外，应提醒术者从患者桡动脉进管处开始透视管道全程，查看导管是否发生了扭曲折叠，导致压力为零。术中一旦发现压力变化应立即提醒术者注意，及时调整导管位置，避免并发症的发生。

（2）心电的观察：在手术过程中，要严密观察患者心电变化。如导丝或导管进入心室，刺激心室壁心肌，可出现频发室性早搏。出现导管深插入冠状动脉或冠状动脉内器材较多，以及冠状动脉内斑块脱落等情况，从而影响冠状动脉血流时，心电变化似急性心肌缺血状态，ST段上抬明显，伴或不伴心率缓慢等现象，应提醒术者注意，并及时协助术者处理。

5. 用药护理

PCI手术过程中，尤其是复杂的PCI，使用药物较多，常用药如硝酸甘油注射液、硝普钠注射液、肝素钠注射液、替罗非班注射液、腺苷注射液、重酒石酸间羟胺注射液、硫酸阿托品注射液、盐酸吗啡注射液等，除规范配制药物、准确使用药物外，用药后还要严密观察患者是否有药物不良反应。密切观察其有创动态血压、心率、心律、呼吸的变化，关注患者皮肤及口腔牙龈有无出血情况，口渴者应适当饮水。

6. 管道护理

急危重症患者或外科手术后未复苏的患者，病情危重，留置管道多，如

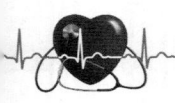

IABP管、气管插管、心包穿刺引流管、胸腔引流管、导尿管、胃管、中心静脉留置管、体外膜氧合器动静脉循环管及输液排泵等，因此术中应妥善固定各种管道，使管道保持一定的张力，避免影响DSA机球管摆动及手术床的移动，且要严防管道滑脱，连接线要避开胸部X线透射区域，并保证管道通畅，无折叠、无扭曲、无堵塞、无渗漏。密切观察各管道的使用情况，引流物的颜色、性状及量，并及时记录，有异常报告医生，协助紧急处理。

7. 人文关怀

（1）心脏介入诊疗术属于有创操作，是一种半开放性手术。患者进入导管室陌生的环境后，各种监护仪器、影像设备、导管、针具等无形中都会对患者产生心理压力，造成恐惧不安的心理，加上患者需裸露身体平卧于手术台上，在术者面前暴露胸部、阴部等隐私部位，会产生羞怯心理。因此，医务人员应态度和蔼，动作轻巧敏捷，做到最小范围的暴露，尽量缩短躯体隐私暴露时间，以保护患者的自尊心。

（2）应及时向患者简要介绍手术过程，告知术中某些可能会有的不适感觉（如注射造影剂时会有身体烘热感）属于正常反应，不必紧张。与患者交流时，语言要轻松明快，主动询问患者有无不适，并鼓励患者将自身的不适随时反馈给术者，以消除患者因紧张、恐惧等所导致的不良心理反应。

（3）手术过程中或急性心肌梗死患者胸痛明显时，可遵医嘱静脉推注盐酸吗啡注射液镇痛，用药后注意观察患者的呼吸及意识，注意患者有无意识障碍或呼吸抑制的情况。若有异常，及时予以处理。患者有疼痛、胸闷等不适时，可出现大汗淋漓、恶心、呕吐等情况，应及时擦拭患者汗液，处理呕吐物，并在床旁安慰、守护患者，增强其手术信心，缓解其恐惧不适的心理。

（4）CTO患者手术时间长，术前应提醒患者排尽大小便，男性患者套好尿套，女性患者臀下垫尿不湿，或术前留置导尿管，并可在患者骶尾部贴水胶体敷料（安普贴），以防皮肤压红。术中要常关心患者感受，适时告知手术进程，增强患者对手术的信心，及时满足患者的要求，如喝水、按揉受压部位、适当移动四肢、调整身体位置等。

8. 穿刺口护理

（1）经桡动脉穿刺者拔除鞘管后，协助术者使用桡动脉压迫止血器包扎手术穿刺口，术后3小时后，医护人员可松动止血器，以退的方向调节2圈，再过3小时以退的方向调节1圈，使用普通造影剂的患者术后8个小时可将压力全部解除；经股动脉穿刺者拔除鞘管后，协助术者使用弹力绷带加压包扎手术穿刺口，

24小时后拆除。

（2）保持敷料干洁，如出现渗血、渗液、血肿、瘀斑等情况，及时告知医生，并协助处理。

（3）解除穿刺口压迫后，如患者病情稳定可正常洗澡，但不可在穿刺口处揉搓、按压，且要及时擦干水分，保持穿刺口清洁、干燥，避免感染。

9. 术后宣教

（1）指导患者进食低盐、低脂、高纤维、易消化的食物，少量多餐，避免过饱，保持大便通畅。

（2）告知患者术后及时饮水，饮水量1500～2000mL，每小时500mL，术后4小时内喝完，以促进造影剂排出。记录小便次数及量。

（3）经桡动脉穿刺者使用止血器压迫止血时，容易出现术侧肢体麻木、肿胀、疼痛等症状。指导患者术后术侧肢体制动4～6小时、抬高45°～60°，术后20分钟开始做手指操，活动手指。手指操每次做3～5分钟，每30～60分钟做1次，直至撤除止血器，注意控制节奏，不可用力过猛，以患者无疼痛加剧、无出血增加为度。

（4）经股动脉穿刺者，术后卧床期间，需指导患者床上排便；为了预防出现下肢静脉血栓，可指导患者做踝泵运动。

（5）术后观察并记录患者生命体征；观察手术穿刺口是否出现渗血、渗液，穿刺口皮肤周围有无血肿、瘀斑，以及术侧肢体皮温、指端循环、桡动脉/足背动脉搏动等情况。

（6）加强转运风险管控，保障患者安全。患者术后转运交接是围手术期管理的重要组成部分，特别是危重患者，术后因病情危重、身上管道多、病情变化快，可能发生各种不可预见的意外，更需加强转运风险管控。转运过程中需主要注意以下几个方面：①填写转运交接本（内容包括患者信息、伤口信息、留置管道信息、使用药品信息、皮肤信息、特殊环节信息），并通知心脏监护病房提前做好准备；②备好急救用品，如便携式监护仪、转运氧气瓶、转运呼吸机、转运应急箱；③直接使用患者的病床进行转运，可减少一次搬运过程；④过床前将便携式监护仪的心电、血压导线等连接至患者身上，确认静脉通道、各类管道（导尿管、腹腔引流管、呼吸机管路）长度，预留足够长度，避免搬动过程中因牵拉而意外拔出；⑤过床后，检查各类管道固定情况，避免其受压、折叠和被牵拉；⑥出发前联系好运送电梯，以缩短转运耗时。

五、并发症的观察及处理

（一）冠状动脉气体栓塞

1. 发生原因

冠状动脉气体栓塞主要是医源性的。最常见的原因是：用于血管手术的导管冲洗不充分；球囊导管和导丝的引入或撤回不当；球囊破裂；心导管检查期间使用的设备结构失效，留在体外的自排气导管持续负压吸引。

2. 临床表现

冠状动脉气体栓塞可以是无症状的，也可以引起胸痛、心电图ST段抬高心肌梗死、心律失常（包括心动过缓、心脏传导阻滞、室性心动过速、心房颤动、心室颤动）、低血压、意识丧失、心搏骤停。

3. 处理原则

（1）少量空气栓塞可以自然排出，不必特殊处理。

（2）当冠状动脉进入气体量较多时，可使用血栓抽吸导管或球囊导管将气泡抽出；或强制注射生理盐水或血液，旨在消除冠状动脉内空气；或使用血栓切除导管进行空气抽吸，并使用血管扩张剂（腺苷、钙通道阻滞剂和硝酸盐）来解决冠状动脉血流慢的问题。

（3）对于有临床症状的患者，可给予吸氧，同时准备好急救药品和相应仪器。

（4）对于低血压者和/或心率减慢的患者，可遵医嘱给予血管活性药物（多巴胺、阿托品）静脉注射；对于心搏骤停的患者，可进行心肺复苏和主动脉内球囊反搏以维持血流动力学稳定。

（5）密切监测患者的心率、心律、血压、心电图，关注其意识变化。

（二）急性心脏压塞

1. 发生原因

冠状动脉介入治疗引起急性心脏压塞的原因为冠状动脉穿孔致造影剂或者血液经冠状动脉撕裂口流出至血管外。发生冠状动脉穿孔的高危因素主要为高龄、高血压、糖尿病等患者血管薄脆、病变弥漫的情况，以及急性或者慢性完全闭塞成角病变、分叉病变、严重迂曲病变、细小冠状动脉病变、严重钙化病变。

冠状动脉介入治疗过程中以下为高危操作：

（1）导丝走行过远，进入微小血管，回撤微导管或球囊时导丝刺破微小血管。因损伤血管细小，部分病例术后数小时才出现心脏压塞。

（2）冠状动脉内膜下通过器械或者扩张。导丝误进入内膜下，未及时发现即送入器械，甚至进行扩张，导致冠状动脉穿孔、破裂。

（3）球囊扩张或支架释放时支架、球囊与血管直径不匹配，或者扩张处有钙化病变，或支架放置于肌桥段血管。

（4）术中应用特殊器械进行冠状动脉旋磨、机械血栓抽吸、冠状动脉激光成形术等，风险较大。

穿孔的发生与病变本身具有穿孔的高危因素有关，同时也与术者操作手法不当有关。

2. 临床表现

（1）烦躁不安，胸部不适，呼吸困难，呼吸加快。

（2）头晕，出冷汗，面色苍白，皮肤湿冷。

（3）Beck三联征：颈静脉怒张，低血压，心音遥远。

（4）恶心呕吐，奇脉。

3. 处理原则

（1）一旦确诊，立即配合医生行心包穿刺减压术。

（2）开通多条静脉通道，快速大量输注生理盐水，必要时输血；遵医嘱使用升压药，直到心包积液被排出，血压回升。

（3）给予中、高流量吸氧，必要时行气管插管。

（4）对于出血不稳定或者再次出现心脏压塞的患者，需要行外科开胸手术治疗。

（5）安慰鼓励患者，消除其恐惧心理。

（6）重视患者主诉，严密观察患者意识、症状、与命体征的变化，并做好记录。

（三）无复流现象

1. 发生原因

（1）微循环栓塞。微循环栓塞是无复流发生的重要机制之一。在支架、球囊等因素作用于冠状动脉时，血栓或斑块内物质随血流流向微血管处形成阻塞，即可导致微循环功能障碍。

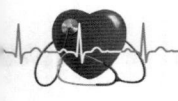

（2）缺血再灌注损伤。缺血再灌注损伤是无复流发生的关键，是导致微循环功能障碍的重要原因。心肌缺血时可以导致血小板及内皮功能受损。血小板功能受损时可释放血栓素A2（TXA2）等物质，其不仅具有较强的缩血管作用，还可以抑制血小板聚集。当内皮受损时，内皮源性舒张因子一氧化氮（NO）的生成可持续减少，从而引起微血管收缩，最终导致闭塞。

（3）冠状动脉介入操作诱发血管痉挛。球囊或支架对血管壁的扩张牵扯、血管再通后灌注压的突然增加以及球囊扩张对血流的阻断均可引起心交感神经反射，兴奋受体，引起弥漫性冠状动脉系统收缩，导致无复流现象的发生。

对急性冠脉综合征的"罪犯血管"、冠状动脉旁路移植术（CABG）后患者的静脉桥血管行介入治疗易发生无复流现象，另外旋磨和旋切术后无复流现象的发生率也较高。

2. 临床表现

无复流现象的临床表现多种多样，可以无症状，也可因心肌组织无灌注产生严重的心肌缺血，导致低血压、休克、心脏传导阻滞和心室颤动等而危及生命。在导管室，心肌梗死患者在介入治疗期间发生无复流通常是突然的、剧烈的，患者会感到不同程度的胸痛，会出现造影剂在血管中停滞、心电图ST段抬高、血流动力学异常等情况。

3. 处理原则

（1）无复流现象一旦出现，应立即快速准确地评估、判断患者的血流动力学情况。

（2）立即建立静脉通道，配合医生给予解除无复流现象的药物。如果是血小板微血栓引起的急性冠状动脉闭塞，首选抗血小板药物（如替罗非班注射液）冠状动脉内注射；如果是冠状动脉痉挛引起的急性冠状动脉闭塞，首选硝酸甘油或地尔硫䓬稀释液冠状动脉内注射，其他的血管扩张剂如硝普钠、腺苷等也可以解除微循环痉挛，对抗无复流。

（3）给予吸氧，增加心肌供氧。对于胸痛加重，且长时间不能缓解者，可遵医嘱予吗啡3～5mg静脉注射。

（4）对于低血压和/或心率减慢的患者，可遵医嘱给予血管活性药物（多巴胺、阿托品）静脉注射。必要时使用IABP、临时起搏器辅助治疗。

（5）严密监测患者意识、心率、心律、血压和血氧饱和度，观察患者有无血尿、皮肤瘀斑等出血情况，一旦发现异常，及时报告医生。

（四）支架脱载

1. 发生原因

可能与器械、病变复杂程度及操作因素等有关。多见于病变未经充分预扩张（或行直接支架术）、近端血管扭曲（或已置入支架）、支架跨越狭窄或钙化病变阻力过大且推送支架过于用力，或支架置入失败、回撤支架至指引导管内时，因支架与指引导管同轴性不佳、支架与球囊装载不牢，导致支架脱载。

2. 临床表现

支架脱载主要发生在术中回撤球囊导管时。多数情况下，支架脱载并不立即影响冠状动脉血流，但处理不当可导致严重夹层、出血、急性心肌梗死、冠状动脉内血栓、脑血管及外周动脉栓塞、死亡、急诊手术（如CABG）等。

3. 处理原则

（1）一旦发生支架脱载，医护人员要保持冷静，并密切配合。术者立即造影寻找支架，快速准备好直径较小的球囊，导管室常规准备300cm的长冠状动脉交换导丝，有条件的单位也可以准备活检钳、胆道钳或抓捕器等。

（2）将小球囊穿过支架后扩张，然后将扩张的球囊和支架回撤至鞘管内或撤出体外。如小球囊回收支架失败，而导管室也缺乏现成的抓取器械，则可利用长冠状动脉交换导丝和5F多功能造影导管自制一个圈套器。

（3）如无法回收支架，则可将支架原位压扁并用置入的另一个支架覆盖。

（4）患者可能会有胸闷、胸痛、憋气等不适，及时遵医嘱予以对症处理。

（5）密切观察患者意识、生命体征的变化，给予吸氧，备好抢救仪器设备和药物。

（6）因患者手术时间相对延长，肝素钠及造影剂用量相对增多，故需关注有无出血情况，并强化水化治疗。根据患者的心、肾功能缓慢静脉滴注上述药物。必要时可行血液透析治疗。

（五）造影剂肾病

1. 发生原因

目前较为普遍的认识是肾缺血为造影剂肾病的最主要的发病机制，第二是肾小管毒性。

（1）肾脏疾病。这是最主要的危险因素，包括肾动脉狭窄、尿路结石、慢性肾炎或其他原因导致的肾功能不全。

（2）造影剂的渗透负荷。造影剂的用量每增加100mL，引起造影剂肾病的危险性就随之增加12%。

（3）糖尿病。在肾功能损害的基础上，糖尿病患者出现造影剂肾病的危险倍增。

（4）年龄。高龄（75岁以上）是造影剂肾病的独立的危险因素之一。

2. 临床表现

造影剂使用2～3天，血肌酐（Scr）相对基础水平提高44.2μmol/L以上或增长25%以上，且非其他因素所致，即为造影剂肾病。轻者仅为暂时性的肾功能受损，无明显症状，重者表现为少尿、急性肾功能衰竭。

3. 处理原则

（1）充分水化。标准的水化方案：用生理盐水以1～1.5mL/（kg·h）的速度术前水化12小时，术后水化至24小时；对于有容量限制的心力衰竭患者可用生理盐水以3mL/（kg·h）的速度术前水化1小时，术后以1mL/（kg·h）的速度水化6小时。

（2）碳酸氢钠可以碱化尿液，减少氧自由基的产生。可在造影剂使用前1小时以3mL/（kg·h）、造影剂使用后以1mL/（kg·h）的速度静脉滴注1.25%的碳酸氢钠溶液。

（3）停用肾毒性药物，如血管紧张素转化酶抑制剂、非甾体抗炎药、二甲双胍、祥利尿剂等，以防止肾小管中造影剂的堆积，减少对肾单位的损害。在介入治疗过程中应尽量避免使用肾毒性药物，在介入治疗前48小时或数天内停止使用上述药物，若条件许可最好提前数周停用。

（4）N-乙酰半胱氨酸主要有两大作用，其一为舒张血管，其二是抗氧化。有报道指出N-乙酰半胱氨酸能够显著降低造影剂肾病的发病率，降幅可以达到50%。

（詹惠敏、冼金惠、黄晓燕）

第三节　经皮冠状动脉内斑块旋磨术的护理

一、概述

（一）相关知识简介

冠状动脉内斑块旋磨术（rotational atherectomy，RA）是根据"差异切割"或"选择性切割"的理论，采用呈橄榄形带有钻石颗粒旋磨头的导管，在冠状动脉内用机器带动旋磨头以（13.5～18）×10⁴转/min的高转速，选择性地去除纤维化或钙化严重的动脉硬化斑块，将其碾磨成比红细胞还细小的微粒，而遇有弹性的血管组织时，高速旋转的旋磨头会被弹开，即旋磨头不切割有弹性的组织和正常冠状动脉，只去除阻塞血管腔的斑块，从而减少斑块对药物洗脱支架的剐蹭，有效改变斑块的顺应性，便于支架的输送，有利于支架充分扩张和贴壁，改善患者远期治疗效果，是临床上应用较多的一种去除粥样硬化斑块的手段。PCI中使用RA，可显著提高复杂血管病变患者的手术成功率。

（二）RA的适应证

（1）血管内膜严重钙化病变。

（2）球囊无法通过或无法充分扩张的病变。

（三）RA的禁忌证

（1）旋磨导丝无法通过的病变。

（2）明显富含血栓的病变。

（3）静脉桥血管病变。

（4）大于90°的成角病变。

（5）严重螺旋性夹层。

（四）RA的简要手术步骤

1. 经桡动脉穿刺

（1）常规经桡动脉穿刺行冠状动脉造影（图1-3-1）。

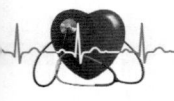

（2）造影完成后，评估血管情况，根据血管病变情况及冠状动脉血管大小选择型号合适的强支撑指引导管及旋磨头。连接旋磨仪器各管道，进行体外测试，确保旋磨头转速、旋磨仪器声响正常。

（3）指引导管到位后，根据患者的体重使用肝素钠，肝素钠总量为每千克体重100U。然后经指引导管送冠状动脉旋磨导丝通过病变部位到达血管腔远端（图1-3-2），沿旋磨导丝以低转速方式送旋磨头至病变前端，开启旋磨液开关以保证旋磨液持续加压灌注，转换旋磨转速为高速，操纵推进器推送旋磨头至斑块处，以啄木鸟式慢进快出进行斑块的旋磨。

（4）将斑块磨通后选择型号合适的支架覆盖病变部位，再予高压球囊充分扩张支架，如造影显示支架与血管壁贴合紧密（图1-3-3），血管腔内血流通畅，血管壁完好，无造影剂滞留、渗出，冠状动脉各分支完好，患者不适症状减轻或消失，则撤出各导丝及导管，予桡动脉压迫止血器压迫穿刺口，手术结束，护送患者安返病房。

2. 经股动脉穿刺

经股动脉穿刺行RA时，手术步骤基本与经桡动脉穿刺相同，不同之处在于经股动脉穿刺手术结束退出所有导丝和导管后，需协助术者按压股动脉穿刺口或予血管缝合器缝合股动脉穿刺口，然后予弹力绷带或弹力胶布加压包扎穿刺口，再护送患者安返病房。

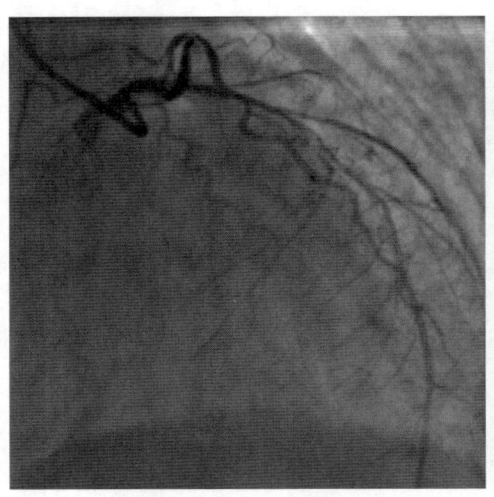

图1-3-1　冠状动脉狭窄造影

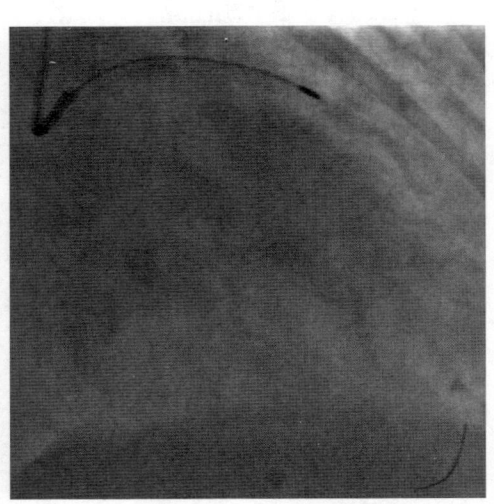

图1-3-2　旋磨头通过冠状动脉狭窄处的造影

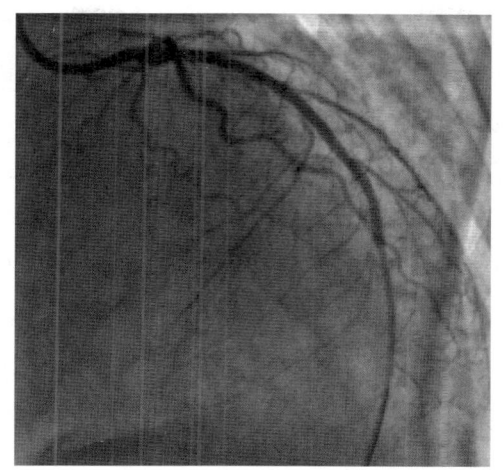

图1-3-3　旋磨术后冠状动脉支架置入后的造影

二、术前护理评估

（一）环境评估

导管室要求环境安全、宽敞清洁、光线明亮、温湿度适宜，空气消毒机正常运行，屏蔽设施完好。

（1）手术前一天晚上以空气净化机净化、消毒导管室空气。使用消毒液擦拭导管室所有物品，包括手术床、加药治疗台、手术用长车等。

（2）保持室内温度22～25℃，湿度55%～60%。

（3）控制导管室人员，严防交叉感染。室内人员包括手术主刀医生1人、助手2人、跟台护士1人、跟台放射技师1人，总人数不超过5人。

（二）患者评估

（1）评估患者的病情、意识、合作程度。术前建立左上肢的静脉通道，以备术中使用。

（2）患者手术知情同意书必须由手术主刀医生、患者及患者家属签署全名，且签署时间要具体到分钟。

（3）评估患者已完善的一般检查，包括血常规、血生化、凝血指标、肝炎标志物、艾滋病（AIDS）抗体、梅毒螺旋体抗体，以及心电图、胸部X线，尤其要让患者完成多普勒超声心动图检查，以了解其心功能情况。

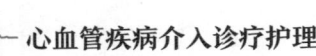

（4）查看患者生命体征、吸烟史、过敏史、家族史、既往史。了解其有无心律失常或心肌梗死等其他心脏疾病，有无消化道出血史、血管重建史、其他手术史，抗血小板药物的使用是否充足。

（5）查看患者皮肤准备情况，评估手术区域皮肤是否完整，有无备皮，有无皮疹及过敏。

（6）评估患者带入管道（包括中心静脉通道、外周静脉通道、胃管、导尿管及其他各种引流管）有无堵塞、折叠，以及引流物的颜色、性状和量。

三、一般护理

（一）常规准备

1. 物品准备

见表1-3-1。

表1-3-1　冠状动脉内斑块旋磨术中常用物品准备

物品名称	数量
高压连接管（造影手柄）＋高压注射器套件，或三联三通、环柄注射器、一次性压力传感器、输液器	各1件
无菌注射器	5mL的2个，10mL的2个
碘伏消毒液	30～40mL
无菌手术衣	3件
无菌手套	3副
无菌手术介入包	1个
弹力胶布（股动脉穿刺时）	长度20cm，2～3条
弹力绷带（股动脉穿刺时）	1卷
加压输液袋	1～2个
输液管	1条
输液恒速泵	1～2个
高纯氮气	1瓶（压力＞5MPa）

2. 药品准备

见表1-3-2。

表1-3-2　冠状动脉内斑块旋磨术中常用药品准备

药品名称及配制方法	用量、用法（遵医嘱）	用途
0.9%氯化钠注射液500mL＋肝素钠注射液3000U	500mL，连接高压注射套件，或连接输液器	冲管
0.9%氯化钠注射液500mL＋肝素钠注射液3000U	500mL，倒入治疗盆中	冲管
0.9%氯化钠注射液500mL＋肝素钠注射液2500～5000U＋硝酸甘油1～5mg	500mL，加压袋加压（压力＞200mmHg）	旋磨时灌注
盐酸利多卡因注射液1支（5mL/0.1g）＋0.9%氯化钠注射液5mL，1∶1配制	5mL，倒入标主有利多卡因的杯子中	局部麻醉
肝素钠注射液1支（2mL/12 500U）＋0.9%氯化钠注射液10.5mL，配成1000U/mL	100U/kg，倒入标注有肝素钠的杯子中	抗凝
硝酸甘油注射液1支（1mL/5mg）＋0.9%氯化钠注射液49mL，配成100μg/mL	200μg/次，倒入标注有硝酸甘油的杯子中	解痉，扩张血管
造影剂，原液（注射前稀释）	100～200mL，高压注射	造影
硫酸阿托品注射液，原液	0.5～1mg/次，静脉注射	提升心率
重酒石酸间羟胺注射液1支（1mL/10mg）＋0.9%氯化钠注射液9mL，配成1mg/mL	1～2mg/次，静脉注射	升压
地塞米松磷酸钠注射液，原液	5～10mg/次，静脉注射	抗过敏
注射用硝普钠50mg＋0.9%氯化钠注射液500mL，配成100μg/mL	100～200μg/次，冠状动脉内注射	恢复冠状动脉血流
腺苷注射液1mL（3mg）＋0.9%氯化钠注射液29mL，配成100U/mL	100～200U/次，冠状动脉内注射	恢复冠状动脉血流
盐酸多巴胺注射液200mg＋0.9%氯化钠注射液30mL（必要时）	5μg/（kg·m_n），恒速泵静脉输入	升压
盐酸吗啡注射液1支（1mL/10mg）＋0.9%氯化钠注射液9mL，配成1mg/mL（必要时）	3～4mg/次，静脉注射	镇痛
盐酸替罗非班注射液，原液	10～15mL，冠状动脉内推注	恢复冠状动脉血流
羟乙基淀粉130/0.4电解质注射液，原液	500～1000mL，静脉加压滴注	增加血容量

3. 仪器设备准备

包括DSA机、高压注射泵、心电监护仪、血流动力学监测系统、旋磨仪器、中心吸氧吸痰装置、抢救车、除颤仪、ACT监测仪、临时起搏器、IABP机、呼吸机、IVUS成像系统、OCT机。

（二）常规护理

1. 核查

（1）与病房护士规范交接。核对患者身份，包括病区、床号、姓名、住院号、年龄、性别、疾病种类、手术名称、手术方式、手术日期、手术医生。

（2）向患者及家属做好术前宣教，简要告知手术过程及手术所需时间。确认患者已脱除内衣裤、活动心电监护仪，卸除身上所有饰物及义齿，排空大小便，着病号服，更换导管室室内鞋，戴无菌口罩及帽子进入导管室。

2. 常规监护

建立静脉通道，连接心电监护仪，心电连接线注意避开胸腹部X线透射区域，以免干扰手术进程。连接高压连接管及高压注射器套件，确保管道内无残留气泡、接口连接紧密，并校准零位后使用，予患者吸氧，进行血氧饱和度监测。

3. 用物开启

（1）开启无菌手术包，合理摆放包内各种物品，按需向治疗盆内倒入0.9%氯化钠注射液500mL和肝素钠注射液3000U，分别在标有利多卡因、肝素钠、硝酸甘油的杯子中加入配制好的相应药物。

（2）协助术者穿手术衣。开启耗材前与术者核对耗材名称、有效日期、型号，开启时注意勿污染材料内面，避免跨越无菌区域，开启后及时记录，并张贴所用材料二维码。打开各种材料和物品，根据需要依次递送给术者，所有操作严格遵守无菌原则。

四、专科护理

1. 体位管理

确保手术床平整，协助患者取仰卧位，解开患者衣扣，以利于术中情况紧急时予以施救。穿刺桡动脉者，穿刺侧上肢稍外展并使用托手板支撑，与身体成45°夹角，手臂固定在托手板上，暴露患者肘关节以下部位皮肤。穿刺股动脉者，协助将其裤子褪至膝关节以下，充分暴露患者的腹股沟处皮肤，并注意保护患者隐私及保暖。嘱患者双手自然放松，放在身体两侧，勿放在胸腹部或腹股沟位置，以防术中影响X线透射，双腿自然伸直放松，略微展开，勿并拢，术中保持安静，勿随意移动，以免影响手术穿刺、进管等操作。

2. 特殊耗材准备

见表1-3-3。

表1-3-3 冠状动脉内斑块旋磨术中特殊耗材准备

用物名称	数量	用途
6F、7F桡动脉鞘	各1条	穿刺桡动脉
6F、7F股动脉鞘/抗折鞘管	各1条	穿刺股动脉
直径0.035in、长260cm的超滑交换导丝，或长150cm的J头导丝	1条	导引导管进入主动脉
JL4造影导管	1条	冠状动脉造影
JR4造影导管	1条	冠状动脉造影
TIG造影导管	1条	桡动脉穿刺时行冠状动脉造影
指引导管（根据鞘管大小及冠状动脉开口选择型号）	1条	输送介入治疗器械、注射造影剂和药物以及监测冠状动脉内压力
指引导丝	数条	通过冠状动脉狭窄处至血管远端
旋磨导丝	1条	将旋磨头送达病变血管远端
旋磨头（根据血管粗细选择直径大小，1.25mm、1.5mm、1.75mm或2.0mm）	1个	高速旋转，旋磨斑块
推进器	1个	引导控制旋磨头伸缩
Y阀	1个	连接指引导管，用于肝素钠注射液冲管
冠状动脉球囊（包括前扩球囊、后扩球囊、切割球囊、双导丝球囊、棘突球囊、药物球囊）	数个	扩张狭窄病变
冠状动脉支架	数个	置入血管狭窄段

3. 消毒及铺巾

（1）桡动脉入路消毒：协助患者穿刺侧上肢上举，然后从穿刺口开始消毒患者前臂至肘关节皮肤，以及其整个手掌、手背、手指及指缝。用两个消毒刷分别涂擦一遍。

（2）股动脉入路消毒：消毒双侧腹股沟，以穿刺口为中心向周围涂擦消毒液，范围上至腹部平脐位置，下至大腿中上1/3处，向内均达下肢前后中线，最后是会阴部。用两个消毒刷分别涂擦一遍。

铺巾时既要显露穿刺口，又要尽量减少穿刺口周围皮肤的暴露。遵循先近后远的原则，避免污染术者胸前无菌区域。穿刺股动脉的患者，消毒其皮肤后，先拿一条消毒治疗巾将其会阴部遮盖，取三块长方形治疗巾对角铺在手术区，沿腹股沟内侧斜形对铺为三角形后全身铺无菌大单,上至患者颈部,下至导管床,全部覆盖。

4. 生命体征监测

术中严密监测患者的心律、心率以及有创动态血压的变化。在旋磨过程中,旋磨头可堵塞血管影响冠状动脉血流,旋磨后脱落的碎屑可能堵塞远端细小血管,影响微循环血流,从而引起患者低血压及心动过缓,尤其在旋磨右冠状动脉或左回旋支时,常可见心动过缓,心电监测示ST段抬高明显。术中在协助术者进行旋磨仪器使用、给术者报数据的同时要严密观察患者生命体征,及时发现异常并协助紧急处理。若患者旋磨后胸痛明显,可遵医嘱静脉推注盐酸吗啡针剂,并注意观察用药后患者有无呼吸抑制、意识是否清醒,以便及时发现药物不良反应。

5. 旋磨冲刷液的配制及使用

(1)旋磨冲刷液的配制参照《冠状动脉内旋磨术中国专家共识》建议的配方:0.9%氯化钠注射液500mL加入2500~5000U肝素钠注射液及硝酸甘油注射液1~5mg。另外,如患者有心功能不全、血压偏低等情况可遵医嘱酌情加入维拉帕米2.5~5mg。

(2)旋磨冲刷液配制好后连接输液管,注意避免污染茂菲氏滴管,术中由术者调节开关,并予输液加压袋持续加压灌注,灌注压不低于200mmHg。

6. 旋磨术中的护理重点

(1)连接旋磨仪器各装备,检查气压瓶主气压表压力(要大于5MPa),调节副气压表即减压阀输出气压至0.7MPa。确保旋磨仪器处于正常备用状态,能够随时汇报旋磨速度和时间动态。

(2)协助术者体外测试旋磨仪器及旋磨头转速,如测试结果正常,则低转速送旋磨头进入病变血管,正式旋磨前提醒术者转换成高转速,一般为每分钟14万~20万转,最高不可超过每分钟22万转。每次旋磨时间不能超过20秒,总旋磨时间不超过5分钟,且两次旋磨之间应间隔一定时间,以便冲刷旋磨后的碎屑并促使心肌恢复灌注,减少心肌缺血。旋磨结束后提醒术者切换为低转速后再退出旋磨头。

(3)旋磨过程中要确保旋磨冲刷液在高压状态下持续灌注,并及时处理旋磨仪器故障。术中一旦出现旋磨声音变调、高低速无法切换、转速无法调节、术中失速、术中超速等异常情况,应立即停止旋磨,然后检查氮气瓶是否完全打开,检查主机、空气软管、减压阀、脚踏之间的连接是否紧密,连接旋磨冲刷液的输液管开关是否打开,加压袋的压力是否足够,旋磨导丝、推进器、旋磨头是否需要更换。

（4）长时间手术时，每小时都要询问术者是否追加抗凝药物，直至手术结束。

（5）有条件的导管室建议监测ACT值的变化，使肝素用量准确化、个体化，防止术中血栓的形成。

7. 人文关怀

（1）旋磨前向患者解释手术目的、手术过程、术口可能出现的不适，如胸闷、胸痛以及旋磨仪器发出的声音等，告知患者术中保持安静，平稳呼吸，勿随意移动身体，配合手术顺利完成。

（2）安抚患者的紧张恐惧情绪，指导其放松，如缓慢深呼吸、渐进性肌肉放松、听舒缓音乐，陪侍患者于手术床旁，及时告知其手术进程。时刻关注患者表现，及时擦拭患者汗液，清除呕吐物，尽可能保证患者的舒适体验。

8. 穿刺口护理

（1）经桡动脉穿刺者拔除鞘管后，协助术者使用动脉压迫止血器包扎手术穿刺口，术后3小时，医护人员可松动止血器，以退的方向调节2圈，再过3个小时以退的方向调节1圈，使用普通造影剂的患者术后8个小时可将压力全部解除；经股动脉穿刺者拔除鞘管后，协助术者使用弹力绷带加压包扎穿刺口，24小时后拆除。

（2）保持敷料干洁，如出现渗血、渗液、血肿、瘀斑等情况，及时告知医生。

（3）解除穿刺口压迫后，如患者病情稳定可正常洗澡，但不可在穿刺口处揉搓、按压，且要及时擦干水分，保持穿刺口清洁、干燥，避免感染。

9. 术后宣教

（1）指导患者进食低盐、低脂、高纤维、易消化的食物，少量多餐，避免过饱，保持大便通畅。

（2）嘱患者术后及时饮水，饮水量1500~2000mL，每小时500mL，术后4小时内喝完，以促进造影剂排出。记录小便次数及量。

（3）经桡动脉穿刺者使用止血器压迫止血时，容易出现术侧肢体麻木、肿胀、疼痛等症状。指导患者术后术侧肢体制动4~6小时、抬高45°~60°，术后20分钟开始做手指操，活动手指。手指操每次做3~5分钟，每30~60分钟做1次，直至撤除止血器，注意控制节奏，不可用力过猛，以患者无疼痛加剧、无出血增加为度。

（4）经股动脉穿刺者使用弹力绷带加压包扎，术侧肢体制动12小时，卧床

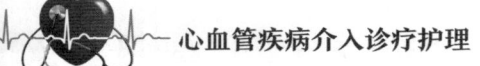

休息24小时，指导患者床上排便。为了预防下肢静脉血栓，指导患者卧床期间做踝泵运动。

（5）术后观察并记录患者生命体征；观察手术穿刺口是否出现渗血、渗液，穿刺口皮肤周围有无出现血肿、瘀斑，以及术侧肢体皮温、指端循环、桡动脉/足背动脉搏动等情况。

五、并发症的观察及处理

（一）冠状动脉慢血流或无复流

1. 发生原因

旋磨导丝送入血管远端，刺激远端细小血管痉挛，斑块旋磨后的碎屑导致微循环栓塞或血栓形成，以及旋磨术中发生冠状动脉夹层均有可能导致冠状动脉慢血流或无复流。若术前患者即有心衰、低血压，则术中旋磨刺激及器械阻塞血管更易导致慢血流或无复流的发生。

2. 临床表现

患者可出现胸闷，胸痛明显，气促，大汗淋漓，烦躁不安，面色苍白，恶心呕吐，心动过缓，心电图ST段上抬明显，并伴有血压下降。

3. 处理原则

一旦出现冠状动脉慢血流或无复流必须立即停止冠状动脉内斑块旋磨术，检查旋磨冲刷液是否处于打开状态，并在高压（200mmHg以上）状态下冲刷。可以暂停旋磨，待血流情况恢复、生命体征平稳后继续实施旋磨，并可在冠状动脉内推注硝普钠100～200μg，或选择腺苷冠状动脉内推注，左冠状动脉一次可推注100～200μg，右冠状动脉一次可推注60μg，同时静脉推注间羟胺升压药，以防患者血压过低。若患者出现心动过缓，可嘱患者咳嗽以刺激心率恢复。

（二）冠状动脉痉挛

1. 发生原因

（1）研究发现，女性患者、糖尿病患者、吸烟患者易发生冠状动脉痉挛。

（2）患者存在原发性高血压、周围血管病。

（3）穿刺时麻醉不充分，操作者穿刺桡动脉的技术不熟练、反复穿刺、动作粗暴、术中多次更换导管、操作时间过长，导管硬度大，使用非亲水涂层导管或导丝，动脉鞘较短。

（4）患者紧张，疼痛刺激。

（5）患者桡动脉内径偏小，上肢动脉粥样硬化致血管极度弯曲和狭窄。

（6）旋磨头直接震动刺激，多见于冠状动脉远端。

2. 临床表现

冠状动脉痉挛在影像学上通常表现为血管局部向心性狭窄或管状狭窄，狭窄段边缘光滑。患者有疼痛感、胀感。

3. 处理原则

（1）于冠状动脉内给予硝酸甘油200～400μg，以缓解痉挛。

（2）术中操作时保持指引导管和导丝无折痕，遇阻力或震动时不强行推进旋磨头，检查旋磨系统是否有折痕、入路是否过于迂曲，及时发现问题并调整。

（3）严密监测生命体征，给予吸氧，关注血压、心率的变化，尤其是低血压患者，注射硝酸甘油时需要额外注意。

（4）关心患者，减轻其恐惧、紧张等心理，使其保持乐观、积极的心态应对治疗，增强其战胜疾病的信心。

（三）冠状动脉夹层

1. 发生原因

旋磨头直径过大，旋磨时推进速度过快，旋磨导丝偏倚。

2. 处理原则

发生冠状动脉夹层时应立即停止旋磨，保证旋磨导丝在血管真腔内，使用球囊扩张，再置入支架覆盖夹层部位。若支架无法置入，则做好转运至心外科的准备，随时转运至心外科进行手术治疗。

（四）冠状动脉穿孔

1. 发生原因

病变角度过大，大于90°，旋磨头直径过大，钙化斑块为偏心型，旋磨手法不当，旋磨导丝穿破末梢血管。

2. 临床表现

症状严重程度与穿孔部位密切相关。如冠状动脉末梢穿孔，早期临床症状轻微甚至无症状；若冠状动脉主支穿孔出血，患者短时间内即可出现心脏压塞症状，即血压进行性下降，面色苍白，甚至抽搐、心搏骤停。

3. 处理原则

旋磨过程中若发生冠状动脉穿孔，应立即退出旋磨头，保留旋磨导丝，立即置入球囊扩张封堵穿孔处，若无法压迫止血，需置入带膜支架，并根据具体情况协助术者紧急行心包穿刺抽取积液，同时做好外科手术准备。

（五）旋磨头嵌顿

1. 发生原因

（1）病变弥漫迂曲。

（2）旋磨头离病变过近。

（3）旋磨头转速过低（每分钟少于1万转）。

（4）旋磨头在病变中间停顿；推进旋磨头时用力过猛，病变呈单向阀状，导致西瓜子效应。

（5）病变处已发生痉挛或夹层。

（6）未使用旋磨冲刷液。

2. 临床表现

术中操作时出现旋磨头推送、旋转、回撤困难等情况，患者有胸闷、胸痛等不适，处理不当可导致血管出血、穿孔、夹层、冠状动脉内血栓、脑血管及外周动脉栓塞等情况。

3. 处理原则

（1）切换高速/低速旋转，尝试启动旋磨头，尝试启动时不要向后拉旋磨头，可先向前抖动旋磨头，如能启动，迅速后撤。如果旋磨头无法撤出，可将旋磨导丝撤到无法拉动处与旋磨头一同撤出；如仍无法撤出旋磨头，可尝试在病变处置入另一条导丝，用小球囊扩张病变后撤出旋磨头。断开旋磨头和推进器，逆时针旋转旋磨头尾部20圈后将旋磨头拉出；剪断旋磨导管尾端（撤出旋磨导管外鞘，只留内芯）后，用子母导管（5F导管套6F导管）或延长导管（Guidezilla导管）支持撤出。以上方法无效时需要行外科手术取出。

（2）随时监测旋磨仪的各项数值，及时报告旋磨的转速及旋磨的时间；每处病变部位需旋磨3～5次，每次15～20秒，间隔时间为30秒至2分钟。旋磨头的导管在冠状动脉内保持每分钟8万～22万转的均匀转速。旋磨过程中严密监测动脉内压力的变化。

（3）关注患者的主诉，如胸痛症状是否缓解。及时与患者沟通，减少患者的紧张情绪，嘱其不要移动身体，保持平静呼吸。严密监测心率、心律、血压、心电图的ST-T改变及有无并发症发生等，按需予患者吸氧。

（吴配文、冼金惠、黄晓燕）

第四节　准分子激光冠状动脉斑块消融术的护理

一、概述

（一）相关知识简介

准分子激光是一种波长308nm，近似紫外线的光波，以氙气和氯化氢为活性介质，以脉冲方式发射能量。应用于人体组织消融时对组织的穿透力小于50μm，消融部位的组织如血栓或斑块通过吸收激光发射的能量而被消蚀。近年来发展的新一代准分子激光，有别于长波长的热激光，而为冷激光，其对组织的损伤更小，安全性更高，因此逐渐被应用于冠状动脉内斑块的消蚀。准分子激光冠状动脉斑块消融术（excimer laser coronary atherectomy，ELCA）是通过光化学作用、光热作用及光机械作用三种机制达到其治疗效果的，即消蚀动脉斑块，扩大动脉管腔面积。准分子激光被冠状动脉内皮组织吸收后可破坏其细胞分子结构，同时激光产生的能量使细胞内的温度升高产生蒸汽，蒸汽使细胞气泡化后膨胀破裂，因此进一步破坏了血管内的粥样硬化斑块。通过以上机制，斑块组织被破碎成微小碎片，继而被网状内皮细胞吸收，从而达到治疗目的。目前ELCA主要应用于复杂冠心病，尤其是钙化斑块病变及慢性完全闭塞病变的介入治疗中，在提高经皮冠状动脉介入治疗成功率的同时亦减少了并发症的发生，在治疗复杂和难治性冠状动脉病变方面显示出显著优势。

（二）ELCA的适应证

（1）球囊无法通过或无法扩张的病变（包括慢性完全闭塞病变）。

（2）支架膨胀不良。

（3）支架内再狭窄。

（4）严重钙化病变，开口病变。

（5）血栓性病变，如急性冠脉综合征。

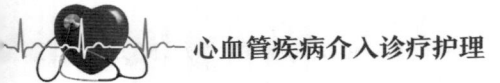

（6）桥血管病变。

（三）ELCA的简要手术步骤

患者取平卧位，双侧腹股沟区碘伏消毒，铺无菌巾。1%利多卡因麻醉穿刺部位皮肤及皮下组织，于右侧腹股沟韧带下2cm股动脉搏动最强处行股动脉穿刺，成功后保留股动脉鞘。选择合适的造影导管送至左右冠状动脉开口处，多体位投照，完成冠状动脉造影检查。行OCT检查，评价血管内斑块结构、成分及稳定性。导管腔内肝素化，沿导丝送入准分子激光导管，对病变部位行激光消融术。接近靶病变部位时设定能量，初始能量密度设定为30～40mJ/mm^2，初始脉冲频率为30Hz，最大能量密度不超过80mJ/mm^2，最大脉冲频率为80Hz。消融过程中要在冠状动脉内快速滴注生理盐水，以便对激光导管进行冷却。消融后造影显示狭窄部位斑块或血栓消除，冠状动脉内血流畅通，可通过球囊和/或支架即可。

二、术前护理评估

（一）环境评估

导管室要求环境安全、宽敞清洁、光线明亮、温湿度适宜，空气消毒机正常运行，屏蔽设施完好。

（1）手术前一天晚上以空气净化机净化、消毒导管室空气。使用消毒液擦拭导管室所有物品，包括手术床、加药治疗台、手术用长车等。

（2）保持室内温度22～25℃，湿度55%～60%。

（3）控制导管室人员，严防交叉感染。室内人员包括手术主刀医生1人、助手1～2人、跟台护士1人、跟台放射技师1人，总人数不超过5人。

（二）患者评估

（1）评估患者的病情、意识、合作程度。充分了解患者存在的危险因素，是否合并有冠心病、糖尿病、高血压、血脂异常、肾功能不全、心力衰竭等疾病，积极处理并发症。术前常规使用抗高血压药，如血压控制不理想则加用静脉降血压药物；术前3天口服硫酸氢氯吡格雷75mg（每天1次）、阿司匹林肠溶片100mg（每天1次），进行抗血小板聚集治疗；手术当天于术前及术后予水化治疗，以预防造影剂肾病，对于肾功能不全患者术中应尽量减少造影剂的使用。

（2）患者手术知情同意书必须由手术主刀医生、患者及患者家属签署全名，且签署时间要具体到分钟。

（3）患者完善一般检查，包括查血常规、凝血指标、肝肾功能、电解质、血肌酐、尿常规、尿蛋白等，完善心脏彩超、肾动脉超声，以及肾脏影像学检查，包括肾脏计算机体层血管成像（CTA）或磁共振血管成像（MRA）及肾动态显像，以评估肾小球滤过率，明确病情。

（4）评估患者生命体征、吸烟史、过敏史、家族史、既往史。

（5）评估患者皮肤准备，包括手术区域皮肤是否完整，有无备皮，有无皮疹及过敏。

（6）评估患者带入管道（包括中心静脉通道、外周静脉通道、胃管、导尿管及其他各种引流管）有无堵塞、折叠，以及引流物的颜色、性状和量。

三、一般护理

（一）常规准备

1. 物品准备。

见表1-4-1。

表1-4-1 准分子激光冠状动脉斑块消融术中常用物品准备

物品名称	数量
高压连接管（造影手柄）＋高压注射器套件，或三联三通、环柄注射器、一次性压力传感器、输液器	各1件
无菌注射器	5mL的2个，10mL的2个
碘伏消毒液	30～40mL
无菌手术衣	3件
无菌手套	3副
无菌手术介入包	1个
弹力胶布（股动脉穿刺时）	长20cm，2～3条
弹力绷带（股动脉穿刺时）	1卷
加压输液袋	1～2个
输液管	1条
输液恒速泵	1～2个

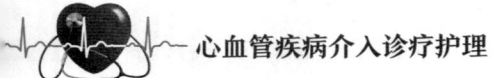

2. 药品准备

见表1-4-2。

表1-4-2 准分子激光冠状动脉斑块消融术中常用药品准备

药品名称及配制方法	用量、用法（遵医嘱）	用途
0.9%氯化钠注射液500mL＋肝素钠注射液3000U	500mL，连接高压注射套件，或连接输液器	冲管
0.9%氯化钠注射液500mL＋肝素钠注射液3000U	500mL，加压袋加压输注	消融时灌注
0.9%氯化钠注射液500mL＋肝素钠注射液3000U	500mL，倒入治疗盆中	冲管
盐酸利多卡因注射液1支（5mL/0.1g）＋0.9%氯化钠注射液5mL，1：1配制	5mL，倒入标注有利多卡因的杯子中	局部麻醉
肝素钠注射液1支（2mL/12 500U）＋0.9%氯化钠注射液10.5mL，配成1000U/mL	100U/kg，倒入标注有肝素钠的杯子中	抗凝
硝酸甘油注射液1支（1mL/5mg）＋0.9%氯化钠注射液49mL，配成100μg/mL	200μg/次，倒入标注有硝酸甘油的杯子中	解痉，扩张血管
造影剂，原液（注射前稀释）	100～200mL，高压注射	造影
硫酸阿托品注射液，原液	0.5～1mg/次，静脉注射	提升心率
重酒石酸间羟胺注射液1支（1mL/10mg）＋0.9%氯化钠注射液9mL，配成1mg/mL	1～2mg/次，静脉注射	升压
地塞米松磷酸钠注射液，原液	5～10mg/次，静脉注射	抗过敏
注射用硝普钠50mg＋0.9%氯化钠注射液500mL，配成100μg/mL	100～200μg/次，冠状动脉内注射	恢复冠状动脉血流
腺苷注射液1mL/3mg＋0.9%氯化钠注射液29mL，配成100μg/mL	100～200μg/次，冠状动脉内注射	恢复冠状动脉血流
盐酸多巴胺注射液200mg＋0.9%氯化钠注射液30mL（必要时）	5μg/（kg·min），恒速泵静脉输入	升压
盐酸吗啡注射液1支（1mL/10mg）＋0.9%氯化钠注射液9mL，配成1mg/mL（必要时）	3～4mg/次，静脉注射	镇痛
盐酸替罗非班注射液，原液	10～15mL，冠状动脉内推注	恢复冠状动脉血流
羟乙基淀粉130/0.4电解质注射液	500～1000mL，静脉加压滴注	增加血容量

3. 仪器设备准备

包括DSA机、高压注射泵、心电监护仪、血流动力学监测仪、激光消融仪器、中心吸氧吸痰装置、临时起搏器、OCT机、IABP机、抢救车、除颤仪、简易呼吸囊、呼吸机等。

（二）常规护理

1. 核查

（1）与病房护士规范交接。核对患者身份，包括病区、床号、姓名、住院号、年龄、性别、疾病种类、手术名称、手术方式、手术日期、手术医生。

（2）向患者及家属做好术前宣教，简要告知手术过程及手术所需时间。确认患者已脱除内衣裤、活动心电监护仪，卸除身上所有饰物及义齿，排空大小便，着病号服，更换导管室室内鞋，戴无菌口罩及帽子进入导管室。

2. 常规监护与管道连接

建立左上肢静脉通道，予0.9%氯化钠注射液持续静脉滴注，注意输注速度为每分钟40～60滴，心功能不全患者适当减慢输液速度。连接心电监护仪，心电连接线注意避开胸腹部X线透射区域，以免干扰手术进程。连接有创压力监测管，确保管道内无残留气泡、接口连接紧密，并校准零位后使用。以输液管连接盛有0.9%氯化钠注射液的加压输液袋和消融导管，灌注压力不小于200mmHg，并确保术中消融时管道通畅，液体持续灌注。

3. 用物开启

（1）开启无菌手术包，合理摆放包内各种物品，按需向治疗盆内倒入0.9%氯化钠注射液500mL及肝素钠注射液3000U。

（2）协助术者穿手术衣。开启耗材前与术者核对耗材名称、有效日期、型号，开启时注意勿污染材料内面，避免跨越无菌区域，开启后及时记录，并张贴所用材料二维码。打开各种材料和物品，根据需要依次递送给术者，所有操作严格遵守无菌原则。

四、专科护理

1. 体位管理

确保手术床平整，协助患者仰卧，解开衣扣，将其衣服背面往其腰腹部牵拉平整，勿垫在臀部，以防术中浸湿。将患者的裤子褪至膝关节以下，充分暴露患者的腹股沟部皮肤，并注意保护患者隐私及保暖。嘱患者双手自然放松，放在身体两侧，勿放在胸腹部或腹股沟位置，以防术中影响X线透射；双腿自然伸直放松，略微展开，勿并拢，术中保持安静，勿随意移动，以免影响手术穿刺、进管等操作。

2. 特殊耗材准备

见表1-4-3。

表1-4-3　准分子激光冠状动脉斑块消融术中特殊耗材准备

用物名称	数量	用途
6F、7F股动脉鞘/抗折鞘管	各1条	穿刺股动脉
直径0.035in、长260cm的超滑交换导丝，或长150cm的J头导丝	各1条	导引导管进入主动脉
JL4造影导管	1条	冠状动脉造影
JR4造影导管	1条	冠状动脉造影
TIG造影导管	1条	桡动脉穿刺时行冠状动脉造影
指引导管（根据鞘管大小及冠状动脉开口大小选择型号）	1条	输送介入治疗器械，注射造影剂和药物，监测冠状动脉内压力
指引导丝	数条	通过冠状动脉狭窄处至血管远端
Y阀	1个	连接指引导管，用于肝素钠注射液冲管
激光消融导管（根据血管粗细选择直径大小，0.9mm、1.4mm、1.7mm或2.0mm）	1条	消融斑块或血栓
冠状动脉球囊（包括前扩球囊、后扩球囊、切割球囊、双导丝球囊、棘突球囊、药物球囊）	数个	扩张血管狭窄段
冠状动脉支架	数个	置入血管狭窄段

3. 消毒及铺巾

消毒双侧腹股沟，上至腹部脐水平，下至膝关节上10cm，向外均达下肢前后中线。全身铺无菌大单，上至患者颈部，下至导管床，全部覆盖。

4. 生命体征监测

术中严密监测患者心律、心率及有创动态血压的变化，时刻关注仪器显示屏上心电、压力的变化，关注术者的操作进度、X线影像显示的指引导管及消融导管位置，及时发现压力变化情况并立即提醒术者，以免发生不必要的并发症。

（1）压力的观察：在挂管过程中，若导管进入患者心室内，则仪器显示屏上会即时显示左心室压力波形；若导管深插入冠状动脉或冠状动脉开口有狭窄病变，则患者压力波形似心室压力形态，但收缩压低于其主动脉压力，舒张压也较前下降但未降至零位上下，呈室化状态，即患者收缩压及舒张压同时较前下降，压力波形似心室压，此为室化压力。若导管进入冠状动脉分支或在冠状动脉内嵌顿，则压力波形呈锐减状态，此刻应立即提醒术者将导管拔出至冠状动脉口，千万不能在压力锐减时注入造影剂，否则会加重患者心肌缺血，有可能导致患者恶性心律失常甚至心搏骤停。若手术过程中压力突然消失，心电无改变，患者无不适，排除管道连接因素外，应提醒术者从患者动脉穿刺进管处开始透视管道全程，以观察导管是否发生扭曲或折叠导致压力为零。术中一旦发现压力变化应立即提醒术者注意，及时调整导管位置，避免并发症的发生。

（2）心电的观察：在手术过程中，要严密观察患者心电变化。如导丝或导管进入心室，刺激心室壁心肌，可出现频发室性早搏。而导管深插入冠状动脉或冠状动脉内器材较多，或出现冠状动脉内斑块脱落等情况，影响冠状动脉血流时，则心电变化似急性心肌缺血状态，ST段上抬明显，伴或不伴心率缓慢等现象，应提醒术者注意，及时协助术者处理。

5. 人文关怀

心脏介入诊疗术属于有创操作，是一种半开放性手术。患者进入导管室陌生的环境后，各种监护仪器、影像设备、导管针具及手术人员的衣着服饰等无形中都会对患者产生心理压力，造成恐惧不安的心理。加上患者需裸露身体平卧于手术台上，在术者面前暴露胸部、阴部等隐私部位，会产生羞怯心理。由于是局部麻醉，患者在介入诊疗术中始终处于清醒状态，手术人员有关谈话及医护人员的严肃表情、导管进入体内所致的不良刺激、对手术能否成功的担心、对死亡的畏惧等都会加重患者的紧张、恐惧心理，其表现为战栗、不知所措、心率加快、血压升高、不肯配合等。

（1）医务人员应态度和蔼，举止端庄，动作轻巧敏捷，对患者给予理解，做到最小范围的暴露，以保护患者的自尊心，同时，向患者做必要的解释，解除其不必要的顾虑。帮助患者正确摆放手术体位，分散患者的注意力，在协助患者脱去内裤前，及时给患者覆盖毛毯或棉被，尽量缩短躯体隐私暴露时间。

（2）手术开始后，应及时向患者大概介绍手术过程，告知某些可能会有的不适感觉（如注射造影剂时有身体烘热感）属于正常反应，不必紧张。指导患者如何与医护人员配合，如冠状动脉造影过程中告诉患者何时需用力咳嗽，以促进造影剂排出，避免因冠状动脉缺血而出现胸闷、心绞痛等症状，以利于消除手术神秘感。与患者交流时语言要轻松明快，应主动询问患者有无不适，并鼓励患者将自身不适随时反馈给术者，以消除患者因紧张、恐惧所导致的不良心理反应。

6. 穿刺口护理

（1）经股动脉穿刺拔除鞘管后，协助术者使用弹力绷带加压包扎穿刺口，24小时后拆除。

（2）保持敷料干洁，如出现渗血、渗液、血肿、瘀斑等情况，及时告知医生。

（3）解除穿刺口压迫后，如患者病情稳定可正常洗澡，但不可在穿刺口处揉搓、按压，且要及时擦干水分，保持穿刺口清洁、干燥，避免感染。

7. 术后宣教

（1）术后指导患者卧床休息，观察并记录患者生命体征。对于复杂病变或基础疾病危重的患者，可行24小时心电监护，观察穿刺口是否出现渗血、渗液，穿刺口皮肤周围有无出现血肿、瘀斑，以及术侧肢体皮温、指端循环、足背动脉搏动等情况。

（2）指导患者进食低盐、低脂、高纤维、易消化的食物，少量多餐，避免过饱，保持大便通畅。

（3）嘱患者术后及时饮水，饮水量1500～2000mL，每小时500mL，术后4小时内喝完，以促进造影剂排出。记录小便次数及量。

（4）经股动脉穿刺者使用弹力绷带加压包扎，术侧肢体制动12小时，卧床休息24小时，指导患者床上排便。为了预防出现下肢静脉血栓，指导患者卧床期间做踝泵运动，通过下肢肌肉的收缩和放松，促进下肢血液循环。

五、并发症的观察及处理

准分子激光虽然穿透性较弱，但由于其对正常组织也有消蚀作用，所以如果冠状动脉病变角度过大，或为非对称性病变，或支架边缘狭窄，术中也可能出现并发症，如冠状动脉夹层、冠状动脉穿孔导致心脏压塞、冠状动脉无复流、急性冠状动脉痉挛等，具体内容参见本章第三节。

（贺真、冼金惠、詹惠敏）

第五节　经皮冠状动脉腔内精准辅助检查的护理

一、概述

（一）相关知识简介

近年来，我国经皮冠状动脉介入治疗发展迅速，PCI手术量快速增长，因此不断优化PCI的治疗效果是进一步改善我国冠心病患者预后的重要举措。随着医学技术和医疗器械的不断发展，新的冠状动脉内介入诊疗手段不断涌现，它们可为冠心病治疗提供准确依据，是心血管介入医生进行精准PCI不可或缺的工具。目前临床应用较广的冠状动脉内诊疗手段除了冠状动脉造影外，还有血流储备分数（fractional flow reserve，FFR）、定量血流分数（quantitative flow ratio，QFR）、冠状动脉造影血流储备分数（coronary angiography fractional flow reserve，caFFR）测定，以及冠状动脉腔内影像学检查（包括IVUS和OCT）。

冠状动脉FFR是指冠状动脉存在狭窄病变时，该冠状动脉提供给心肌的最大血流量与正常情况下此心肌所能获得的最大血流量的比值，即心肌微循环最大充血状态下的狭窄远端冠状动脉内平均压（Pd）与冠状动脉口部主动脉平均压（Pa）的比值。通过导管送入头端带有微型压力感受器的导丝进入狭窄冠状动脉远端后，同时测量Pd和Pa，即可测算Pd与Pa之间的比值。根据比值大小判断心肌缺血程度，是评价冠状动脉狭窄病变严重程度简单而可靠的指标，也是评价冠状动脉功能、检测心肌缺血的金标准。

冠状动脉QFR主要是通过两个不同体位的冠状动脉造影图像进行三维重建，用计算机模拟冠状动脉内流体动力学状态来获得血流储备分数值。相较于FFR，其优势是避免了使用压力导丝、血管扩张药物，一次测量可以对整个心外膜冠状动脉血管床进行评估，从而准确评估心肌缺血程度，指导介入手术策略。

检测caFFR时无须使用血管扩张药物与压力导丝，只需要连接caFFR专业的非介入压力传感器，根据主动脉实时压力波形，结合造影图像，进行血管重建、血流计算，从而实现对冠状动脉狭窄处血流储备分数的精准测定。

冠状动脉腔内影像学检查（包括IVUS和OCT）可以精确评估病变及血管解剖特点。IVUS是用导管将微型超声探头送入冠状动脉腔内，通过声波扫描和反射提供的冠状动脉腔内影像，显示血管壁厚度、管腔大小和形状，以此测量血管腔直径及横截面积，辨认钙化、纤维化和脂质池等病变，分辨真假腔，以及支架贴壁情况等，为术者提供冠状动脉的定量测量和形态学评估，尤其在左主干病变、钙化病变、弥漫性慢性闭塞病变等场景中应用广泛，可用于精准选择支架、评估支架植入效果、优化PCI治疗，为术者提供最优治疗方案。

OCT是通过测量光学弱相干反射和背向散射，利用外差探测技术提高信噪比来获取生物组织断层图像。与IVUS相比，OCT利用的是光波而非声波，而光波长度远比声波长度短，故OCT可以显示更为精细的细节。早期OCT仅用于研究领域，现已逐渐发展成为临床精准优化冠状动脉介入治疗的重要工具。新一代血管内OCT成像技术可进行快速扫描，具有自动测量、三维重建、组织特征分析以及功能学测算等功能，能识别正常冠状动脉、纤维斑块、脂质斑块、钙化斑块以及红白血栓。OCT有助于明确ACS罪犯病变及非罪犯病变性质，可识别ACS病变血管的斑块破裂、斑块侵蚀、钙化结节，且OCT在监测钙化病变时比IVUS的穿透性更强，能更准确地评估钙化厚度、角度、长度、深度，以及钙化病变的整体形态特征。因此，OCT可在精准指导冠心病介入诊疗、优化支架置入效果、降低心血管不良事件发生率、改善患者近远期预后中发挥重要作用。

冠状动脉造影只提供冠状动脉管腔的二维图像，反映血管腔轮廓，需要术者肉眼辨别狭窄程度，不能全面准确地评估动脉粥样硬化斑块类型、心肌缺血状态，其局限性日益突显。随着技术的发展和认知的更新，越来越多心血管介入医生在冠状动脉介入诊疗术中借助以上辅助检查来精确判断冠状动脉病变程度，指导手术策略，评估冠状动脉造影不能明确的病变，指导和优化PCI效果，识别介入治疗失败的原因并指导治疗策略，从而提高PCI治疗成功率，改善患者预后。

（二）冠状动脉内精准辅助检查的适应证

（1）稳定性冠心病，包括临界病变、单支血管病变、弥漫性病变、多支血管病变、左主干病变、分叉病变、慢性完全闭塞病变、冠状动脉心肌桥。

（2）急性冠脉综合征，如不稳定型心绞痛、非ST段抬高心肌梗死、ST段抬高心肌梗死。

（3）用于PCI术后评估、病变严重程度的判断和确定、支架尺寸的测量、支架植入后的效果评价、特殊病变（弥漫性病变、急性冠脉综合征、钙化病变、分叉病变）的判断和测量及科学研究。

严重心功能不全或血流动力学不稳定或仅剩1支冠状动脉有供血功能的患者禁用上述辅助检查，严重肾功能不全及造影剂过敏者亦应慎用。

（三）冠状动脉内精准辅助检查的简要手术步骤

1. FFR测量

（1）冠状动脉造影后，开启FFR仪器，输入患者信息，连接压力传感器后充分排气。

（2）将指引导管送至冠状动脉开口后校准零位，开启压力导丝后将压力导丝末端连接器与机器前端相连接，然后进行压力导丝体外零位校准。

（3）将压力导丝沿指引导管送至冠状动脉开口，使压力导丝头端的微型压力感受器与指引导管开口相平，同时校准主动脉压力和压力导丝压力，使两处压力值重叠。如两处压力值相差9mmHg以内，按住"EQUALIZE"键3秒钟以消除差值。

（4）将压力导丝送入狭窄冠状动脉远端，经指引导管注入硝酸甘油，然后经冠状动脉或静脉快速注入腺苷或三磷酸腺苷。按"REC"键开始记录。

（5）冠状动脉微循环达到最大充血状态并完成测压后，停止药物输注，再按"STOP"键停止记录，机器屏幕上即显示出FFR最低值。理论上FFR的正常值为1.0，FFR<0.75可能诱发心肌缺血，宜进行血运重建术。FFR>0.8可进行药物治疗。FFR值在0.75～0.8可根据患者情况及血管狭窄情况决定治疗策略。

2. IVUS或OCT检查

（1）冠状动脉造影后，准备IVUS或OCT主机、成像导管、回撤装置，开机后连接各装置，完成信号识别。

（2）将指引导管送至病变冠状动脉开口，沿指引导管送入IVUS成像管或OCT成像管至血管病变远端。在IVUS或OCT主机界面上新建病例信息，设置参数，点击按钮成像，并对图像进行分析和测量。

（3）完成检查后缓慢撤出导管，继续下一步治疗或结束手术。

二、术前护理评估及术中护理

1. 术前准备及常规护理

同PCI，见本章第二节。

2. 生命体征监测

做好患者冠状动脉造影时的生命体征监测。其中检测FFR时应用腺苷等药物可有心动过缓、血压下降等风险，术中应严密观察患者心电、压力变化，如有异常及时协助医生处理。在进行IVUS或OCT检查的过程中，由于冠状动脉自身的狭窄病变及钙化病变，检查导管堵塞狭窄段时，可影响冠状动脉血流，导致患者出现胸闷、胸痛、气促等急性心肌缺血症状，心电监测示ST段上抬，心率减慢，严重者可出现血压下降、抽搐、意识丧失，甚至心搏骤停。

3. 用药护理

进行FFR检测时，为使测量准确，常使用血管扩张剂如三磷酸腺苷和腺苷以使心肌达到最大充血状态，让微循环阻力降到最低，并保持不变。

（1）给药禁忌：患者有房室传导阻滞、病态窦房结综合征、血流动力学不稳定、支气管哮喘、腺苷过敏史时不宜使用腺苷进行FFR检测。

（2）给药方法：包括静脉泵入和冠状动脉内脉冲式注射。静脉给药剂量为140～180μg/（kg·min），最简单的给药速度计算方法为：输液速度（mL/h）=患者体重（kg）×10，给药剂量约等于167μg/（kg·min）。根据《冠状动脉血流储备分数临床应用专家共识》的推荐，冠状动脉内脉冲式给药的剂量为：右冠状动脉40μg/次（最大120μg/次），左冠状动脉60μg/次（最大600μg/次）。药物配制方法见表1-5-1。

（3）药物作用：使用腺苷被认为是诱发充血反应的标准方法。一般在输注后60秒作用达高峰，而冠状动脉微循环最大充血相出现在给药后1～2分钟。腺苷半衰期很短，不足20秒，因此一般停药后60秒作用消失。

（4）给药注意事项：给药前准备高速注射输液泵，建立肘正中静脉通道并确保静脉输液通畅，准确配制药物，调节注射速度。用药前告知患者用药后可能出现心慌、胸闷、气紧等不适，告知其不适感将持续几秒或十几秒，然后随着药物的代谢而消失，以减轻患者的恐慌心理。用药过程中陪侍患者，做好随时停药的准备，密切观察患者的心电变化，若P-R间期逐渐延长、QRS波消失应立即停药。检测完成后及时停药。

4. 药品准备和耗材准备

药品准备见表1-5-1，耗材准备见表1-5-2。

表1-5-1　冠状动脉内精准辅助检查中常用药品准备

药品名称及配制方法	用量、用法（遵医嘱）	用途
0.9%氯化钠注射液500mL＋肝素钠注射液3000U	500mL，倒入治疗盆中	冲管
盐酸利多卡因注射液1支（5mL/0.1g）＋0.9%氯化钠注射液5mL，1∶1配制，或用原液	10mL，皮下注射	局部麻醉
肝素钠注射液1支（2mL/12 500U）＋0.9%氯化钠注射液10.5mL，配成1000U/mL	3000U，动脉注射	抗凝
造影剂，原液（注射前稀释）	50mL，高压注射	造影
硫酸阿托品注射液，原液	1mg/次，静脉注射	提升心率
重酒石酸间羟胺注射液1支（1mL/10mg）＋0.9%氯化钠注射液9mL，配成1mg/mL	1～2mg/次，静脉注射	升压
硝酸甘油注射液1支（1mL/5mg）＋0.9%氯化钠注射液49mL，配成100μg/mL	100～200μg/次，动脉注射	扩张血管
地塞米松磷酸钠注射液，原液	5～10mg/次，静脉注射	抗过敏
三磷酸腺苷注射液2支（每支2mL/20mg）＋0.9%氯化钠注射液36mL，配成1mg/mL；或腺苷注射液15mL/45mg＋0.9%氯化钠注射液30mL，配成1mg/mL	患者体重（kg）×10，恒速泵静脉泵入	扩张血管

表1-5-2　冠状动脉内精准辅助检查中特殊耗材准备

耗材名称	数量	用途
冠状动脉造影四件套	1套	冠状动脉造影
指引导管	1条	导引导丝进入冠状动脉远端
Y阀	1个	调整指引导管
压力导丝	1条	FFR测量压力
冠状动脉指引导丝	1条	导引IVUS管/OCT管
IVUS管	1条	冠状动脉IVUS检查
OCT管	1条	OCT检查
caFFR专用压力传感器	1条	caFFR检查

注：QFR检查时不需特殊耗材，冠状动脉造影后，在连接造影图像的计算机上自动测算。

三、并发症的观察及处理

　　冠状动脉内精准辅助检查的应用越来越广泛，术者的操作越来越娴熟，发生并发症的概率极低。其中FFR检测中，可能的并发症为与指引导管和指引导丝的使用相关的并发症，以及药物的不良反应。QFR及caFFR在冠状动脉造影后无须特殊耗材进入血管，一般无相关并发症。IVUS与OCT检查的可能并发症有：①医源性夹层，与导管和冠状动脉管腔不同轴有关；②空气栓塞，与导管进入冠状动脉前未充分冲洗有关；③成像导管折断或缠绕导丝，与操作者操作不当有关。一旦发生按相应方法紧急处理。

（黄晓燕、冯佩笑、詹惠敏）

第二章
心律失常介入诊疗术的护理

第一节　心脏有创电生理检查术的护理

一、概述

（一）相关知识简介

心律失常为临床常见心血管疾病，具有病情紧急、发病突然等特点，患者临床表现不一，轻者可无明显症状，重者可发生晕厥、猝死。由于心律失常发病突然，且发作频率没有规律，所以用常规心电图描记具有一定难度，不能准确地对患者的疾病分型进行判断，影响治疗效果。心内电生理检查是临床确诊复杂心律失常和指导其治疗的创伤性手段。其基本原理是采用多导联心电生理记录仪，通过放置在心腔不同部位的电极导管记录心内电信号，分析心律失常的原理、类型，评价药物治疗的效果，分析心律失常的起源部位，为手术治疗或导管消融治疗提供依据。

（二）心脏有创电生理检查术的适应证

（1）室上性或室性心动过速反复发作，伴有明显症状，药物治疗效果欠佳者。

（2）发作不频繁、难以明确诊断的心动过速。

（3）不明原因晕厥。

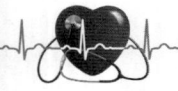

（4）鉴别室上性心动过速伴有室内差异性传导或室性心动过速有困难者。

（5）用于心内膜标测确定心动过速的起源部位，并同时进行导管消融治疗；进行系列的心电生理–药理学试验以确定抗心律失常药物疗效，评价各种非药物治疗方法的效果；测定窦房结功能，确定房室、室内传导阻滞的精确部位。

（三）心脏有创电生理检查术的简要手术步骤

（1）常规消毒、铺巾后以1%利多卡因对穿刺点进行局部麻醉（局麻）。

（2）常规选择股静脉穿刺两次或三次，分别置入四极标测电极导管至右心室、十极标测电极导管至冠状窦，必要时再放置四极标测电极导管至希氏束；或者先穿刺一侧股静脉，再穿刺一侧颈静脉或锁骨下静脉作为放置标测电极的入路。

（3）电极放置妥当后，进行程序刺激，然后记录高位右心房、希氏束、冠状窦、右心室等部位的心腔内电活动。

（4）通过心房、心室增频刺激和程序刺激，观察房室前向传导及室房逆向传导特征，确定各级传导组织的不应期、房室激动顺序、折返途径、传导阻滞定位等。

（5）定性定位诊断心律失常，评价药物抗心律失常功效，指导导管射频消融。

二、术前护理评估

（一）环境评估

心内电生理检查应在安装有新风系统或层流系统的导管室进行。室内环境安全、宽敞清洁、光线明亮、温湿度适宜，空气消毒机正常运行，屏蔽设施完好。

（1）温度设置在22～25℃，相对湿度55%～60%。术前30分钟应按要求进行空气净化消毒。使用消毒液擦拭导管室所有物品，包括手术床、加药治疗台、手术用长车等。

（2）控制导管室人员，严防交叉感染。室内人员包括手术主刀医生1人、助手1人、程控刺激工程师1人、跟台护士1人、跟台放射技师1人，总人数不超过5人。

（二）患者评估

（1）评估患者的病情、意识、合作程度。术前停用抗心律失常药5个半衰期以上。

（2）手术知情同意书必须由手术主刀医生、患者及患者家属签署全名，且签署时间要具体到分钟。

（3）评估患者各项检查是否完善，有无异常，如血常规、肝肾功能、电解质、凝血指标、血型、常规心电图、动态心电图、胸部X线、超声心动图等。

（4）评估患者的生命体征、吸烟史、过敏史、家族史、既往史，有无晕厥史及晕厥次数，治疗经历，用药史，有无电复律史。

（5）评估患者的皮肤准备，如手术区域皮肤是否完整，有无备皮，有无皮疹及过敏。

（6）评估患者带入管道（包括中心静脉通道、外周静脉通道、胃管、导尿管及其他各种引流管）有无堵塞、折叠，以及引流物的颜色、性状和量。

三、一般护理

（一）常规准备

1. 物品准备

见表2-1-1。

表2-1-1　心脏有创电生理检查术中常用物品准备

物品名称	数量
无菌手术包	1个
18号穿刺针	1个
带手柄刀片	1个
无菌手套	2~3副
无菌手术衣	2~3件
无菌注射器	5mL的2个，10mL的3个
碘伏消毒液	30~40mL
弹力胶布	长度20cm，2~3条
绷带（必要时）	1卷
四极电极标测导管连接尾线	1~2条
十极电极标测导管连接尾线	1条

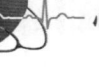

2. 药品准备

见表2-1-2。

表2-1-2　心脏有创电生理检查术中常用药品准备

药品名称及配制方法	用量、用法（遵医嘱）	用途
0.9%氯化钠注射液500mL＋肝素钠注射液3000U	500mL，倒入治疗盆中	冲管
盐酸利多卡因注射液1支（10mL/0.2g）＋0.9%氯化钠注射液10mL，1：1配制，或用原液	20mL，皮下注射	局部麻醉
盐酸异丙肾上腺素注射液1支（2mL/1mg）＋0.9%氯化钠注射液500mL	用量遵医嘱，静脉滴注	提升心率
硫酸阿托品注射液，原液	1mg/次，静脉注射	提升心率
重酒石酸间羟胺注射液1支（1mL/10mg）＋0.9%氯化钠注射液9mL，配成1mg/mL	1～2mg/次，静脉注射	升压

3. 仪器设备准备

包括DSA机、多导联心电生理记录仪、心脏程序刺激仪、心脏体外除颤仪、无创血压血氧监测仪、中心供氧及负压吸引装置、简易呼吸器囊。必要时备射频消融仪、心包穿刺器械、气管插管器械、气管切开器械。术前应检查各种仪器设备，确保其功能处于良好状态。

（二）常规护理

1. 核查

（1）严格执行手术安全核查制度，术前与手术医生共同核对患者姓名、性别、年龄、病区、床号及住院号，确保患者及手术方式无误。

（2）向患者及家属做好术前宣教，简要告知手术过程及手术所需时间。确认患者已脱除内衣裤、活动心电监护仪，卸除身上所有饰物及义齿，排空大小便，着病号服，更换导管室室内鞋，戴无菌口罩及帽子进入导管室。

2. 常规监护

患者进入导管室后，予准确连接12导联心电监护仪、袖带式血压监测仪及血氧探头，持续监测患者生命体征。将除颤电极片负极贴在其心尖部偏腋下，正极贴在胸骨右缘。于左上肢建立静脉通道，连接三通管及延长管，确保输液通畅。实施必要的保护和约束措施，告知患者术中制动的重要性以取得其配合。

四、专科护理

1. 体位管理

确保手术床平整，协助患者仰卧，解开衣扣，将其衣服背面往其腰腹部牵拉平整，勿垫在臀部，以防术中浸湿。将患者的裤子褪至膝关节以下，充分暴露患者的腹股沟部皮肤，并注意保护患者隐私及保暖。嘱患者双手自然放松，放在身体两侧，勿放在胸腹部或腹股沟位置，以防术中影响X线透射，双腿自然伸直放松，略微展开，勿并拢，术中保持安静，勿随意移动，以免影响手术穿刺、进管等操作。

2. 特殊耗材准备

见表2-1-3。

表2-1-3 心脏有创电生理检查术中特殊耗材准备

耗材名称	数量	用途
6F股动脉鞘管	2~3条	穿刺股静脉/颈静脉/锁骨下静脉
四极标测电极导管	1~2条	右心室和/或希氏束起搏
十极标测电极导管	1条	冠状窦起搏
一次性除颤电极贴	1副	电复律

3. 消毒及铺巾

消毒患者双侧腹股沟，用消毒液以穿刺口为中心向周围涂擦，上平脐，下至大腿中部，两侧至大腿外侧中线，用两个消毒刷分别涂擦一遍，穿刺进针前再次以碘伏消毒。铺巾时既要显露穿刺口，又要尽量减少穿刺口周围皮肤的暴露。遵循先近后远的原则，避免污染术者胸前无菌区域。

4. 生命体征监测

检查过程中，应密切观察患者的意识状态、生命体征及X线透视下的心脏搏动情况。询问患者有无胸闷、心悸、呼吸困难等症状，发现异常及时报告医生并协助处理。术中诱发心律失常时常需静脉滴注盐酸异丙肾上腺素，在快速滴注药物过程中，患者会出现心慌、心悸甚至胸闷、恶心、头痛等不适，应陪侍患者，及时给予解释及安慰，注意观察患者反应。控制好盐酸异丙肾上腺素滴注的速度，以免引起心率骤升，注意血管迷走神经反射致心率骤降的发生。心率上升至滴注药物前的20%以上时及时提醒术者并遵医嘱停药。

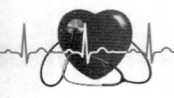

5. 电复律的护理

术中常需用心电程控刺激仪进行程序刺激以诱发心律失常，在进行刺激前应确保除颤仪处在功能状态，患者心前区的除颤电极贴粘贴妥当后，站立在除颤仪旁，陪侍于患者身侧，给予患者解释，取得其配合并消除其恐惧后，进行递进式程序刺激，一旦诱发室性心律失常，尤其是心室颤动，应立即行双向非同步150~200J电复律。复律成功后记录心电图，查看患者除颤电极贴粘贴部位皮肤有无灼伤，如有灼伤及时处理。

6. 穿刺口护理

术后应根据手术情况对患者穿刺口进行处理。股静脉穿刺口用无菌纱布覆盖包扎止血，术肢伸直制动6小时；若误穿股动脉应按压穿刺部位，必要时予无菌纱布覆盖后用弹力绷带交叉加压包扎，术肢伸直制动。密切观察穿刺部位有无渗血、血肿，术肢足背动脉搏动情况，肢体颜色、皮肤温度及感觉有无异常。

五、并发症的观察及处理

（一）血管穿刺并发症

血管穿刺并发症的出现与穿刺过程关系密切，常见的并发症有出血、血肿、动静脉瘘、假性动脉瘤等。术后指导患者卧床休息，保持术肢伸直制动，禁止屈髋、屈膝或侧卧于术肢侧，避免咳嗽、坐起等增加腹压的动作；严密观察穿刺部位敷料是否有渗血，一旦发现出血或血肿应及时通知医生处理，并延长卧床时间及沙袋压迫时间，或给予弹力绷带交叉加压包扎；严密观察术肢远端的血供、足背动脉搏动情况，以及术肢皮肤颜色、温度、感觉等，如有异常应检查穿刺口是否压迫过紧，适当放松压迫后仍有上述症状，应考虑有血管痉挛及血栓的可能，必须及时处理。

1. 原因

通常与血管穿刺，鞘管置入，拔除鞘管后压迫位置不当、压迫时间不够或过早地活动下肢相关。

2. 症状、体征

穿刺部位疼痛、肿胀、瘀血或有瘀斑，可触及包块、搏动，闻及血管杂音。

3. 护理措施

严密监测穿刺部位有无出血、渗血、血肿、触痛等情况，有异常应及时通知医生处理。射频消融术后应卧床休息24小时，穿刺股静脉者肢体制动6小时。嘱患者避免咳嗽、坐起等增加腹内压的动作，对患者进行日常生活指导。

（二）气胸

常见于锁骨下静脉穿刺。部分心内电生理检查术中需穿刺锁骨下静脉，在穿刺过程中极有可能刺破肺尖出现气胸，甚至可能误伤锁骨下动脉出现血气胸。老年人、锁骨下静脉血管畸形者、伴有肺气肿者是出现气胸的高危人群。少量积气可自行吸收，当肺组织被压缩超过50%时，需行胸腔穿刺抽气或安置胸腔闭式引流管。

1. 原因

在穿刺过程中刺破肺尖，甚或误伤锁骨下动脉。

2. 症状

轻者可能无任何不适，重者可能出现逐渐加重或急剧的呼吸困难、胸痛等，部分患者早期可出现频繁咳嗽。

3. 体征

大量积气者，气管偏向健侧，胸部叩诊呈鼓音，听诊呼吸音减弱或消失，X线透视下可见不同程度的肺萎陷、胸膜腔积气。

4. 护理措施

（1）严密监测术中及术后的生命体征变化。尤其是在行锁骨下静脉穿刺过程中应重视患者主诉，密切关注患者是否有呼吸困难、胸痛等不适。

（2）一旦发生气胸，应积极协助医生行胸膜腔穿刺抽气，必要时做好胸腔闭式引流术的相关护理准备。

（李国祺、李启龙、周津津）

第二节　室上性心动过速射频消融术的护理

一、概述

（一）相关知识简介

室上性心动过速（supraventricular tachycardia，SVT）简称室上速，是一组以突发突止为特征、发作时规则而快速的心律失常，心电图QRS波形态多表现正常，

RR间期绝对规则，患者常伴有心悸、乏力、头晕、胸闷不适、呼吸困难等。根据电生理机制，可将室上速分为房室结折返性心动过速（AVNRT）、房室折返性心动过速（AVRT）、局灶性房性心动过速（房速）、典型心房扑动（房扑）、交界性心动过速、窦性心动过速（窦速）。射频消融术是通过导管将射频能量作用于心脏内引起快速性心律失常的特殊部位或构成心动过速折返环路的关键组成部分，使该处心肌组织温度升高、细胞内外水分蒸发，产生局部凝固性坏死，从而起到根治快速性心律失常的作用。这是目前治疗室上性心动过速最有效的方法。

（二）射频消融术的适应证

（1）房室结折返性心动过速。

（2）房室折返性心动过速。

（3）局灶性房性心动过速。

（4）典型心房扑动。

（5）交界性心动过速。

（三）射频消融术的简要手术步骤

（1）常规消毒、铺巾后以1%利多卡因局部麻醉穿刺点。

（2）常规选择股静脉穿刺两次或三次，分别置入四极标测电极导管至右心室（图2-2-1）、十极标测电极导管至冠状窦（图2-2-2），必要时再放置四极标测电极导管至希氏束；或者先穿刺一侧股静脉，再穿刺一侧颈静脉或锁骨下静脉作为放置标测电极的入路。

（3）电极放置妥当后，进行程序刺激，然后记录高位右心房、希氏束、冠状窦、右心室等部位的心腔内电活动。

（4）通过心房、心室增频刺激和程序刺激，观察房室前向传导及室房逆向传导特征，确定各级传导组织的不应期、房室激动顺序、折返途径、传导阻滞定位等。

（5）如果不能诱发心动过速则静脉滴注异丙肾上腺素后重复刺激直至诱发心动过速，进一步明确诊断室上速的类型。

（6）确定室上速类型及异位起源点后，将6F股动脉鞘更换为8F长鞘，在X线透视下将消融导管置入心腔完成射频消融术治疗（图2-2-3）。

（7）反复电生理检查及静脉滴注盐酸异丙肾上腺素，如不再诱发心动过速，则说明消融成功。退出电极，拔出消融导管及鞘管。穿刺处压迫止血后予弹力胶布加压包扎，送患者安返病房。

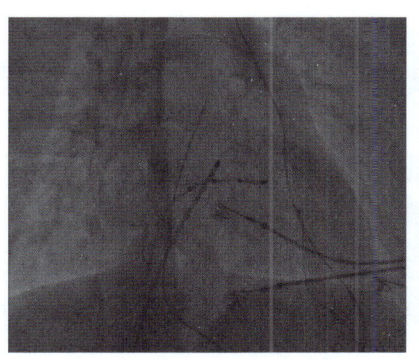
图2-2-1　电极导管置入右心室

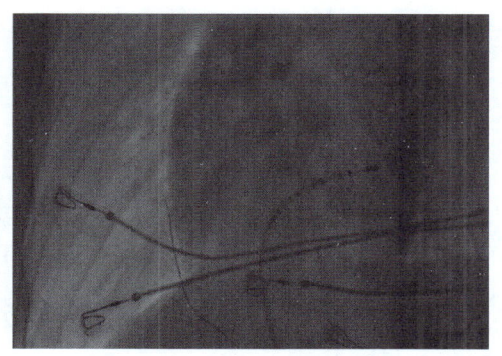
图2-2-2　电极导管置入冠状窦

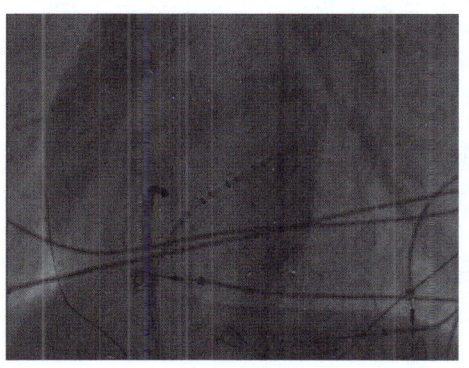
图2-2-3　置入消融导管进行射频消融手术

二、术前护理评估

（一）环境评估

SVT射频消融术应在安装有新风系统或层流系统的导管室进行。室内环境安全、宽敞清洁、光线明亮、温湿度适宜，空气消毒机正常运行，屏蔽设施完好。

（1）导管室温度设置在22~25℃，相对湿度55%~60%。术前30分钟应按要求进行空气净化消毒。使用消毒液擦拭室内所有物品，包括手术床、加药治疗台、手术用长车等。

（2）控制导管室人员，严防交叉感染。室内人员包括手术主刀医生1人、助手1人、程控刺激工程师1人、跟台护士1人、跟台放射技师1人，总人数不超过5人。

（二）患者评估

（1）评估患者的病情、意识、合作程度。术前停用抗心律失常药5个半衰期以上。

（2）患者手术知情同意书必须由手术主刀医生、患者及患者家属签署全名，且签署时间要具体到分钟。

（3）评估患者各项检查是否完善、有无异常，如血常规、肝肾功能、电解质、凝血指标、血型、常规心电图、动态心电图、胸部X线、超声心动图等。

（4）评估患者的生命体征、吸烟史、过敏史、家族史、既往史。

（5）评估患者的皮肤准备，包括手术区域皮肤是否完整，有无备皮，有无皮疹及过敏。

（6）评估患者带入管道（包括中心静脉通道、外周静脉通道、胃管、导尿管及其他各种引流管）有无堵塞、折叠，以及引流液的颜色、性状和量。

三、一般护理

（一）常规准备

1. 物品准备

见表2-2-1。

表2-2-1　室上性心动过速射频消融术中常用物品准备

物品名称	数量
无菌手术包	1个
18号穿刺针	1个
带手柄刀片	1个
无菌手套	2～3副
无菌手术衣	2～3件
无菌注射器	5mL的2个，10mL的3个
碘伏消毒液	30～40mL
弹力胶布	长度20cm，2～3条
绷带（必要时）	1卷
四极电极标测导管连接尾线	1～2条
十极电极标测导管连接尾线	1条
射频消融导管连接尾线	1条

2. 药品准备

见表2-2-2。

表2-2-2　室上性心动过速射频消融术中常用药品准备

药品名称及配制方法	用量、用法（遵医嘱）	用途
0.9%氯化钠注射液500mL＋肝素钠注射液3000U	500mL，倒入治疗盆中	冲管
0.9%氯化钠注射液1000mL＋肝素钠注射液1000U	1000mL，连接冷盐水灌注仪	消融时心腔内灌注
盐酸利多卡因注射液1支（10mL/0.2g）＋0.9%氯化钠注射液10mL，1∶1配制，或用原液	20mL，皮下注射	局部麻醉
盐酸异丙肾上腺素注射液1支（2mL/1mg）＋0.9%氯化钠注射液500mL	用量遵医嘱，静脉滴注	提升心率
硫酸阿托品注射液，原液	1mg/次，静脉注射	提升心率
重酒石酸间羟胺注射液1支（1mL/10mg）＋0.9%氯化钠注射液9mL，配成1mg/mL	1～2mg/次，静脉注射	升压
腺苷注射液30mL/90mg，原液	15～30mg，静脉注射	检验消融效果

3. 仪器设备准备

包括DSA机、心脏体外除颤仪、多导联心电生理记录仪、程序刺激仪、三维标测系统、体表参考电极、射频消融仪、冷盐水灌注泵、ACT监测仪、中心供氧及负压吸引装置、简易呼吸囊、恒速泵、无创血压血氧监测仪。必要时备临时起搏器、心包穿刺器械、气管插管器械、气管切开器械。术前应检查各种仪器设备，确保其功能处于良好状态。

（二）常规护理

1. 核查

（1）严格执行手术安全核查制度，术前与手术医生共同核对患者姓名、性别、年龄、病区、床号及住院号，确保患者、手术方式无误。

（2）向患者及家属做好术前宣教，简要告知手术过程及手术所需时间。确认患者已脱除内衣裤、活动心电监护仪，卸除身上所有饰物及义齿，排空大小便，着病号服，更换导管室室内鞋，戴无菌口罩及帽子进入导管室。

2. 常规监护

患者进入导管室后，予准确连接12导联心电监护仪、袖带式血压监测仪及血氧探头，持续监测患者生命体征。建立左上肢静脉通道，连接三通管及延长管，确保输液通畅。实施必要的保护和约束措施，告知患者术中制动的重要性，以取得其配合。

四、专科护理

1. 体位管理

确保手术床平整，协助患者仰卧，解开衣扣，将其衣服背面往其腰腹部牵拉平整，勿垫在臀部，以防术中浸湿。将患者的裤子褪至膝关节以下，充分暴露患者的腹股沟部皮肤，并注意保护患者隐私及保暖。嘱患者双手自然放松，放在身体两侧，勿放在胸腹部或腹股沟位置，以防术中影响X线透射，双腿自然伸直放松，略微展开，勿并拢，术中保持安静，勿随意移动身体及四肢，以免影响手术穿刺、进管等操作。

2. 特殊耗材准备

见表2-2-3。

表2-2-3　室上性心动过速射频消融术中特殊耗材准备

耗材名称	数量	用途
6F股动脉鞘	2～3条	穿刺股静脉/颈静脉/锁骨下静脉
8F股动脉鞘或8F SRO长鞘	1条	放置消融导管
四极标测电极导管	1～2条	右心室和/或希氏束程控刺激
十极标测电极导管	1条	冠状窦程控刺激
射频消融导管	1条	心腔内消融

3. 消毒及铺巾

消毒患者双侧腹股沟，用消毒液以穿刺口为中心向周围涂擦，上平脐，下至大腿中部，两侧至大腿外侧中线，用两个消毒刷分别涂擦一遍，穿刺进针前再次以碘伏消毒。铺巾时既要显露穿刺口，又要尽量减少穿刺口周围皮肤的暴露。遵循先近后远的原则，避免污染术者胸前无菌区域。

4. 生命体征监测

术中严密监测患者生命体征变化，尤其是心率、心律及无创血压，5～10分钟测量一次。电生理检查过程中，应密切观察患者的意识状态、生命体征及X线透视下的心脏搏动情况，询问患者有无胸闷、心悸、呼吸困难等症状，发现异常及时报告医生并处理。术中诱发心律失常时常需静脉滴注盐酸异丙肾上腺素，在快速滴注药物过程中，患者会出现心慌、心悸甚至胸闷、恶心、头痛等不适，应陪侍患者，及时给予解释及安慰，注意观察患者反应。控制好盐酸异丙肾上腺素滴注的速度，以免引起心率骤升，注意血管迷走神经反射导致的心率骤降。心率上升至滴注药物前的20%以上时及时提醒医生并遵医嘱停药。

5. 疼痛护理

因手术采用的是局部麻醉，而消融靶点部位温度升高会使患者自觉胸痛，所以在放电前应告知患者上述疼痛不适属正常现象，但如不能忍受要及时告知医生，由医生调整放电功率，避免患者身体移动或深呼吸造成标测及放电误差。密切观察患者呼吸、血氧饱和度、血压等变化，警惕疼痛引起的血管迷走神经反射。

6. 用药护理

术中诱发心律失常以及放电消融后验证异常心电传导途径是否被阻断均需使用盐酸异丙肾上腺素注射液，在静脉滴注盐酸异丙肾上腺素注射液的过程中，患者会出现心慌、心悸甚至胸闷、恶心、头痛等不适，应在手术床边陪侍患者，及时给予患者解释及安慰，注意观察患者反应。控制好盐酸异丙肾上腺素注射液滴注的速度，当患者心率上升至滴注药物前的20%以上时及时提醒医生并遵医嘱停药。使用腺苷注射液验证消融后房室旁路阻滞的患者会出现一过性的胸闷，甚至窦性停搏，用药前应确保程控刺激仪处于随时起搏的功能状态，并做好患者的解释工作，用药后密切观察患者反应。

7. 穿刺口护理

术后应根据手术情况对患者穿刺部位进行处理。股静脉穿刺部位用无菌纱布覆盖包扎止血，术肢伸直制动6小时；若穿刺股动脉应按压穿刺部位，必要时予无菌纱布覆盖后用弹力绷带交叉加压包扎，术肢伸直制动。密切观察穿刺部位有无渗血、血肿，术肢足背动脉搏动情况，肢体颜色、皮肤温度及感觉有无异常。

8. 术后宣教

术后嘱患者卧床休息。指导患者进行下肢平移及踝泵运动，嘱患者24小时以后可下床适当活动，活动的时长要循序渐进。术后指导患者适量饮水，一旦发生尿潴留要及时诱导排尿或导尿，以免膀胱过度充盈发生意外。同时术后要观察患者体温和血象变化。指导患者遵医嘱口服阿司匹林100mg，每天1次，共服1个月，不可擅自增减药量，如有不适，立即就诊。

五、并发症的观察及处理

射频消融术涉及血管穿刺、血管及心腔内导管操作、直接消融和损伤心肌，因此术中及术后均可出现并发症，严重者或抢救不及时可能导致患者死亡。在临床工作中应密切观察患者生命体征、认真倾听患者主诉，对出现（或潜在）的并发症应及早发现、及早诊断、及早治疗。其并发症主要包括血管迷走神经反射、房室传导阻滞、肺栓塞，以及心脏压塞、气胸、血管穿刺并发症等。

（一）血管迷走反射

血管迷走神经反射是射频消融术中及术后最常见的并发症之一。

1. 原因

精神紧张、血容量不足、疼痛刺激、尿潴留是其常见诱发因素；射频消融术后导管撤出时速度过快、拔除留置鞘管、按压止血及穿刺部位弹性绷带包扎过紧等亦可引起血管迷走神经反射。

2. 症状、体征

常表现为面色苍白、出冷汗、恶心、呕吐、心率减慢、血压急剧下降，以及短暂的心脑缺血甚至晕厥，严重时可致心脏停搏。

3. 护理措施

严密监测患者术中及术后的生命体征，尤其是心率、血压的变化。一旦发生血管迷走神经反射，应遵医嘱快速静脉补液或静脉注射硫酸阿托品注射液、重酒石酸间羟胺注射液或盐酸多巴胺注射液等药物以提高心率、血压，积极安慰患者、消除其焦虑心理有助于改善血管迷走神经反射的症状。注意要使患者平卧，头偏向一侧，防止呕吐物误吸。

（二）房室传导阻滞

房室传导阻滞是射频消融术的严重并发症之一，其发生率为0.2%～1%。

1. 原因

房室传导阻滞可见于对房室结折返性心动过速患者进行房室结改良，对间隔部位旁道、游离壁部位旁道、间隔部位房速和室速（消融部位邻近希氏束）等心动过速的消融，以及导管机械损伤房室结或希氏束、原有束支阻滞因消融或机械损伤导致另一束支阻滞。

2. 症状、体征

患者常自觉头晕、胸闷，严重者可发生阿-斯综合征（心源性晕厥），心电监护可见三度房室传导阻滞及室性异搏心律。

3. 护理措施

（1）严密监测术中及术后的心律、心率的变化。如出现P-R间期延长，超出原来的50%或出现房室分离，应警惕三度房室传导阻滞（图2-2-4）的发生。

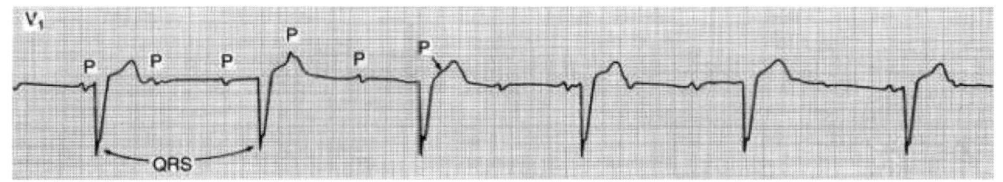

图2-2-4　三度房室传导阻滞心电图

（2）对于消融后心肌水肿导致的暂时性房室传导阻滞，可遵医嘱给予琥珀氢化可的松钠静脉滴注以尽快消除水肿；同时遵医嘱予异丙肾上腺素静脉滴注，注意根据心律、心率的变化调节滴速。

（3）对于消融术所致完全性房室传导阻滞，应协助医生行人工临时起搏器安置术。观察起搏、感知功能是否良好，指导患者进行正确的肢体制动及活动，防止发生电极脱位、脱落和电极穿孔，确保患者安全。

（三）肺栓塞

肺栓塞是射频消融治疗中比较严重的并发症。

1. 原因

术中鞘管肝素冲洗不及时，鞘内血凝块形成，冲入静脉；导管操作时间长未及时追加肝素；股动脉、股静脉穿刺部位加压过重，包扎过久；术后肢体制动时间过长，原有下肢静脉曲张，老年和高凝状态等因素均能促使下肢静脉血栓形成并导致肺栓塞。

2. 症状、体征

患者常有呼吸困难、胸痛、晕厥、烦躁、咯血、咳嗽、心悸等表现，可见呼吸急促、心动过速、血压下降、发绀、颈静脉充盈、肺内细湿啰音。

3. 护理措施

（1）严密监测患者术中及术后的生命体征，尤其是呼吸、血氧饱和度的变化。

（2）手术时间较长时应遵医嘱适当补液，及时追加肝素。

（3）术后观察患者肢体活动情况。观察有无下肢肿胀、疼痛及皮肤温度、感觉改变等，警惕深静脉血栓形成。在解除制动后患者活动时血栓可发生脱落，严重者可出现肺栓塞，一旦发生肺栓塞，应积极配合医生予抗凝、溶栓治疗，同时加强患者的生活护理。

（詹惠敏、李国祺、李启龙）

第三节　室性早搏射频消融术的护理

一、概述

（一）相关知识简介

室性早搏即室性期前收缩（premature ventricular beat，PVB），简称室早，是临床上最常见的心律失常，可发生在正常人中或器质性心脏病患者中，常规药物治疗效果不佳且药物副作用多。随着科技的进步，在三维标测系统指导下行射频导管消融术治疗的技术日趋成熟，是目前比较理想的治疗方法。针对那些单形性、频发、症状严重且药物治疗无效的患者或频发室早触发室性心律失常风暴的患者，成功的射频消融治疗可以起到改善症状、提高生活质量、避免药物副作用和预防猝死的作用。

（二）室性早搏射频消融术的适应证

（1）室性早搏所带来的一系列症状已显著损害患者的生活质量。

（2）患者不愿接受长期药物治疗。

（3）药物治疗不佳或不能耐受药物治疗的室早。

（4）症状明显的持续性或非持续性单形性室性心动过速。

（5）束支折返性室性心动过速。

（6）除颤器植入后因室性心动过速持续性发作而频繁放电，程控或药物治疗无效或患者不愿接受长期药物治疗。

（三）室性早搏射频消融术的简要手术步骤

（1）常规消毒、铺巾后以1%盐酸利多卡因注射液局部麻醉穿刺点。

（2）根据患者体表心电图提示的室性早搏起源点确定穿刺股静脉还是股动脉。如室早起源点是右心室流出道则穿刺股静脉，置入标测电极导管及消融导管至右心室流出道。如室早起源点为左心室流出道则穿刺股动脉或穿刺股静脉后再进行房间隔穿刺，然后置入标测电极导管及消融导管至左心室流出道。

（3）在Carto或Ensite标测系统下实时重建心腔的三维解剖模型，采用激动标测或者起搏标测观察激动顺序颜色的变化，准确标测室早的最早激动部位，寻找消融靶点。放电消融直至室早终止（图2-3-1）。

（4）室早起源于主动脉窦、左心室或左心室流出道的患者可能需要穿刺股动脉进行手术，必要时需进行冠状动脉造影，明确消融靶点，避开冠状动脉后，再放电消融至室早终止（图2-3-2）。

（5）反复心内电生理检查及静脉滴注盐酸异丙肾上腺素注射液，如不能诱发室早，说明消融成功。退出电极，拔出消融导管及鞘管。股静脉穿刺者按压止血后予弹力胶布加压包扎，股动脉穿刺者按压止血后予弹力绷带交叉加压包扎，亦可予血管缝合器缝合股动脉穿刺口后予弹力胶布加压包扎。再送患者安返病房。

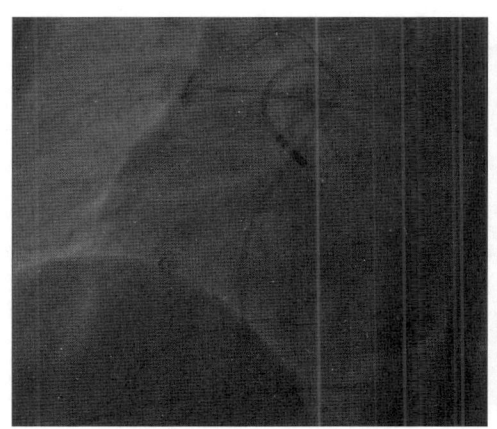 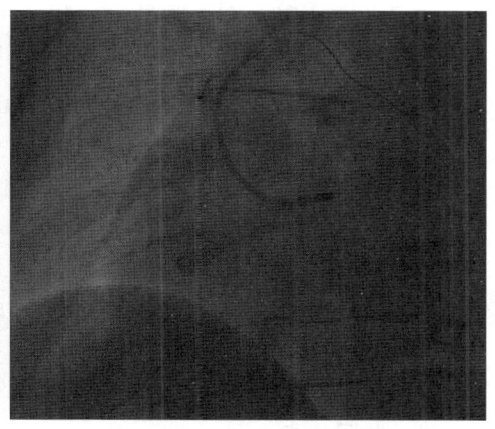

图2-3-1　股静脉入路行右心室来源室早消融　　图2-3-2　股动脉入路行左心室来源室早消融

二、术前护理评估

（一）环境评估

室早射频消融术应在安装有新风系统或层流系统的导管室进行。室内环境安全、宽敞清洁、光线明亮、温湿度适宜，空气消毒机正常运行，屏蔽设施完好。

（1）导管室温度设置在22～25℃，相对湿度55%～60%。术前30分钟应按要求进行空气净化消毒。使用消毒液擦拭导管室所有物品，包括手术床、加药治疗台、手术用长车等。

（2）控制导管室人员，严防交叉感染。室内人员包括手术主刀医生1人、助手1人、程控刺激工程师1人、跟台护士1人、跟台放射技师1人，总人数不超过5人。

（二）患者评估

（1）评估患者的病情、意识、合作程度。术前停用抗心律失常药5个半衰期以上。

（2）患者手术知情同意书必须由手术主刀医生、患者及患者家属签署全名，且签署时间要具体到分钟。

（3）评估患者各项检查是否完善，有无异常，如血常规、肝肾功能、电解质、凝血指标、血型、常规心电图、动态心电图、胸部X线、超声心动图等。

（4）评估患者的生命体征、吸烟史、过敏史、家族史、既往史。

（5）评估患者的皮肤准备，包括手术区域皮肤是否完整，有无备皮，有无皮疹及过敏。

（6）评估患者带入管道（包括中心静脉通道、外周静脉通道、胃管、导尿管及其他各种引流管）有无堵塞、折叠，以及引流物的颜色、性状和量。

三、一般护理

（一）常规准备

1. 物品准备

见表2-3-1。

表2-3-1 室性早搏射频消融术中常用物品准备

物品名称	数量
无菌手术包	1个
18号穿刺针	1个
带手柄刀片	1个
无菌手套	2～3副
无菌手术衣	2～3件

续表

物品名称	数量
无菌注射器	5mL的2个，10mL的3个
碘伏消毒液	30～40mL
弹力胶布	长度20cm，2～3条
绷带（必要时）	1卷
四极电极标测导管连接尾线	1～2条
十极电极标测导管连接尾线	1条
射频消融导管连接尾线	1条

2. 药品准备

见表2-3-2。

表2-3-2　室性早搏射频消融术中常用药品准备

药品名称及配制方法	用量、用法（遵医嘱）	用途
0.9%氯化钠注射液500mL＋肝素钠注射液3000U	500mL，倒入治疗盆中	冲管
0.9%氯化钠注射液1000mL＋肝素钠注射液1000U	1000mL，连接冷盐水灌注仪	消融时心腔内灌注
盐酸利多卡因注射液1支（10mL/0.2g）＋0.9%氯化钠注射液10mL，1∶1配制，或用原液	20mL，皮下注射	局部麻醉
盐酸异丙肾上腺素注射液1支（2mL/1mg）＋0.9%氯化钠注射液500mL	用量遵医嘱，静脉滴注	提升心率
硫酸阿托品注射液，原液	1mg/次，静脉注射	提升心率
重酒石酸间羟胺注射液1支（1mL/10mg）＋0.9%氯化钠注射液9mL，配成1mg/mL	1～2mg/次，静脉注射	升压
腺苷注射液30mL（90mg）	15～30mg，静脉注射	检验消融效果
造影剂，原液（必要时。注射前稀释）	50mL，心腔内注射	造影

3. 仪器设备准备

包括DSA机、心脏体外除颤仪、多导联心电生理记录仪、程序刺激仪、三维标测系统、体表参考电极、射频消融仪、冷盐水灌注泵、ACT监测仪、中心供氧及负压吸引装置、简易呼吸囊、恒速泵、无创血压血氧监测仪。必要时备临时起搏器、心包穿刺器械、气管插管器械、气管切开器械。术前应检查各种仪器设备，确保其功能处于良好状态。

（二）常规护理

1. 核查

（1）严格执行手术安全核查制度，术前与手术医生共同核对患者姓名、性别、年龄、病区、床号及住院号，确保患者、手术方式对应无误。

（2）向患者及家属做好术前宣教，简要告知手术过程及手术所需时间。确认患者已脱除内衣裤、活动心电监护仪，卸除身上所有饰物及义齿，排空大小便，着病号服，更换导管室室内鞋，戴无菌口罩及帽子进入导管室。

2. 常规监护

患者进入导管室后，予准确连接12导联心电监护仪、袖带式血压监测仪及血氧探头，持续监测患者生命体征。于左上肢建立静脉通道，连接三通管及延长管，确保输液通畅。实施必要的保护和约束措施，告知患者术中制动的重要性以取得配合。

3. 管道连接及耗材开启

在0.9%氯化钠注射液1000mL中加入肝素钠注射液1000U，配制后连接冷盐水灌注管，充分排气后接冷盐水灌注仪，调节灌注仪流速，术中保持灌注管道密闭、通畅，持续灌注，并及时更换液体，严防空气栓塞。熟悉各种耗材的性能、特点和适用范围，并根据手术进程按需开启。

四、专科护理

1. 体位管理

确保手术床平整，协助患者仰卧，解开衣扣，将其衣服背面往其腰腹部牵拉平整，勿垫在臀部，以防术中浸湿。将患者的裤子褪至膝关节以下，充分暴露患者的腹股沟部皮肤，注意保护患者隐私及保暖。嘱患者双手自然放松，放在身体两侧，勿放在胸腹部或腹股沟位置，以防术中影响X线透射，双腿自然伸直放松，略微展开，勿并拢，术中保持安静，勿随意移动身体及四肢，以免影响手术穿刺、进管等操作。

2. 特殊耗材准备

见表2-3-3。

表2-3-3　室性早搏射频消融术中特殊耗材准备

耗材名称	数量	用途
6F股动脉鞘	1～2条	穿刺股静脉或股动脉
8F股动脉鞘或8F SRO长鞘或8.5F SL1长鞘	1条	放置消融导管
四极标测电极导管	1～2条	右心室和/或希氏束程控刺激
十极标测电极导管	1条	冠状窦程控刺激
射频消融导管	1条	心腔内消融
房间隔穿刺针（必要时）	1条	房间隔穿刺
冠状动脉造影耗材（必要时）	1套	冠状动脉造影
一次性除颤电极贴（必要时）	1副	电复律

3. 消毒及铺巾

消毒患者双侧腹股沟，用消毒液以穿刺口为中心向周围涂擦，上平脐，下至大腿中部，两侧至大腿外侧中线。用两个消毒刷分别涂擦一遍，穿刺进针前再次以碘伏消毒。铺巾时既要显露穿刺口，又要尽量减少穿刺口周围皮肤的暴露。遵循先近后远的原则，避免污染术者胸前无菌区域。

4. 生命体征监测

术中严密监测患者生命体征变化，尤其是心率、心律及无创血压，5～10分钟测量1次。在心内电生理检查过程中，应密切观察患者的意识状态、生命体征及X线透视下的心脏搏动情况。询问患者有无胸闷、心悸、呼吸困难等症状，发现异常及时报告医生并处理。术中诱发心律失常时常需静脉滴注盐酸异丙肾上腺素，在快速滴注药物过程中，患者会出现心慌、心悸甚至胸闷、恶心、头痛等不适，应注意观察患者反应，控制好盐酸异丙肾上腺素滴注的速度，以免引起心率骤升。注意血管迷走神经反射致心率骤降的发生。心率上升至滴注药物前的20%以上时及时提醒医生并遵医嘱停药。

5. 疼痛护理

因手术采用局部麻醉，而消融靶点部位时温度升高，患者会自觉胸痛，所以在放电前应告知患者可能发生的疼痛不适属正常现象，不能忍受时要及时告知医生调整放电功率，避免身体移动或深呼吸造成标测及放电误差。密切观察患者呼吸、血氧饱和度、血压等变化，警惕疼痛引起的血管迷走神经反射。

6. 用药护理

术中诱发心律失常以及放电消融后验证异常心电传导途径是否消融成功时需使用盐酸异丙肾上腺素注射液，在静脉滴注盐酸异丙肾上腺素注射液的过程中，患者会出现心慌、心悸甚至胸闷、恶心、头痛等不适，跟台护士应在手术床边陪侍患者，及时给予患者解释及安慰，注意观察患者反应，控制好盐酸异丙肾上腺素注射液滴注的速度，患者心率上升至滴注药物前的20%以上时及时提醒医生并遵医嘱停药。使用腺苷注射液验证消融效果出现房室旁路阻滞的患者会有一过性的胸闷，甚至窦性停搏，故用药前应确保程控刺激仪处于随时起搏的功能状态，并做好患者的解释工作，用药后密切观察患者反应。观察室早是否增多、有无室性心动过速的发生，如有且不能转为窦性心律，应做好心脏电复律术的准备。

7. 穿刺口护理

术后应根据手术情况对患者穿刺部位进行处理。股静脉穿刺部位用无菌纱布覆盖包扎止血，术肢伸直制动6小时；若穿刺股动脉，应按压穿刺部位，必要时予无菌纱布覆盖后弹力绷带交叉加压包扎，术肢伸直制动。密切观察穿刺部位有无渗血、血肿，穿刺侧肢体足背动脉搏动情况，肢体颜色、皮肤温度及感觉有无异常。密切观察患者的血压变化，以及穿刺血管是否有出血情况的发生。

8. 术后宣教

嘱患者术后卧床休息。指导患者进行下肢平移及踝泵运动，嘱患者24小时以后可以下床适当活动，活动的时长要循序渐进。术后指导患者适量饮水，一旦发生尿潴留要及时诱导排尿或导尿，以免膀胱过度充盈发生意外。同时术后要观察患者体温和血象的变化。指导患者遵医嘱口服阿司匹林100mg，每天1次，共服用1个月，不可擅自增减药量，如有不适，立即就诊。

五、并发症的观察及处理

（一）心脏压塞

心脏压塞的临床症状与心脏穿孔部位及血流外溢的速度相关。当患者突发呼吸困难、烦躁不安、意识模糊或丧失，血压突然下降，心率突然变化，X线透视显示心影搏动消失、出现透亮带，超声心动图检查有积液时应高度怀疑心脏压塞，需立即行心包穿刺置管引流术，同时遵医嘱使用血管活性药物，快速静脉补液、输血以维持血流动力学基本稳定，严密观察心包积血量的动态变化，监测活化凝血时间（ACT），必要时使用鱼精蛋白对抗肝素，逆转抗凝，减少出血。如经积极处理，病情仍无缓解，应及时行外科手术。

（二）冠状动脉损伤

冠状动脉走行于心外膜，消融易造成冠状动脉损伤闭塞，甚至出现急性心肌梗死及冠状动脉穿孔。术中应密切观察患者的临床表现，包括有无胸痛、胸闷、心电图ST段改变等，治疗中可间断行冠状动脉造影，明确冠状动脉位置和血流情况。一旦发现异常，及时报告医生。

（三）房室传导阻滞

在消融右侧间隔希氏束和左侧间隔左束支附近起源的室早，以及右侧中间隔近瓣环处和左后间隔近瓣环处起源的室早时，都有引起房室传导阻滞的可能，应注意在希氏束及左束支电位明显处尽量避免放电。消融时从低能量开始，及时记录每次放电的时间、功率、温度、阻抗等参数。术中应严密观察心律、心率的变化，如出现P-R间期延长超出原来的50%或出现房室分离，应警惕三度房室传导阻滞的发生。对于消融所致房室传导阻滞，可给予激素治疗，静脉滴注异丙肾上腺素维持心率，必要时行人工临时起搏器安置术。

（四）血管迷走神经反射

血管迷走神经反射是多种因素作用下的临床综合征，精神紧张、血容量不足、疼痛刺激、尿潴留等是其常见诱发因素。术后导管拔出时速度过快、拔除留置鞘管按压止血及穿刺部位弹性绷带包扎过紧等亦可以引起血管迷走神经反射。患者常表现为面色苍白、大汗淋漓、恶心呕吐、心率减慢、血压下降，以及短暂的心脑缺血甚至晕厥，严重时可致心脏停搏。应严密观察患者生命体征，尤其是心律、心率、血压的变化，出现血管迷走神经反射时立即使患者平卧，头偏向一侧，防止呕吐物误吸，并加快输液速度。静脉注射阿托品、多巴胺等可有效改善血管迷走神经反射的症状。

（詹惠敏、李国祺、吴湘华）

第四节 室性心动过速心外膜射频消融术的护理

一、概述

（一）相关知识简介

室性心动过速（ventricular tachycardia，VT）简称室速，是一种严重的快速心律失常，抗心律失常药物治疗通常效果不佳，不能明显改善预后、降低病死率。室速射频消融术已成为多数特发性室速首选的治疗方法。然而，器质性室速的消融研究发现，心外膜室速的发生率不低。而常规的心内膜标测与射频消融对来源于心外膜的室速几乎无效，其消融的成功率较心内膜室速低，且并发症的发生率相对较高。心外膜射频消融术是指通过剑突下心包穿刺，在心外膜标测并行消融的介入治疗，由于其穿刺位置特殊，操作受限，故常被认为是复杂的射频消融手术，护士应熟练掌握手术的操作流程、护理配合及相关并发症的观察处理。

（二）心外膜射频消融术的适应证

（1）特发性室速。
（2）器质性室速（瘢痕依赖性室速）。
（3）传统心内膜射频消融治疗失败及药物治疗无效的室速。

（三）心外膜射频消融术的简要手术步骤

（1）患者取去枕平卧位，实施全麻后进行颈静脉穿刺，留置中心静脉管，气管插管，呼吸机辅助呼吸。消毒心前区及腹股沟皮肤后分别铺巾。

（2）穿刺股动脉后置入血管鞘，连接压力监测管道，持续监测动脉压。

（3）穿刺股静脉后置入血管鞘，经血管鞘送入电极导管，行心内电生理检查，结合患者冠状窦电极和患者术前体表心电图及其病史，明确室速来源，如右心室心外膜室速、左心室心外膜室速等。

（4）在X线透视下行经皮剑突下心包穿刺术（图2-4-1）。当针头接近心脏轮廓时，推注少许造影剂以判断针尖是否已进入心包腔，证实穿刺心包腔成功后，经穿刺针插入J型长钢丝，置入8F血管鞘至心包腔内。

（5）经8F血管鞘送入二十极电极导管，以Velocity导管指引，在三维标测系统下行心外膜基质标测，提示室速来源晚电位（如左心室游离壁或右心室游离壁）后，起搏量化推测出心动过速通道，Turbo模式匹配出折返环，心动过速下标测精准的理想消融靶点（图2-4-2）。

（6）经股动脉鞘送入冠状动脉造影导管行冠状动脉造影，以观察消融导管与冠状动脉的距离，确认消融靶点部位避开冠状动脉后（图2-4-3），起搏并确认避开膈神经位置，放电消融至室速终止。

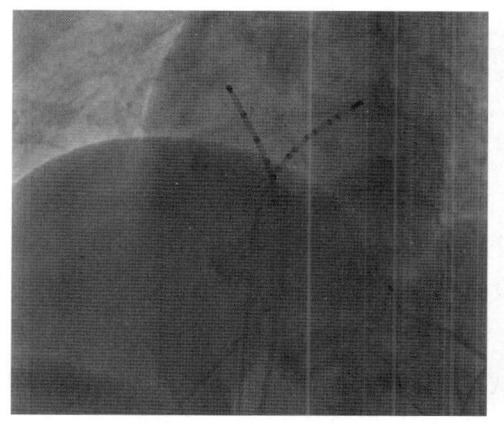

图2-4-1　置入心室电极后行心包穿刺

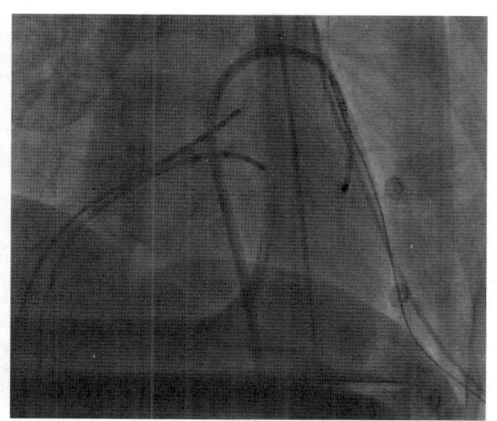

图2-4-2　心外膜下标测靶点

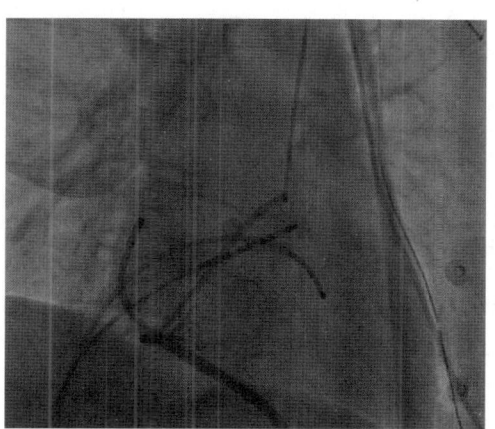

图2-4-3　行冠状动脉造影确定靶点远离冠状动脉

（7）反复以标测电极导管行心内膜及心外膜电生理检查，如静脉滴注盐酸异丙肾上腺素注射液不再诱发室速和室早，则说明消融成功。经X线透视心影无增大，床边行超声心动图检查确认心包腔内无积液，退出电极，拔出消融导管，心包腔内留置引流管，经引流管向心包腔内推注硫酸地塞米松5mg，以防心包粘连。

（8）妥善固定心包引流管、气管插管、导尿管等，送患者返回重症监护室密切监测，24小时后如血流动力学稳定、患者清醒，则拔除气管插管。生命体征平稳，且复查床旁超声心动图无心包积液者，可转入普通病房。

（9）观察3～5天，复查超声心动图示仍无心包积液，可拔出鞘管及心包引流管。

二、术前护理评估

（一）环境评估

心外膜射频消融术应在配置麻醉机、超声心动图检查仪等仪器设备，以及新风系统或层流系统的导管室进行。室内要求环境安全、宽敞清洁、光线明亮、温湿度适宜，空气消毒机正常运行，屏蔽设施完好。

（1）导管室温度设置在22～25℃，相对湿度55%～60%。术前30分钟应按要求进行空气净化消毒。使用消毒液擦拭导管室所有物品，包括手术床、加药治疗台、手术用长车等。

（2）控制导管室人员，严防交叉感染。室内可有手术主刀医生1人、助手1～2人、程控刺激工程师1人、跟台护士1人、跟台放射技师1人、麻醉师1人，总人数不超过7人。

（二）患者评估

（1）评估患者的病情、意识、合作程度。术前禁食禁饮6～8小时，停用抗心律失常药5个半衰期以上。对于体内植入除颤器的患者，术前须程控关闭除颤器的治疗功能，以免术中将射频电流误感知为快速性室性心律失常，造成误放电。

（2）患者手术知情同意书及全麻知情同意书必须由手术主刀医生、麻醉师、患者及患者家属签署全名，且签署时间要具体到分钟。

（3）评估患者各项检查是否完善，有无异常，如血常规、肝肾功能、电解质、凝血指标、血型、常规心电图、动态心电图、胸部X线、超声心动图等。

（4）评估患者的生命体征、吸烟史、过敏史、家族史、既往史。

（5）评估患者的皮肤准备，包括胸前区及腹股沟处皮肤是否完整，有无备皮，有无皮疹及过敏。

（6）评估患者带入管道（包括中心静脉通道、外周静脉通道、胃管、导尿管及其他各种引流管）有无堵塞、折叠，以及引流物的颜色、性状和量。

三、一般护理

（一）常规准备

1. 物品准备

见表2-4-1。

表2-4-1　室性心动过速心外膜射频消融术中常用物品准备

物品名称	数量
无菌手术包	1个
18号穿刺针	1个
11号穿刺针	1个
带手柄刀片	1个
无菌手套	2～3副
无菌手术衣	2～3件
无菌注射器	5mL的2个，10mL的4个
压力套件	1套
无菌治疗巾	4块
无菌止血钳	2把
加压输液袋	1～2个
气管插管用物	1套
中心静脉穿刺包	1个
呼吸机管道	1套
碘伏消毒液	50～60mL
弹力胶布	长度20cm，2～3条
绷带	1卷
四极标测导管连接尾线	1～2条
十极标测导管连接尾线	1条
二十极标测导管连接尾线	1条
射频消融导管连接尾线	1条

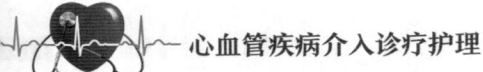

2. 药品准备

见表2-4-2。

表2-4-2　室性心动过速心外膜射频消融术中常用药品准备

药品名称及配制方法	用量、用法（遵医嘱）	用途
0.9%氯化钠注射液500mL＋肝素钠注射液3000U	500mL，倒入治疗盆中	冲管
0.9%氯化钠注射液1000mL＋肝素钠注射液1000U	1000mL，连接冷盐水灌注仪	消融时心腔内灌注
盐酸利多卡因注射液1支（10mL/0.2g）＋0.9%氯化钠注射液10mL，1∶1配制，或用原液	20mL，皮下注射	局部麻醉
盐酸异丙肾上腺素注射液1支（2mL/1mg）＋0.9%氯化钠注射液500mL	用量遵医嘱，静脉滴注	提升心率
硫酸阿托品注射液，原液	1mg/次，静脉注射	提升心率
重酒石酸间羟胺注射液1支（1mL/10mg）＋0.9%氯化钠注射液9mL，配成1mg/mL	1～2mg/次，静脉注射	升压
腺苷注射液30mL（90mg），原液	15～30mg，静脉注射	检验消融效果
造影剂，原液（注射前稀释）	50～100mL，心腔内注射，冠状动脉内注射	造影
盐酸吗啡注射液1支（1mL/10mg）＋0.9%氯化钠注射液9mL，配成1mg/mL	3～4mg/次，静脉注射	镇痛
枸橼酸芬太尼注射液1支（10mL/0.5mg）＋0.9%氯化钠注射液40mL，配成10μg/mL	1～2μg/（kg·h），恒速泵输入	镇痛
咪达唑仑注射液1支（1mL/5mg）＋0.9%氯化钠注射液4mL，配成1mg/mL	2～3mg/次，静脉注射	镇静
地塞米松磷酸钠注射液，原液	5～10mg/次，静脉注射	防心包粘连
羟乙基淀粉130/0.4电解质注射液，原液	500～1000mL，静脉滴注	增加血容量
盐酸多巴胺注射液200mg＋0.9%氯化钠注射液30mL	5μg/（kg·min），恒速泵输入	升压
重酒石酸去氧肾上腺素注射液1支（1mL/10mg）＋0.9%氯化钠注射液100mL，配成100μg/mL	根据血压情况调整用量，恒泵速输入	升压

3. 仪器设备准备

包括DSA机、麻醉机、超声心动图检查仪、心脏体外除颤仪、多导联心电生理记录仪、程序刺激仪、三维标测系统、体表参考电极、射频消融仪、冷盐水灌注泵、ACT监测仪、中心供氧及负压吸引装置、简易呼吸囊、呼吸机、恒速泵、无创血压血氧监测仪、临时起搏器、心包穿刺器械、气管插管器械、气管切开器械。术前应检查各种仪器设备，确保其功能处于良好状态。

（二）常规护理

1. 核查

（1）严格执行手术安全核查制度，术前与手术医生及麻醉师共同核对患者姓名、性别、年龄、病区、床号及住院号，确保患者、手术方式无误。

（2）向患者及家属做好术前宣教，简要告知手术过程及手术所需时间。确认患者已脱除内衣裤、活动心电监护仪，卸除身上所有饰物及义齿，排空大小便，着病号服，戴无菌口罩及帽子。用车床或病床将患者送入导管室。

2. 常规监护

患者进入导管室后，予准确连接12导联心电监护仪、袖带式血压监测仪及血氧探头，监测患者血氧饱和度，持续监测患者生命体征。于左上肢建立静脉通道，连接三通管及延长管，确保输液通畅。实施必要的保护和约束措施，告知患者术中制动的重要性以取得其配合。

3. 管道连接及耗材开启

在0.9%氯化钠注射液1000mL中加入肝素钠注射液1000U，配制后连接冷盐水灌注管，充分排气后接冷盐水灌注仪，调节灌注仪流速，术中保持灌注管道密闭、通畅，持续灌注，并及时更换液体，严防空气栓塞。连接有创血压监测管道，充分排气后校零备用。协助麻醉师进行全麻，必要时留置中心静脉管以备术中快速补液。连接呼吸机管道，必要时予患者气管插管，呼吸机辅助呼吸。要熟悉各种耗材的性能、特点和适用范围，并根据手术进程按需开启。

四、专科护理

1. 体位管理

手术时间较长，因此术前要确保手术床平整。协助患者仰卧，解开衣扣，充分暴露胸前区皮肤。患者骶尾部放置气垫或水垫，脚踝、足跟部适当垫高，勿长时间受压，防术中皮肤受压影响血流。将患者的裤子褪至膝关节以下，充分暴露患者的腹股沟部皮肤，并注意保护患者隐私及保暖。嘱患者双手自然放松，放在身体两侧，勿放在胸腹部或腹股沟位置，以防术中影响X线透射及污染手术区

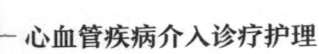

域，双腿自然伸直放松，略微展开，勿并拢，术中保持安静，勿随意移动身体及四肢，以免影响手术穿刺、进管等操作。注射麻醉药品前患者去枕平卧，肢体适当约束。全麻后患者保持去枕平卧位，气道充分打开。

2. 特殊耗材准备

见表2-4-3。

表2-4-3　室性心动过速心外膜射频消融术中特殊耗材准备

耗材名称	数量	用途
6F血管鞘	1条	置入股动脉测压及冠状动脉造影
6F血管鞘	1~2条	置入股静脉，放置十极电极导管、四极电极导管
8F血管鞘	1条	置入心包腔，放置二十极电极导管及消融导管
8.5F SL1长鞘	1条	放置消融导管
四极标测电极导管	1条	右心室程控刺激
十极标测电极导管	1条	冠状窦程控刺激
二十极标测电极导管	1条	心外膜标测
射频消融导管	1条	心外膜及心腔内消融
房间隔穿刺针（必要时）	1条	房间隔穿刺
6F JR4造影导管	1条	右冠状动脉造影
6F JL4造影导管	1条	左冠状动脉造影
6F PIG造影导管	1条	抽取心包积液
150cm J头导丝	1条	导引造影导管
一次性除颤电极贴	1副	电复律
中心静脉导管	1根	置入中心静脉

3. 消毒及铺巾

消毒患者双侧腹股沟，用消毒液以穿刺口为中心向周围涂擦，上平脐，下至大腿中部，两侧至大腿外侧中线，用两个消毒刷分别涂擦一遍；消毒患者心前区皮肤，上至锁骨上沿，下至脐部，两侧至腋前线。铺巾时既要显露穿刺口，又要尽量减少穿刺口周围皮肤的暴露。遵循先近后远的原则，避免污染术者胸前无菌区域。

4. 生命体征监测

术中严密监测患者生命体征变化，尤其是心率、心律及无创血压，应每5~10分钟测量一次。在电生理检查过程中，应密切观察患者的意识状态、生命体征及X线透视下的心脏搏动情况，发现异常及时报告医生并处理。术中诱发心律失常时常需静脉滴注盐酸异丙肾上腺素，要控制好盐酸异丙肾上腺素滴注的速度，以免引起心率骤升，并注意血管迷走神经反射致心率骤降的发生。心率上升至滴注药物前的20%以上时要及时提醒医生并遵医嘱停药。为验证消融效果使用腺苷注射液时可能导致患者心脏窦性停搏，故用药前应测试程控刺激仪是否处于可随时起搏的状态。用药后要密切观察患者的心律、心率变化，若诱发了室性心动过速甚至室颤，应立即行心脏电复律术。

5. 管道护理

目前经心外膜进行消融的患者，常规采取全麻、气管插管、呼吸机辅助呼吸的方式进行，术中除做好全麻护理外，还应注意各种管道的护理。术前留置导尿管，术中严密观察患者的尿量及尿色。麻醉后置入呼吸机管道，术中应妥善放置呼吸机，保证不妨碍DSA机球管摆动，以防手术床移动致呼吸机脱管，要保持呼吸机管道通畅，各项参数在理想范围内。常规予中心静脉置管，置管后密切关注患者输液情况，保持管道通畅，维持患者正常血容量，以防麻醉性低灌注及低血压。为准确持续监测患者血压，手术开始前通常要置入动脉压力监测管，管道置入后妥善固定、定时冲管，防止折叠、扭曲、堵塞等影响压力观察。手术过程中需置入心包穿刺管进行消融手术，置管后妥善固定。手术结束后穿刺口予无菌纱布覆盖，无菌贴膜粘贴妥当，留置心包引流管后转运患者至重症监护室继续观察。

6. 穿刺口护理

术后应根据手术情况对患者穿刺部位进行处理。心前区心包穿刺口覆盖无菌纱布后予无菌贴膜粘贴妥当，保持敷料清洁干燥。股静脉穿刺部位予无菌纱布覆盖包扎止血，术肢伸直制动6小时；若穿刺股动脉，以血管缝合器缝合血管后予弹力胶布加压包扎，或在穿刺部位按压20～30分钟后覆盖无菌纱布，再予弹力绷带交叉加压包扎，术肢伸直制动12小时。其间密切观察穿刺部位有无渗血、血肿，观察术肢足背动脉搏动情况，以及肢体颜色、皮肤温度及感觉有无异常。

五、并发症的观察及处理

（一）心脏压塞

心脏压塞的临床症状与心脏穿孔部位及血流外溢的速度相关。当患者突发呼吸困难、烦躁不安、意识模糊或丧失，血压突然下降，心率突然变化，X线透视见心影搏动消失和出现透亮带，超声心动图检查有积液时应高度怀疑心脏压塞，需立即行心包穿刺置管引流术，同时遵医嘱使用血管活性药物，快速静脉补液、输血以维持血流动力学基本稳定，严密观察心包积血量的动态变化，监测活化凝血时间（ACT），必要时使用鱼精蛋白对抗肝素，逆转抗凝，减少出血。如积极处理病情仍无缓解，应及时行外科手术处理。

（二）冠状动脉损伤

冠状动脉走行于心外膜，消融易造成冠状动脉损伤闭塞，甚至出现急性心肌梗死及冠状动脉穿孔。为避免损伤冠状动脉，消融前及更换消融靶点时应行冠状动脉造影，明确冠状动脉位置，避开冠状动脉走行。密切观察患者心律、心率变化，有无心电图ST段改变、心率减慢、动态血压下降等情况。一旦发现异常，及时汇报医生，并予以处理。

（三）膈神经损伤

详细了解膈神经与心脏的解剖关系是预防膈神经损伤的关键。术中消融前应常规高电压起搏，以明确有无膈神经刺激，并采用各种措施尽可能避免在靠近膈神经的部位进行放电消融。消融过程中应高度警惕，一旦考虑有发生膈神经损伤的可能，须立即停止放电，以有效减少膈神经损伤的发生。膈神经损伤时的临床症状包括呼吸困难、咳嗽、乏力。对于术后出现类似肺部感染症状的患者，需提高警惕，及早报告医生，同时尽早行胸部X线或胸部CT检查，排除膈神经损伤。多数膈神经损伤患者经营养神经治疗一段时间后，膈神经功能可完全恢复，远期预后较好。

（四）血管迷走神经反射

血管迷走神经反射是多种因素作用下的临床综合征，精神紧张、血容量不足、疼痛刺激、尿潴留等是其常见诱发因素。术后导管拔除时速度过快、拔除留置鞘管、按压止血及穿刺部位弹性绷带包扎过紧等亦可以引起血管迷走神经反射。患者常表现为面色苍白、大汗淋漓、恶心呕吐、心率减慢、血压下降、短暂心脑缺血甚至晕厥，严重时可致心脏停搏。应严密观察患者生命体征，尤其是心律、心率、血压的变化，出现血管迷走神经反射时立即使患者平卧，头偏向一侧，防止呕吐物误吸，并立即加快输液速度。静脉注射阿托品、多巴胺等可有效改善血管迷走神经反射的症状。

（五）麻醉性低血压

术中使用麻醉药物可导致患者外周血管扩张、血管阻力下降、血容量减少，从而引起血压下降，故手术开始前需留置中心静脉管、桡动脉或股动脉穿刺管进行中心静脉压监测、动态血压监测，术中严密观察血压变化，积极补充血容量。可加压快速输注液体，麻醉开始后即快速输注羟乙基淀粉130/0.4电解质注射液以预防血容量不足引起的低血压。术中可持续泵入去氧肾上腺素以收缩血管提升血压，并根据血压情况随时调整输注速度。

（詹惠敏、王春红、黄晓燕）

第五节　房颤三维标测射频消融术的护理

一、概述

（一）相关知识简介

心房颤动（atrial fibrillation，AF）简称房颤，是一种室上性快速性心律失常，伴有不协调的心房电激动和无效的心房收缩。房颤的心电图特征包括不规则的RR间期（当房室传导功能未受损时）、没有明确重复的P波和不规则的心房激动。经体表心电图记录到房颤心电图或用单导联心电记录装置记录到房颤心电图且持续时间超过30秒可诊断为房颤。房颤常见的症状包括心悸、乏力、胸闷、运动耐量下降、活动后气促。房颤的体征包括脉律不齐、脉搏短绌、颈静脉搏动不规则、第一心音强弱不等、节律绝对不规整等。房颤的危险因素有高血压、糖尿病、睡眠呼吸暂停综合征、吸烟、肥胖等。房颤发作时心房失去收缩功能，致使左心房血流缓慢，血液易在左心耳淤积形成血栓，血栓脱落极易引起栓塞事件。研究表明，与正常人相比，房颤患者脑卒中的风险高五倍，心衰的风险增加三倍，心肌梗死的风险增加两倍，痴呆的风险增加两倍，死亡的风险增加40%～90%。因此，房颤患者一经确诊应积极治疗，除药物治疗外，经导管心腔内射频消融是治疗房颤患者最早、最常用、临床证据最多、技术成熟的方法。

房颤射频消融术是通过射频导管释放高频电磁波（射频能量），射频能量产生的热量可使与消融导管接触的局部心肌组织温度升高，局部病变组织内水分蒸发，变性坏死，从而阻断该部分心肌细胞电信号的产生和传导。因三维导航软件系统可精确清晰地辨别心腔结构，智能软件可快速、精确地计算并分析海量心电信息，复制参数指导消融，故现临床多采用三维标测系统建立左心房与肺静脉前庭区域的三维解剖模型，建模完成后再沿肺静脉前庭逐点进行消融，以阻断左心房与肺静脉之间的异常电位传导，达到治疗房颤的目的。有些长程持续性房颤患者的消融治疗成功率低，可考虑进行左心耳封堵来预防血栓。

（二）三维标测射频消融术的适应证

房颤患者进行消融的主要目的是去除房颤导致的症状并提高生活质量，因此，国内外专家的相关共识及指南一致认为，房颤患者是否进行消融的选择标准是患者是否有症状。

（1）症状明显的阵发性房颤患者，使用一种或多种抗心律失常药物治疗效果欠佳者，适用于射频消融。

（2）症状明显而无器质性心脏病的持续性房颤患者，心房直径小于50mm，使用一种或多种抗心律失常药物治疗无效者，适用于射频消融。

（3）无症状的房颤患者，若有心源性脑卒中或脑缺血发作史，且考虑上述病史与房颤相关，则可进行射频消融以隔离病灶，这是防治房颤并发症的重要治疗手段。

（三）三维标测射频消融术的简要手术步骤

（1）放置前胸及后背参考电极，持续性房颤患者粘贴一次性除颤电极贴。

（2）用2%盐酸利多卡因注射液局部麻醉腹股沟处穿刺口皮肤，穿刺3次股静脉（常选右股静脉），分别置入7F血管鞘、2个8.5F SL1长鞘。

（3）经7F血管鞘送入十极冠状窦标测电极，依次沿SL1长鞘送入房间隔穿刺针进行房间隔穿刺（图2-5-1），穿刺成功后，将SL1长鞘放置于左心房，进行左心房至肺静脉造影。

（4）经SL1长鞘送入环肺标测电极导管至肺静脉前庭进行肺静脉瓣环形标测，标测导管在左心房壁不同部位多处取点，构建左心房和肺静脉前庭区的三维解剖图像。经另一条SL1长鞘送入导航星射频消融导管，在三维标测系统指导下于肺静脉开口外行环形消融直到实现肺静脉电位完全隔离（图2-5-2、图

2-5-3)。

（5）消融完成后予十极标测电极程控刺激检验消融效果。如阵发性房颤患者未诱发出房颤，持续性房颤患者经电复律或药物复律后，程控刺激未诱发出房颤，即撤出所有导管，结束手术。穿刺口用弹力胶布加压包扎后送患者安返病房。

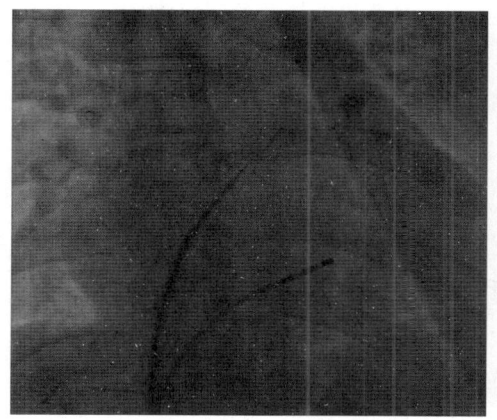

图2-5-1 穿刺股静脉行房间隔穿刺

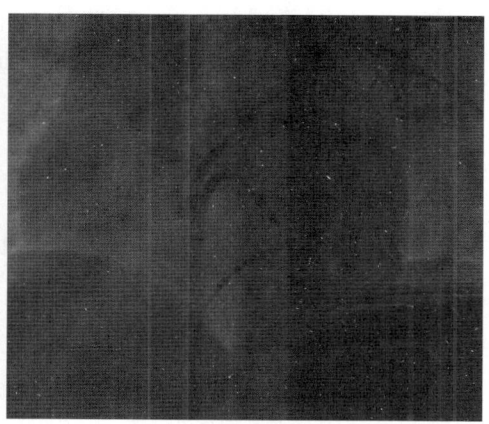

图2-5-2 置入标测电极和消融导管行消融手术

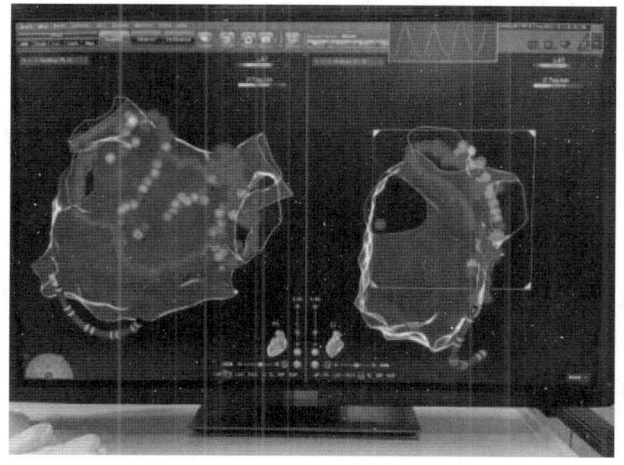

图2-5-3 肺静脉电位完全隔离

二、术前护理评估

（一）环境评估

房颤射频消融术应在安装有新风系统或层流系统的导管室进行。室内要求环

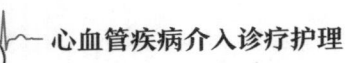

境安全、宽敞清洁、光线明亮、温湿度适宜，空气消毒机正常运行，屏蔽设施完好。

（1）导管室温度设置在22～25℃，相对湿度55%～60%。术前30分钟应按要求进行空气净化消毒。使用消毒液擦拭导管室所有物品，包括手术床、加药治疗台、手术用长车等。

（2）控制导管室人员，严防交叉感染。室内人员包括手术主刀医生1人、助手1～2人、程控刺激工程师1人、跟台护士1人、跟台放射技师1人，总人数不超过6人。

（二）患者评估

（1）评估患者的病情、意识、合作程度。

（2）患者手术知情同意书必须由手术主刀医生、患者及患者家属签署全名，且签署时间要具体到分钟。

（3）评估患者的心血管系统、呼吸系统、肝肾功能等。评估患者有无完善一般检查，包括血常规、血生化（尤其是血钾）、凝血指标、肝炎标志物、HIV、梅毒血清学检查、心电图、胸部X线、经食管超声心动图（TEE）、左心房及肺静脉CT检查等。

（4）评估患者的生命体征、吸烟史、过敏史、家族史、既往史。

（5）评估患者的皮肤准备，包括手术区域皮肤是否完整，有无备皮，有无皮疹及过敏。

（6）评估患者带入管道（包括中心静脉通道、外周静脉通道、胃管、导尿管及其他各种引流管）有无堵塞、折叠，以及引流物的颜色、性状和量。

三、一般护理

（一）常规准备

1. 物品准备

见表2-5-1。

表2-5-1　房颤三维标测射频消融术中常用物品准备

物品名称	数量
无菌手术包	1个
18号穿刺针	1个
带手柄刀片	1个
无菌手套	2～3副
无菌手术衣	2～3件
无菌注射器	5mL的2个，10mL的3个
碘伏消毒液	30～40mL
弹力胶布	长度20cm，2～3条
绷带（必要时）	1卷
四极标测导管连接尾线	1～2条
十极标测导管连接尾线	1条
射频消融导管连接尾线	1条
冷盐水灌注连接管	1套

2. 药品准备

见表2-5-2。

表2-5-2　房颤三维标测射频消融术中常用药品准备

药品名称及配制方法	用量、用法（遵医嘱）	用途
0.9%氯化钠注射液500mL＋肝素钠注射液3000U	500mL，倒入治疗盆中	冲管
0.9%氯化钠注射液1000mL＋肝素钠注射液1000U	1000mL，连接冷盐水灌注仪	消融时心腔内灌注
0.9%氯化钠注射液21mL＋肝素钠注射液2支（4mL/25 000U），配成100CU/mL	100U/kg，房间隔穿刺后静脉推注	抗凝
盐酸利多卡因注射液1支（10mL/0.2g）＋0.9%氯化钠注射液10mL，1∶1配制，或用原液	20mL，皮下注射	局部麻醉
盐酸异丙肾上腺素注射液1支（2mL/1mg）＋0.9%氯化钠注射液500mL	用量遵医嘱，静脉滴注	提升心率
硫酸阿托品注射液，原液	1mg/次，静脉注射	提升心率
重酒石酸间羟胺注射液1支（1mL/10mg）＋0.9%氯化钠注射液9mL，配成1mg/mL	1～2mg/次，静脉注射	升压
造影剂，原液（注射前稀释）	50mL，房间隔穿刺后肺静脉注射	造影

续表

药品名称及配制方法	用量、用法（遵医嘱）	用途
枸橼酸芬太尼注射液1支（10mL/0.5mg）＋0.9%氯化钠注射液40mL，配成10μg/mL	1～2μg/（kg·h），恒速泵输入	镇痛
咪达唑仑注射液1支（1mL/5mg）＋0.9%氯化钠注射液4mL，配成1mg/mL	2～3mg/次，静脉注射	镇静
伊布利特1支（10mL/1mg）＋0.9%氯化钠注射液10mL	15分钟内恒速泵输入	复律

3. 仪器设备准备

包括DSA机、心脏体外除颤仪、多导联心电生理记录仪、程序刺激仪、三维标测系统、体表参考电极、射频消融仪、冷盐水灌注泵、ACT监测仪、中心供氧及负压吸引装置、简易呼吸囊、恒速泵、无创血压血氧监测仪。必要时备临时起搏器、心包穿刺用物。术前应检查各种仪器设备是否处于功能良好状态。

（二）常规护理

1. 核查

（1）严格执行手术安全核查制度，术前与手术医生共同核对患者姓名、性别、年龄、病区、床号及住院号，确保患者、手术方式无误。

（2）向患者及家属做好术前宣教，简要告知手术过程及手术所需时间。确认患者已脱除内衣裤、活动心电监护仪，卸除身上所有饰物及义齿，排空大小便，着病号服，更换导管室室内鞋，戴无菌口罩及帽子进入导管室。

2. 常规监护

患者进入导管室后，予准确连接12导联心电监护仪、袖带式血压监测仪及血氧探头，持续监测患者生命体征。予患者中低流量鼻导管吸氧。持续性房颤患者粘贴除颤电极贴，将除颤电极片负极贴在心尖部偏腋下，正极贴在胸骨右缘。于左上肢建立静脉通道，连接三通管及延长管确保输液通畅。实施必要的保护和约束措施，告知患者术中制动的重要性以取得其配合。

3. 管道连接及耗材开启

在0.9%氯化钠注射液1000mL中加入肝素钠注射液1000U，配制后连接冷盐水灌注管，充分排气后接冷盐水灌注仪，调节灌注仪流速，术中保持灌注管道密闭、通畅，持续灌注，并及时更换液体，严防灌注液滴注完毕引起空气栓塞。应熟悉各种耗材的性能、特点和适用范围，并根据手术进程按需开启。

四、专科护理

1. 体位管理

确保手术床平整，协助患者仰卧，解开衣扣，将其衣服背面往其腰腹部牵拉平整，勿垫在臀部，以防术中浸湿。将患者的裤子褪至膝关节以下，充分暴露患者的腹股沟部皮肤，并注意保护患者隐私及保暖。嘱患者双手自然放松，放在身体两侧，勿放在胸腹部或腹股沟位置，以防术中影响X线透射，双腿自然伸直放松，略微展开，勿并拢，术中保持安静，勿随意移动身体及四肢，以免影响手术穿刺、进管等操作。

2. 特殊耗材准备

见表2-5-3。

表2-5-3　房颤三维标测射频消融术中特殊耗材准备

耗材名称	数量	用途
7F股动脉鞘	1条	放置十极冠状窦电极
8.5F SL1长鞘	2条	分别放置环肺标测导管和射频消融导管
房间隔穿刺针	1条	穿刺房间隔
十极标测电极导管	1条	冠状窦程控刺激
环肺标测电极导管	1条	标测激动电路
射频消融导管	1条	心腔内射频消融
一次性除颤电极贴	1副	持续性房颤患者电复律

3. 消毒及铺巾

消毒患者双侧腹股沟，用消毒液以穿刺口为中心向周围涂擦，上平脐，下至大腿中部，两侧至大腿外侧中线，用两个消毒刷分别涂擦一遍，穿刺进针前再次以碘伏消毒。铺巾时既要显露穿刺口，又要尽量减少穿刺口周围皮肤的暴露。遵循先近后远的原则，避免污染术者胸前无菌区域。

4. 术中配合

严密观察患者生命体征变化，随时询问和倾听患者的主诉，出现异常及时通知医生采取措施。记录术中体表及心内心电图的变化情况，以利于术者准确寻找到靶点，判断放电消融的结果，记录放电时间、功率、电流、阻抗值、温度参数，防止传导阻滞的发生。注意观察X线下有无心影扩大、胸腔积液及肺脏的压缩情况，及时发现传导阻滞、心脏压塞、心肌穿孔等并发症的症状。房间隔穿刺后，立即给予100U/kg肝素钠静脉推注，每30分钟测量一次ACT值，监测凝血功能，若ACT值低于300秒，予1000~2000U肝素钠稀释液静脉推注，防止血栓形成。

5. 生命体征监测

术中严密监测患者的生命体征变化，尤其是心率、心律及无创血压，每5~10分钟测量一次。房间隔穿刺后，应密切观察患者的意识状态、生命体征及X线透视下心脏的搏动情况。询问患者有无胸闷、心悸、呼吸困难等症状，观察有无血压进行性下降等，发现异常及时报告医生并协助处理。

6. 疼痛护理

由于左心房有较多神经支配，而左心房壁较薄，术中在左心房与肺静脉交界区域逐点放电时，患者常会感觉疼痛明显，有时较为剧烈，术前应向患者说明，如疼痛发生及时告知医生，避免移动身体造成标测误差。因手术采用局部麻醉，而消融靶点部位温度升高，患者会自觉胸痛，所以在放电前应告知患者可能发生的疼痛不适属正常现象，如不能忍受时要及时告知医生，由医生调整放电功率，避免移动身体及深呼吸造成标测和放电误差。密切观察患者呼吸、血氧饱和度、血压等变化，警惕疼痛引起的血管迷走神经反射。如出现明显胸痛，可给予咪达唑仑注射液1mg，或枸橼酸芬太尼注射液0.05mg缓慢静脉注射。

7. 用药护理

在房颤射频消融术中，可能会用到枸橼酸芬太尼，其为阿片类镇痛药，起效快，作用时间短，对呼吸有抑制作用，用药后部分患者可处于浅睡眠状态。因此用药后应密切监测患者呼吸频率和血氧饱和度的变化，如发现患者出现呼吸频率减慢或血氧饱和度低于90%，要唤醒患者，并嘱其深呼吸，加大氧流量至每分钟5~6L，与患者对话交流，使其处于觉醒状态，以保证手术顺利进行。

8. 穿刺口护理

术后应根据手术情况对患者穿刺部位进行处理。股静脉穿刺部位用无菌纱布覆盖包扎止血，术肢伸直制动6小时；若穿刺股动脉，应按压穿刺部位，必要时予无菌纱布覆盖后用弹力绷带交叉加压包扎，术肢伸直制动。密切观察穿刺部位有无渗血、血肿，观察穿刺侧肢体足背动脉搏动情况，肢体颜色、皮肤温度及感觉有无异常。密切观察患者的血压变化，以便及时发现穿刺血管出血情况的发生。

9. 术后宣教

因左心房与食管毗邻，房颤消融时可能损伤食管，故应嘱患者术后当天进流质或半流质饮食，勿进食过硬、过热及辛辣刺激性食物，以防引起心房食管瘘。嘱患者术后卧床休息12小时，指导患者进行下肢平移及踝泵运动，12小时后可下床适当活动，活动时间的增加要循序渐进。术后指导患者适量饮水，一旦发生尿潴留要及时诱导排尿或导尿，以免膀胱过度充盈发生意外。同时术后要观察患者体温和血象的变化。指导患者遵医嘱口服阿司匹林100mg，每天1次，共服用1个月，不可擅自增减药量，如有不适，立即就诊。

五、并发症的观察及处理

（一）胃肠道不适

食管位于后纵隔，在左右肺静脉之间与左心房后壁接触，而左心房后壁正是手术的消融部位之一，在射频消融时，消融损伤的深度、范围和容积与能量密切相关，消融时出现不适症状是正常反应，但较高能量有可能导致心房食管瘘。另外，左心房壁较薄，透壁消融常会累及心外神经，为防止患者术中及术后出现胸痛症状，术中可间断注射枸橼酸芬太尼以麻醉镇痛，该药的不良反应为肝胰壶腹括约肌痉挛，这也是导致部分患者出现恶心、呕吐的原因。因此，术前患者应严格禁食禁水，术后取平卧、头偏向一侧的体位，防止误吸。术后出现嗝逆或其他胃肠道不适时，可短暂禁食4～6小时，依病情遵医嘱给予静脉补充葡萄糖溶液、氯化钠溶液、脂肪乳、氨基酸等营养物质，遵医嘱给予胃黏膜保护剂和抑酸剂，术后2天内给予流质，2天后给予半流质、软食及易消化食物，避免食用刺激性食物及粗纤维食物。

（二）血管并发症

血管并发症中常见的有伤口出血、皮下血肿、假性动脉瘤、动静脉瘘等。术中穿刺静脉、应用肝素，以及拔管后压迫位置不当、压迫时间不够，或下肢活动受力易引起局部出血。大量肝素一般术后4小时才能在体内完全代谢，故术后术侧肢体应制动6小时，每30分钟观察1次伤口情况，密切观察肢体远端动脉搏动情况，皮肤颜色、温度及感觉变化情况。呕吐及排尿排便时按压伤口可减少腹压增高时伤口出血的概率。患者术后12小时可下床活动，但要避免下肢突然用力，避免猛起猛坐等剧烈动作，咳嗽、打喷嚏时仍需按压伤口。患者在发现出血后应给予弹力绷带加压包扎。

（三）心脏压塞

术中房间隔穿刺部位选取不当，导致穿透心脏进入心包腔甚至刺入主动脉引起出血可导致心脏压塞。另外，肺静脉电隔离过程中心脏压塞的发生率大约为1%，环肺静脉线性消融过程中该并发症的发生率上升至6%。心包的少量渗出主要是由于在左心房后壁放电次数过多，多出现在术后次日，表现为胸痛和呼吸困难，也可无明显症状，一般不需处理而多在1个月后消失。术中应严密观察患者血压、心率，注意倾听患者主诉，在房间隔穿刺及长时间放电消融过程中尤应注意患者生命体征的变化，有异常要及时告知术者并积极协助处理。术后密切观察患者心电、血压、神志等情况，重视患者主诉，发现异常立即通知医生，随时准备好抢救物品，一旦确诊，做好内科穿刺引流或外科开胸手术的准备工作，同时保证静脉通道的畅通。

（四）复发心律失常

经导管射频消融是近年来房颤治疗的重大突破，其有效性和安全性随着操作者技术水平的提高而不断增加。首次消融成功率一般为70%～80%，但即使再次消融仍有部分患者复发，探索房颤复发相关因素及机制以求降低复发率是目前仍待解决的问题之一。研究显示，持续性房颤、病史较长或左心房内径较大者的复发率较高。另有研究显示，年龄超过70岁或不满40岁的人群复发率显著高于40～70岁人群。因此，对术后患者的心律监测不仅仅是在返回病房后的几个小时，而是应该随时监测。在巡视病房时应对心律失常患者格外关注，每次巡视时为患者测量脉律，注意询问患者主诉，以便及时发现心律失常并及时给予针对性的处理。

（五）肺静脉狭窄

肺静脉狭窄是射频消融术的重要并发症，绝大多数出现在术中，术后才出现的只占极少数。但术中、术后均应识别肺静脉狭窄的早期征象，如呼吸困难、乏力、不明原因咯血、咳嗽、反复肺内感染等，可以通过MRI和螺旋CT等确诊。

（六）血栓栓塞

对于房颤发作时间长、经食管超声心动图检查发现血栓或有血栓高危因素（如高血压、糖尿病、年龄超过65岁、有脑卒中或一过性脑缺血发作史）者，术前需正规应用华法林抗凝3周，并且重复经食管超声心动图和螺旋CT检查。术后密切观察患者神志、呼吸、足背动脉搏动情况及术肢皮肤温度、颜色等的改变，注意观察患者有无口眼歪斜、运动障碍、感觉障碍等。术后12小时可鼓励患者下床活动，以防止下肢静脉血栓形成。

（詹惠敏、潘媚媚、李国祺）

第六节　房颤冷冻球囊导管消融术的护理

一、概述

（一）相关知识简介

心房颤动是临床上最常见的快速性心律失常，经导管消融是治疗房颤的有效方法之一，而完全性肺静脉电隔离（pulmonary vein isolation，PVI）是房颤导管消融治疗的基石，从2000年最早开始行导管消融治疗房颤后，经导管射频消融术成为治疗阵发性房颤的主要方法。自2005年第一代冷冻球囊导管在欧洲上市以来，冷冻球囊导管消融术以学习曲线短、严重并发症少等优点成为PVI的标准方法之一，且被迅速推广至许多国家。

冷冻球囊导管消融（cryoballon ablation，CBA）是继传统的逐点射频能量消融之后发明的心律失常治疗新技术，其原理是通过液态制冷剂的吸热蒸发，带走组织的热量，在球囊接触处进行消融，使得目标消融部位组织温度降低，从而破坏组织异常电信号的传导，达到预防和治疗房颤的目的。与传统的射频消融治疗相比，冷冻球囊导管消融疗法安全性高，学习曲线短，可普及性强，冷冻黏附和镇痛效果佳，严重并发症及心脏压塞风险低，且冷冻球囊导管损伤连续透壁，形成均质化损伤，术后房性心律失常的发生率比射频消融低。我国从2013年开始应用冷冻球囊导管消融治疗房颤，且于2016年更新至二代冷冻球囊导管，进一步提高了CBA治疗房颤的安全性及疗效。

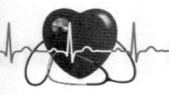

（二）冷冻球囊导管消融术的适应证

（1）阵发性房颤。对药物不敏感、反复发作且有症状的阵发性房颤，国内外相关指南已将其列为导管消融治疗的Ⅰ类推荐。

（2）持续性房颤。

（3）房颤合并心衰。

（4）高龄（患者年龄超过75岁）房颤。

（三）冷冻球囊导管消融术的简要手术步骤

（1）在局麻下由左侧股静脉分别置入四极冠状窦标测电极及右心室四极电极导管。

（2）从右侧股静脉置入房间隔穿刺鞘及房间隔穿刺针行房间隔穿刺。

（3）行肺静脉造影，利用加硬导丝导引15F可调控型冷冻球囊鞘管、球囊冷冻导管及一次性心内使用标测电极导管。

（4）电极记录肺静脉电位后将冷冻球囊送至肺静脉前庭，注射造影剂判断封堵情况良好后开始冷冻消融。

（5）完成冷冻消融（图2-6-1至图2-6-4）。

（6）利用一次性心内使用标测电极导管检验肺静脉电位隔离效果，不能诱发房颤则表示消融成功。

（7）撤出所有电极导管。

（8）拔除鞘管，止血。手术结束。

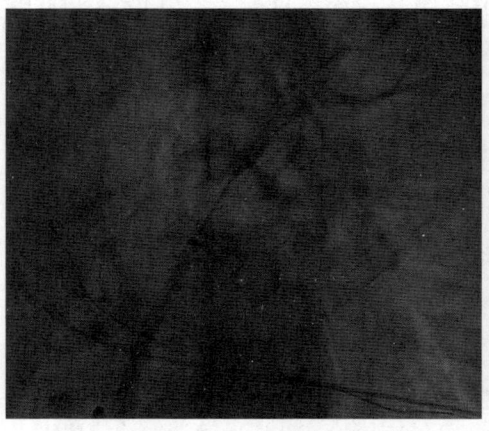
图2-6-1　行左上肺静脉冷冻消融

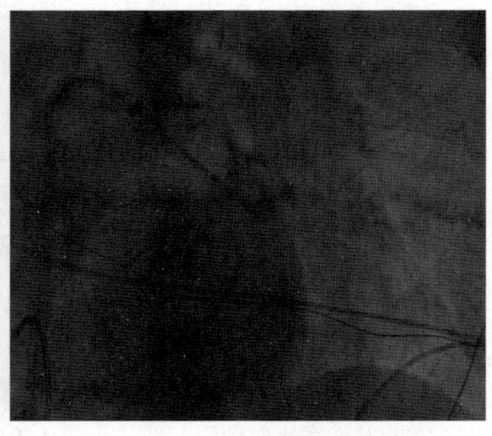
图2-6-2　行左下肺静脉冷冻消融

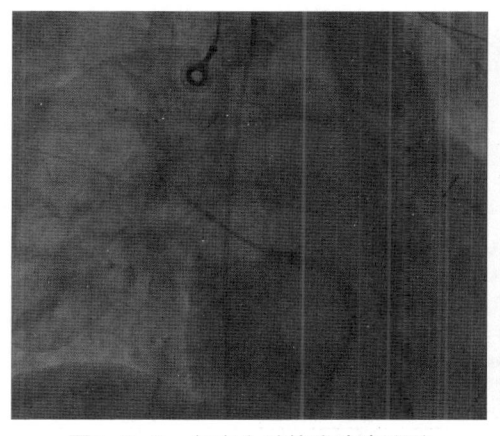

图2-6-3　行右上肺静脉冷冻消融

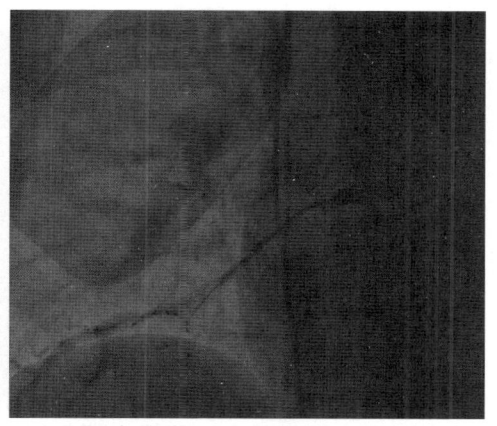

图2-6-4　行右下肺静脉冷冻消融

二、术前护理评估

（一）环境评估

（1）手术前一天晚上以空气净化机净化、消毒导管室空气，用消毒液擦拭室内所有物品，包括手术床、加药治疗台、手术用长车等。

（2）保持室内温度22°～25°，湿度55%～60%。

（3）控制导管室人员，严防交叉感染。室内人员包括手术主刀医生1人、助手1～2人、跟台护士1人、跟台放射技师1人，总人数不超过5人。

（二）患者评估

（1）评估患者的心理状态，提供必要的心理支持。

（2）患者手术知情同意书必须由手术主刀医生、患者及患者家属签署全名，且签署时间要具体到分钟。

（3）评估患者的心血管系统、呼吸系统、肝肾功能等。患者完善一般检查，包括血常规、血生化、凝血指标、肝炎标志物、HIV、梅毒血清学检查、心电图、胸部X线、经食管超声心动图（TEE）、左心房及肺静脉CT等。

（4）评估患者的生命体征、吸烟史、过敏史、家族史、既往史。

（5）评估患者的皮肤准备，包括手术区域皮肤是否完整，有无备皮，有无皮疹及过敏。

（6）评估患者带入管道（包括中心静脉通道、外周静脉通道、胃管、导尿

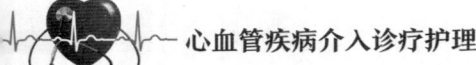

管及其他各种引流管）有无堵塞、折叠，以及引流物的颜色、性状和量。

三、一般护理

（一）常规准备

1. 物品准备

见表2-6-1。

表2-6-1　房颤冷冻球囊导管消融术中常用物品准备

物品名称	数量
无菌手术包	1个
18号穿刺针	1个
带手柄刀片	1个
无菌手套	2～3副
无菌手术衣	2～3件
无菌注射器	10mL的3个，30mL的1个
普通输液器	2条
精密过滤输液器	1条
加压输液袋	1个
无菌薄膜套	1个
无菌纱布	适量
碘伏消毒液	40～60mL
弹力胶布	长度20cm，2～3条
无菌球管帽	1个
一次性除颤电极贴	1副
3M透明敷贴	1张

2. 药品准备

见表2-6-2。

表2-6-2 房颤冷冻球囊导管消融术中常用药品准备

药品名称及配制方法	用量、用法（遵医嘱）	用途
0.9%氯化钠注射液500mL＋肝素钠注射液3000U	500mL，使用加压袋（压力300mmHg）加压	冲洗球囊导管
0.9%氯化钠注射液500mL＋肝素钠注射液500U	500mL，输液泵恒速静脉泵入，每小时80~120mL	冲洗长鞘
盐酸利多卡因注射液2支（每支10mL/0.2g）＋0.9%氯化钠注射液20mL，1:1配制，或用原液	30mL，皮下注射	局部麻醉
硫酸阿托品注射液，原液	1mg/次，静脉注射	提升心率
重酒石酸间羟胺注射液1mL（10mg）＋0.9%氯化钠注射液9mL，配成1mg/mL	1~2mg/次，静脉注射	升压
造影剂，原液（注射前稀释）	50mL，肺静脉注射	造影
盐酸多巴胺注射液10支（每支2mL/20mg）＋0.9%氯化钠注射液30mL（必要时）	遵医嘱	强心、升压
0.9%氯化钠注射液30mL＋咪达唑仑注射液2mL＋枸橼酸芬太尼注射液8mL	根据患者体重，1mL/（10kg·h），恒速静脉泵入	镇静、镇痛
0.9%氯化钠注射液10mL＋伊布利特注射液1mg	用量遵医嘱，静脉注射	抗心律失常

3. 仪器设备准备

术前应确保各种仪器设备处于功能良好状态，包括心电监护仪、心脏体外除颤仪、多导联心电生理记录仪、程序刺激仪、各种导管导线、ACT仪、中心供氧及负压吸引装置、简易呼吸球囊等。

（二）常规护理

1. 核查

（1）与病房护士规范交接，核对患者身份，包括病区、床号、姓名、住院号、年龄、性别、疾病种类、手术名称、手术方式、手术日期、手术医生。

（2）向患者及家属做好术前宣教，简要告知手术过程及手术所需时间。确认患者已脱除内衣裤、活动心电监护仪，取下身上所有饰物及义齿，排空大小便。注意保护患者受压部位皮肤，可于骶尾部贴安普贴或垫水垫。

2. 常规监护

患者进入心脏导管室后，予准确贴好体表参考电极，连接12导联心电监护仪、袖带式血压监测仪及血氧探头，持续监测患者生命体征。将除颤电极片负极贴在患者心尖部偏腋下，正极贴在胸骨右缘。于左上肢建立静脉通道，连接三通管及延长管，确保输液通畅。实施必要的保护和约束措施，告知患者术中制动的重要性以取得其配合。

3. 管道连接及耗材开启

配制两袋1∶1冷氯化钠肝素溶液灌注液，每袋500mL，一袋予加压袋加压，另一袋以输液泵恒速静脉泵入，注意控制滴速（80mL/h）。术中应保持冷氯化钠肝素溶液灌注的管道密闭、通畅，及时更换液体，严防空气栓塞。根据手术进程按需开启手术耗材。

四、专科护理

（一）一般专科护理

1. 体位管理

患者手术时间较长，应确保手术床平整，臀部额外垫吸水布。协助患者仰卧，解开衣扣，衣服背面往腰腹部牵拉，勿垫在臀部，以防术中浸湿。患者双手置于托手板上。裤子褪至膝关节以下，充分暴露腹股沟，注意保护患者隐私及保暖。

2. 特殊耗材准备

见表2-6-3。

表2-6-3　房颤冷冻球囊导管消融术中特殊耗材准备

耗材名称	数量	用途
6F股动脉鞘	2个	导引冠状窦电极、右心室电极
7F股动脉鞘	1个	导引8.5F SL1鞘管
8.5F SL1鞘管	1个	导引房间隔穿刺针
房间隔穿刺针	1条	穿刺房间隔
四极标测导管电极	2条	进入冠状窦、右心室
15F可调控型冷冻球囊鞘管	1条	导引球囊冷冻导管
球囊冷冻导管	1条	隔离肺静脉电位

续表

耗材名称	数量	用途
一次性心内使用标测电极导管	1套	标测肺静脉电位
长压力延长管	1条	连接精密输液管
短压力延长管	1条	连接球囊冷冻导管
三联三通	1条	注射肝素生理盐水及造影剂
环柄注射器	1个	注射肝素生理盐水及造影剂
Y型止血阀	1条	连接短压力延长管

3. 预防院内感染

检查手术所需无菌物品及器械的灭菌标识和有效期。严格执行无菌操作规程，铺置无菌台前，确认周边环境符合无菌技术操作要求。铺置无菌台后，协助手术医生进行手术区域皮肤消毒、铺置无菌单、穿无菌手术衣、戴无菌手套、罩无菌机套。

4. 消毒

对腹股沟穿刺区域皮肤进行消毒，上至脐水平线，下至大腿下1/3，两侧至腋中线，包括耻骨联合、大腿内侧、会阴部。

5. 铺巾

完成皮肤消毒后，进行无菌手术区铺巾。将小方巾反折，先覆盖患者会阴部，再依次将小方巾沿双侧腹股沟内侧斜行覆盖，暴露出三角形穿刺部位。覆盖时，反折端应靠近穿刺区域，覆盖动作要轻缓，覆盖后不要随意移动，如需要调整，只能由内向外移动。小方巾覆盖完成后，沿三角形小方巾下沿覆盖一次性无菌塑料布，最后将介入手术大孔巾以穿刺点为中心上下覆盖。

（二）特殊专科护理

1. 冷冻温度的监测

冷冻消融的机制是通过冷冻能源所造成的低温引起靶点心肌细胞坏死，进而达到治疗效果。目前临床应用的冷冻剂为压缩的N_2O。术中观察要点是冷冻的温度。冷冻温度如果过低，将可能对肺静脉外组织造成不必要的损伤，增加并发症的发生率。冷冻的最低温度严格控制在-55℃以内是合理的。除了冷冻时的最低温度，冷冻时温度下降的速率也应该关注，若冷冻30秒时温度低于-40℃，可视为温度下降过快，可能导致并发症出现，特别是对左下肺静脉和右上肺静脉进行消融时，可能增加食管和膈神经损伤的风险，应予注意。建议二代冷冻球囊导管消融时间不超过180秒，要避免连续同部位重复消融。任何情况下，冷冻消融仪显示温度低于-55℃时，建议停止冷冻，以免相关并发症的发生。

2. 抗凝效果的监测

房间隔穿刺后，立即给予100U/kg的肝素钠注射液静脉推注。每30分钟测量一次ACT值，监测凝血功能，若ACT值低于300秒，予1000U肝素钠注射液静脉推注，以防止血栓形成。

3. 呼吸、血氧饱和度的监测

在冷冻球囊消融术中，需要应用咪达唑仑和枸橼酸芬太尼注射液，此类药物为镇静止痛药，起效快，作用时间短，对呼吸有较弱的抑制作用，用药后部分患者可处于浅睡眠状态，故用药后应密切监测患者呼吸频率和血氧饱和度的变化，如发现患者出现呼吸频率减慢或血氧饱和度低于90%，要唤醒患者，并嘱其深呼吸，加大氧流量至每分钟5～6L，与患者对话交流，使其处于觉醒状态，以保证手术顺利进行。

4. 疼痛护理

由于左心房有较多神经支配，左心房壁较薄，因此术中常会出现胸痛，有时较为剧烈，术前应向患者说明，如疼痛发生要及时告知，避免身体移动造成标测误差。如患者出现明显胸痛，可给予咪达唑仑注射液1mg，或枸橼酸芬太尼注射液0.05mg缓慢静脉注射。

5. 术后护理

术后嘱患者平卧6小时，向病房医生、护士交代注意观察伤口有无渗血。因左心房后壁较薄，术后应嘱患者低流饮食3～5天，并给予奥美拉唑片40mg口服，每天2次，以防止食管裂孔疝的发生。同时注意监护血压、心率、血氧饱和度的变化，防止传导阻滞、心脏压塞等消融延迟并发症的出现。

五、并发症的观察及处理

（一）血管迷走神经反射

行左上肺静脉冷冻消融时易出现血管迷走神经反射，表现为严重心动过缓、低血压。术中应注意观察患者的心律、心率、血压。术前抽取阿托品2mg备用，一旦出现血管迷走神经反射，迅速予以注射阿托品，并注意患者用药后的反应。

（二）食管损伤

食管的位置邻近左心房后壁，射频和冷冻消融均可发生食管损伤。行左下肺静脉冷冻消融缩短了左心房与食管的距离，被认为是食管损伤的危险因素。最为有效的预防措施是避免在同一部位反复长时间冷冻，特别是左下肺静脉冷冻时更应该严格限制时间和次数。当温度低于-50℃时，冷冻时间不要超过120秒。同一部位的冷冻次数在短时间内不宜超过三次。术中可询问患者是否有胸后部烧灼感、疼痛，并遵医嘱预防性应用质子泵抑制剂以保护食管。

（三）膈神经损伤

膈神经损伤是冷冻消融最为常见的并发症，行右肺静脉冷冻消融时易损伤膈神经。术中应对膈神经功能进行严密监测，将起搏电极放置在上腔静脉内，采用能量10～15mA，右上肺静脉间期1000毫秒、右下肺静脉间期1500～2000毫秒模式予持续刺激，X线透视下观察膈肌运动。与患者保持沟通，观察患者是否有气促、呼吸困难、咳嗽、呃逆等症状，如有可疑膈神经损伤的情况，应立即提醒术者停止冷冻，观察膈肌恢复情况。

（四）血管并发症

血管并发症中常见的有伤口出血、皮下血肿、假性动脉瘤、动静脉瘘等。术中应用肝素，拔管后压迫位置不当、压迫时间不够或下肢活动受力易引起局部出血。大量肝素一般术后4小时才能在体内完全代谢，故术后术侧肢体需制动6小时，每30分钟观察1次伤口情况，密切观察肢体远端动脉搏动情况，皮肤颜色、温度及感觉的变化。呕吐及排尿排便时按压伤口可降低腹压增高导致伤口出血的概率。患者术后12小时可下床活动，但要避免下肢突然用力、猛起猛坐等剧烈动作，咳嗽、打喷嚏时仍需按压伤口。在发现患者出血后要及时给予弹力绷带加压包扎。

（五）血栓栓塞

对于房颤发作时间长、经食管超声心动图检查发现血栓或有血栓高危因素（如高血压、糖尿病、年龄超过65岁、有脑卒中或一过性脑缺血发作史）者，术前需正规应用华法林抗凝3周，并且重复经食管超声心动图和螺旋CT检查。术后密切观察患者神志、呼吸、足背动脉搏动情况及术肢皮肤温度、颜色等的改变，注意观察患者有无口眼歪斜、运动障碍、感觉障碍等。术后12小时鼓励患者下床

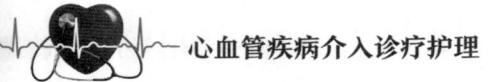

活动，以防止下肢静脉血栓形成。

（六）血管迷走神经反射伴严重心动过缓

冷冻球囊导管消融可能导致患者出现血管迷走神经反射伴严重心动过缓，以及低血压、窦性停搏或房室传导阻滞等，局麻患者发生严重血管迷走神经反射时可出现阿-斯综合征样抽搐发作，常见于左上肺静脉冷冻复温气囊排气回缩后数分钟内。备用心室电极导管临时起搏或者预防性使用胆碱能受体拮抗剂阿托品、东莨菪碱等可以预防此类并发症。有报道称，如果先冷冻消融右肺静脉再冷冻消融左肺静脉，则严重血管迷走神经反射的发生率可显著降低。

（詹惠敏、谢缤纷、李国祺）

第七节　房颤脉冲场消融术的护理

一、概述

（一）相关知识简介

迄今为止，房颤的导管消融术多采用射频消融或冷冻球囊导管消融，这两种方法分别通过加热或冷冻进行组织细胞的破坏，以此阻断异常电位的传导。然而，这两种方法对于消融能量的控制有一定的要求：如果消融参数较低，则可能导致肺静脉隔离不完全；如果消融参数过高，则可能导致过度消融并对周围结构（食管、肺静脉、膈神经等）造成损伤。近年来，随着对消融术研究的加深，其他能量形式也被开发并应用于临床，例如脉冲场消融术正在成为临床研究热点。

脉冲场消融（pulsed field ablation，PFA）是一种非热消融技术，是通过高压直流电产生的高振幅脉冲电场作用于靶细胞，在细胞膜上形成孔洞，继之细胞膜的通透性会发生剧烈变化从而导致细胞死亡，造成组织细胞不可逆的电穿孔，最终实现切断异常电位的传导。由于脉冲电场具有独特的非热性和组织特异性，因此较其他能源可能更安全。

（二）脉冲场消融术的适应证

阵发性房颤。

（三）脉冲场消融术的简要手术步骤

（1）穿刺双侧股静脉，放置冠状窦标测电极和心室标测电极，心室电极接入刺激/起搏通道。

（2）经右股静脉置换8.5F SL1长鞘行房间隔穿刺，然后置入可调弯长鞘。

（3）行肺静脉选择性/非选择性造影。

（4）给予全量肝素化（100U/kg），记录时间，15分钟后测ACT值，确认维持ACT≥250秒，并在整个手术过程中保持ACT≥250秒。

（5）使用环肺标测导管/脉冲消融导管记录消融前肺静脉的电位、术前肺静脉内电位、阻抗等信息。

（6）予阿托品1mg静脉注射。

（7）使用脉冲消融导管完成每支肺静脉的电隔离，建议对每支肺静脉口内和口部进行消融（图2-7-1至图2-7-4）。

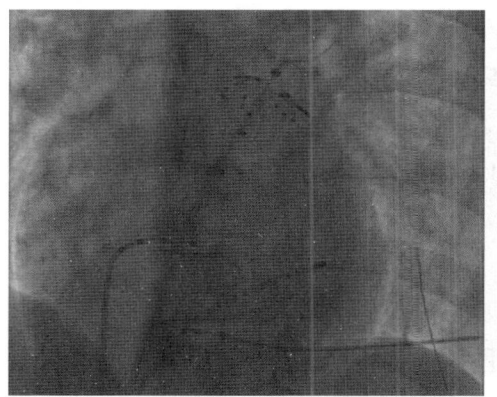

图2-7-1　行左上肺静脉脉冲消融

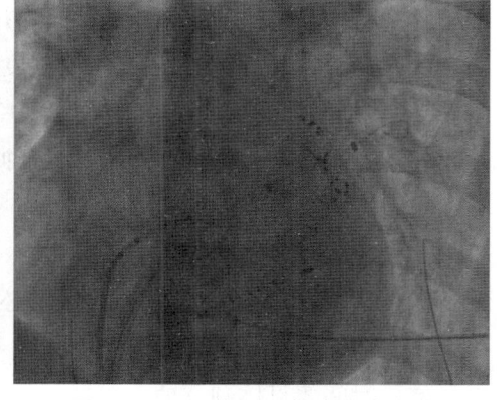

图2-7-2　行左下肺静脉脉冲消融

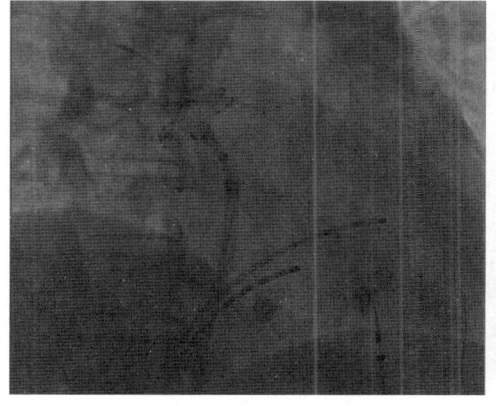

图2-7-3　行右上肺静脉脉冲消融

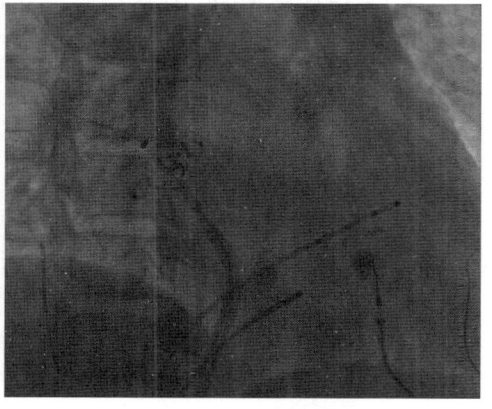

图2-7-4　行右下肺静脉脉冲消融

（8）观察20分钟，使用环肺标测导管/脉冲消融导管记录消融后肺静脉的电位信息；若有肺静脉电位恢复，则再次使用脉冲消融导管进行消融直至完全隔离。

（9）撤出所有导管和鞘管，加压包扎穿刺部位。

（10）术中记录患者生命体征相关数据、总透视时间、总手术时间（从穿刺开始至消融导管拔除的时间）、脉冲消融导管在左心房停留时间、脉冲消融总数。

二、术前护理评估

（一）环境评估

（1）手术前一天晚上以空气净化机净化、消毒导管室空气，用消毒液擦拭导管室所有物品，包括手术床、加药治疗台、手术用长车等。

（2）保持室内温度22～25℃，湿度55%～60%。

（3）控制导管室人员，严防交叉感染。室内人员包括手术主刀医生1人、助手1～2人、跟台护士1人、跟台放射技师1人，总人数不超过5人。

（二）患者评估

（1）评估患者的心理状态，提供必要的心理支持。

（2）患者手术知情同意书必须由手术主刀医生、患者及患者家属签署全名，签署时间要具体到分钟。

（3）评估患者的心血管系统、呼吸系统及肝肾功能等情况。患者完善一般检查，包括血常规、血生化、凝血指标、肝炎标志物、HIV、梅毒血清学检查、心电图、胸部X线、经食管超声心动图（TEE）、左心房及肺静脉CT等。

（4）评估患者的生命体征、吸烟史、过敏史、家族史、既往史。

（5）评估患者的皮肤准备，如手术区域皮肤是否完整，有无备皮，有无皮疹及过敏。

（6）评估患者带入管道（包括中心静脉通道、外周静脉通道、胃管、导尿管及其他各种引流管）有无堵塞、折叠，以及引流物的颜色、性状和量。

三、一般护理

（一）常规准备

1. 物品准备

见表2-7-1。

表2-7-1 房颤脉冲场消融术中常用物品准备

物品名称	数量
无菌手术包	1个
18号穿刺针	1个
带手柄刀片	1个
无菌手套	2~3副
无菌手术衣	2~3件
无菌注射器	10mL的3个，30mL的1个
普通输液器	2个
精密过滤输液器	1个
加压输液袋	1个
无菌薄膜套	1个
无菌纱布	适量
碘伏消毒液	40~60mL
弹力胶布	长度20cm，2~3条
无菌球管帽	1个
一次性除颤电极贴	1副
3M透明敷贴	1张

2. 药品准备

见表2-7-2。

表2-7-2　房颤脉冲场消融术中常用药品准备

药品名称及配制方法	用量、用法（遵医嘱）	用途
0.9%氯化钠注射液500mL＋肝素钠注射液500U	500mL，输液泵恒速静脉泵入，150mL/h	冲长鞘
盐酸利多卡因注射液2支（每支10mL/0.2g）＋0.9%氯化钠注射液20mL，1∶1配制，或用原液	30mL，皮下注射	局部麻醉
硫酸阿托品注射液，原液	1mg/次，静脉注射	提升心率
重酒石酸间羟胺注射液1支（1mL/10mg）＋0.9%氯化钠注射液9mL，配成1mg/mL	1～2mg/次，静脉注射	升压
造影剂，原液（注射前稀释）	50mL，肺静脉注射	造影
盐酸多巴胺注射液10支（每支2mL/20mg）＋0.9%氯化钠注射液30mL（必要时）	遵医嘱	强心、升压
0.9%氯化钠注射液30mL＋咪达唑仑注射液2mL＋枸橼酸芬太尼注射液8mL	根据患者体重，1mL/（10kg·h），恒速静脉泵入	镇静、镇痛
0.9%氯化钠注射液10mL＋伊布利特注射液1mg	用量遵医嘱，静脉注射	抗心律失常

3. 仪器设备准备

术前应确保各种仪器设备处于功能良好状态，如心电监护仪、心脏体外除颤仪、多导联心电生理记录仪、程序刺激仪、各种导管尾线、ACT仪、中心供氧及负压吸引装置、简易呼吸球囊等。

（二）常规护理

1. 核查

（1）与病房护士规范交接。核对患者身份，包括病区、床号、姓名、住院号、年龄、性别、疾病种类、手术名称、手术方式、手术日期、手术医生。

（2）向患者及家属做好术前宣教，简要告知手术过程及手术所需时间。确认患者已脱除内衣裤、活动心电监护仪，取下身上所有饰物及义齿，排空大小便，并注意保护患者受压部位皮肤，可于骶尾部贴安普贴或垫水垫。

2. 常规监护

患者进入导管室后，予准确贴好体表参考电极，连接12导联心电监护仪、袖带式血压监测仪及血氧探头，持续监测患者生命体征。将除颤电极片负极贴在心尖部偏腋下，正极贴在胸骨右缘。于左上肢建立静脉通道，连接三通管及延长管，确保输液通畅。

3. 管道连接及耗材开启

1：1配制2袋冷氯化钠肝素溶液，每袋500mL，保持冷氯化钠肝素溶液灌注管道密闭、通畅，予输液泵控制滴速（150mL/h）。根据手术进程按需开启手术耗材。

四、专科护理

1. 体位管理

患者手术时间较长，应确保手术床平整，臀部额外垫吸水布。协助患者仰卧，解开衣扣，衣服背面往腰腹部牵拉，勿垫在臀部，以防术中浸湿。患者双手置于托手板上。裤子褪至膝关节以下，充分暴露腹股沟，注意保护患者隐私及保暖。实施必要的保护和约束措施，告知患者术中制动的重要性以取得配合。

2. 特殊耗材准备

见表2-7-3。

表2-7-3　房颤脉冲场消融术中特殊耗材准备

耗材名称	数量	用途
6F股动脉鞘	2个	导引冠状窦电极、右心室电极
7F股动脉鞘	1个	导引8.5F SL1长鞘
8.5F SL1长鞘	1个	导引房间隔穿刺针
房间隔穿刺针	1条	穿刺房间隔
四极标测导管电极	1条	进入右心室标测
可调弯十极电极导管	1条	进入冠状窦标测
可调控型导管鞘	1条	导引脉冲消融导管
脉冲消融导管	1条	隔离肺静脉电位
环状标测导管	1套	标测肺静脉电位
Y型止血阀	1条	连接脉冲消融导管

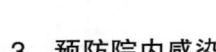

3. 预防院内感染

检查手术所需无菌物品及器械的灭菌标识和有效期。严格执行无菌操作规程，铺置无菌台前，确认周边环境符合无菌技术操作要求。铺置无菌台后，协助手术医生进行手术区域皮肤消毒、铺置无菌单、穿无菌手术衣、戴无菌手套、罩无菌机套。

4. 消毒及铺巾

对腹股沟穿刺区域皮肤进行消毒，上至脐水平线，下至大腿下1/3，两侧至腋中线，包括耻骨联合、大腿内侧、会阴部。

完成皮肤消毒后，进行无菌手术区铺巾。将小方巾反折，先覆盖患者会阴部，再依次将小方巾沿双侧腹股沟内侧斜行覆盖，暴露出三角形穿刺部位。覆盖时，反折端应靠近穿刺区域，覆盖动作要轻缓，覆盖后不要随意移动，如需要调整，只能由内向外移动。小方巾覆盖完成后，沿三角形小方巾下沿覆盖一次性无菌塑料布，最后以穿刺点为中心上下覆盖介入手术大孔巾。

5. 疼痛的护理

相对于射频或冷冻消融，脉冲场消融产生的疼痛感会更加明显。局麻患者使用的镇痛药物剂量是射频或冷冻消融的两倍，用药方法：枸橼酸芬太尼注射液0.5mg（0.1mg×5支）加在50mL生理盐水内，输液泵泵入；通常男性患者起始每小时15mL，女性患者起始每小时10～12mL，血压较低或者体重较轻的老年人（尤其女性）剂量酌减。如用咪达唑仑注射液，还需短时、多次推注（10mg左右），术中应密切观察患者的血压、血氧等生命体征，如血压降低明显，则需减量或暂停使用。

6. 呼吸、血氧饱和度的监测

在脉冲场消融术中，由于应用咪达唑仑和枸橼酸芬太尼注射液药物的剂量相对较大，因此用药后应密切监测患者呼吸频率和血氧饱和度的变化，如发现患者出现呼吸频率减慢或血氧饱和度低于90%，要唤醒患者，并嘱其深呼吸，加大氧流量至每分钟5～6L。与患者对话交流，使其处于觉醒状态，并警惕患者出现谵妄或呼吸抑制等情况，随时准备应急处理。

7. 抗凝效果的监测

房间隔穿刺后，立即给予100U/kg肝素钠静脉推注，每30分钟测量1次ACT值，监测凝血功能，若ACT值低于300秒，予1000U肝素钠静脉推注，以防止血栓形成。

8. 术后护理

术后嘱患者平卧6小时，向病房医生、护士交代注意观察伤口有无渗血。因左心房后壁较薄，术后应嘱患者注意饮食，忌过热、过硬以及辛辣食物，并给予奥美拉唑片40mg口服，2次/天，以防止食管裂孔疝的发生。同时注意监测血压、心率、血氧饱和度的变化，防止传导阻滞、心脏压塞等消融延迟并发症的出现。

五、并发症的观察及处理

脉冲场消融治疗房颤目前仍处于临床研究阶段，有限的病例数据及动物实验显示，食管心房瘘、膈神经损伤、肺静脉狭窄、冠状动脉损伤等并发症均远低于射频导管消融和冷冻球囊导管消融，然而其临床效果有待更多病例数据研究及远期随访证据证实。

（一）气体栓塞

术中高压电流应用于血液可能导致血液中微气泡的形成，增加气体栓塞的风险。

（二）骨骼肌收缩

术中进行脉冲场消融时使用单向波可能导致骨骼肌收缩，造成消融导管移位，影响消融效果。为减少、减轻骨骼肌收缩，可利用频率较高、持续时间极短的脉冲，以便在有效损伤心肌目标组织细胞的同时防止骨骼肌收缩。放电前应告知患者，解除其顾虑。引发患者咳嗽时暂停消融。

（三）血栓栓塞

术中注意抗凝效果的监测，以防血栓形成或出血现象的发生。术中血栓栓塞的发生常见于脑动脉和冠状动脉，可造成相应供血区缺血或栓塞。观察患者神志、语言、肢体活动，以便及早发现脑卒中。密切观察心电变化，如ST段抬高需警惕冠状动脉栓塞。

（四）血管并发症

血管并发症中常见的有伤口出血、皮下血肿、假性动脉瘤、动静脉瘘等。术中应用肝素，拔管后压迫位置不当、压迫时间不够或下肢活动受力易引起局部出血。大量肝素一般术后4小时才能在体内完全代谢，故术后术侧肢体需制动6小时，每30分钟观察1次伤口情况，密切观察肢体远端动脉搏动情况，皮肤颜色、温度及感觉变化情况。呕吐及排尿排便时按压伤口可减少腹压增高导致伤口出血的概率。患者术后12小时可下床活动，但要避免下肢突然用力，避免猛起猛坐等剧烈动作，咳嗽、打喷嚏时仍需按压伤口。

（詹惠敏、李国祺、陈伟乐）

第八节　马歇尔静脉无水酒精化学消融术的护理

一、概述

（一）相关知识简介

房颤的导管消融策略目前尚不统一，肺静脉电隔离基础上附加心房线性消融（左心房顶部线、二尖瓣峡部线、三尖瓣峡部线等）是常用术式，消融理念与外科迷宫术类似，其机制和原理为通过持久透壁的线性消融损伤将心房肌分割成既相互联系又相对独立的不同区域，使每个区域的心肌面积不足以维持房颤的持续发作，从而终止和预防房颤发作。消融线如不能实现完全阻滞可促进医源性大折返性房性心动过速/心房扑动（简称房扑）的产生，其中最常见的为二尖瓣峡部依赖的大折返性房扑。

二尖瓣峡部线消融难以实现完全阻滞的原因包括：①肌束厚薄不一，其峡部最厚的心房肌厚度可超过5mm，且部分存在憩室或裂缝样结构；②邻近的冠状动脉回旋支及冠状静脉血流带走了部分消融能量；③马歇尔静脉（VOM）形成的心外膜桥接可绕过二尖瓣峡部消融线路，心内膜面的消融难以损伤心外膜面的马歇尔静脉，导致二尖瓣峡部双向阻滞失败。

马歇尔静脉走行于左心耳和肺静脉之间，与左心耳静脉相伴而行，回流至冠状窦。而马歇尔静脉与冠状窦的连接处存在致密的连接点，应用无水酒精消融马歇尔静脉可彻底隔断这些致密点。近年来的研究显示马歇尔静脉无水酒精消融可以进一步提高二尖瓣峡部线的阻断率，从64%提高到近100%。此外，马歇尔静脉无水酒精消融可以显著提高持续性房颤导管消融的远期成功率。

（二）无水酒精化学消融术的适应证

（1）需行二尖瓣峡部消融的房颤。

（2）马歇尔静脉介导的房速或房颤。

（3）持续性房颤。

（4）行射频消融术后复发的房颤。

（三）无水酒精化学消融术的简要手术步骤

（1）术前常规消毒铺巾，用盐酸利多卡因注射液局部麻醉后，穿刺患者右侧股静脉，置入7F血管鞘，经鞘管置入十极可控弯冠状窦电极。

（2）再次穿刺右侧股静脉，置入8.5F SL1长鞘，沿长鞘置入6F JR4指引导管至冠状窦口，注射碘造影剂可见马歇尔静脉显影（图2-8-1）。

（3）经6F JR4指引导管送入PTCA导丝至马歇尔静脉远端（图2-8-2），沿导丝送入OTW球囊，再次推注造影剂，明确球囊已完全封堵马歇尔静脉。

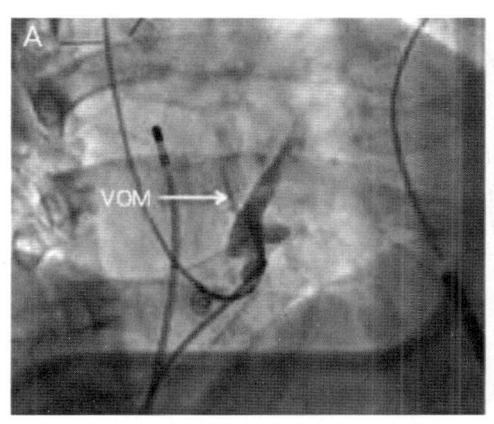 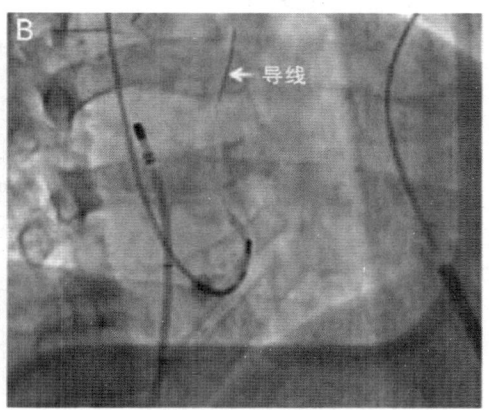

图2-8-1 冠状窦造影寻戈马歇尔静脉　　图2-8-2 送入PTCA导丝至马歇尔静脉远端

（4）注射无水酒精至马歇尔静脉内的远段、中段、近段进行消融（图2-8-3），每次每段缓慢推注1.5～2mL无水酒精，每处注射两次。

（5）再次行马歇尔静脉造影，如提示马歇尔静脉闭塞，且持续起搏左心手见二尖瓣峡部发生阻滞，说明消融成功，即可撤出所有导管，结束手术，送患者安返病房。（临床常规在进行马歇尔静脉无水酒精化学消融后随即进行心腔内射频消融术，予患者实施一站式房颤消融治疗。）

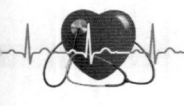

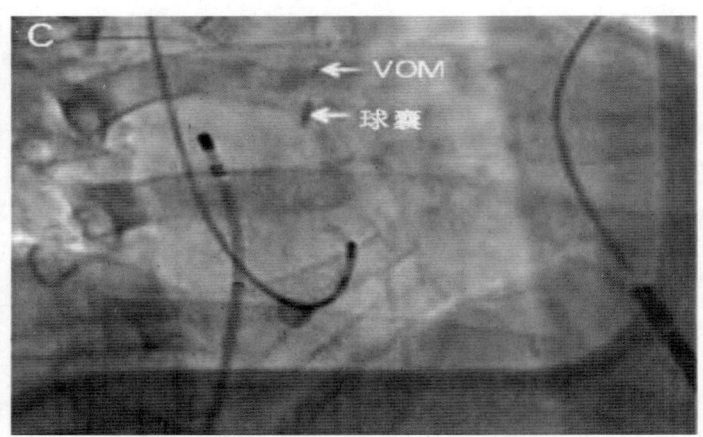

图2-8-3　通过导丝送入OTW球囊至VOM，确认封堵良好后注射无水酒精进行消融

二、术前护理评估

（一）环境评估

（1）手术前一天晚上以空气净化机净化、消毒导管室空气，用消毒液擦拭室内所有物品，包括手术床、加药治疗台、手术用长车等。

（2）保持室内温度22～25℃，湿度55%～60%。

（3）控制导管室人员，严防交叉感染。室内人员包括手术主刀医生1人、助手1人、跟台护士1人、跟台放射技师1人，总人数不超过4人。

（二）患者评估

（1）评估患者的心理状态，提供必要的心理支持。

（2）患者的手术知情同意书必须由手术主刀医生、患者及患者家属签署全名，签署时间要具体到分钟。

（3）评估患者的心血管系统、呼吸系统及肝肾功能等情况。患者完善一般检查，包括血常规、血生化、凝血指标、肝炎标志物、HIV、梅毒血清学检查、心电图、胸部X线等，并常规行左心房CTA或心脏MRI检查，以明确冠状窦与马歇尔静脉的走行关系。

（4）评估患者的生命体征、吸烟史、家族史、既往史、酒精过敏史，有酒精过敏的患者操作需慎重。不建议对正在使用头孢类抗生素的患者进行无水酒精消融。

（5）评估患者的皮肤准备，如手术区域皮肤是否完整，有无备皮，有无皮疹及过敏。

（6）评估患者带入管道（包括中心静脉通道、外周静脉通道、胃管、导尿管及其他各种引流管）有无堵塞、折叠，以及引流物的颜色、性状和量。

三、一般护理

（一）常规准备

1. 物品准备

见表2-8-1。

表2-8-1　马歇尔静脉无水酒精化学消融术中常用物品准备

物品名称	数量
无菌手术包	1个
18号穿刺针	1个
带手柄刀片	1个
无菌手套	2副
无菌手术衣	2件
无菌注射器	5mL的3个，10mL的3个
碘伏消毒液	30～40mL
弹力胶布	长度20cm，2～3条
绷带（必要时）	1卷
十极电极标测导管连接尾线	1条
三联三通	1个
输液管	1条
输液架	1个

2. 药品准备

见表2-8-2。

表2-8-2　马歇尔静脉无水酒精化学消融术中常用药品准备

药品名称及配制方法	用量、用法（遵医嘱）	用途
0.9%氯化钠注射液500mL	500mL，倒入治疗盆中	冲管
0.9%氯化钠注射液500mL＋肝素钠注射液3000U	500mL，挂在输液架上	造影时冲管用
95%～99%无水酒精	50mL，倒入手术台上的小杯内	消融马歇尔静脉
盐酸利多卡因注射液1支（10mL/0.2g）＋0.9%氯化钠注射液10mL，1∶1配制，或用原液（2支）	20mL，皮下注射	局部麻醉
硫酸阿托品注射液，原液	1mg/次，静脉注射	提升心率
重酒石酸间羟胺注射液1支（1mL/10mg）＋0.9%氯化钠注射液9mL，配成1mg/mL	1～2mg/次，静脉注射	升压
造影剂，原液（注射前稀释）	50mL，心腔内注射	冠状窦造影
枸橼酸芬太尼注射液1支（10mL/0.5mg）＋0.9%氯化钠注射液40mL，配成10μg/mL	1～2μg/（kg·h），恒速泵输入	镇痛
盐酸吗啡注射液1支（1mL/10mg）＋0.9%氯化钠注射液9mL，配成1mg/mL（必要时）	2～3mg/次，静脉注射	镇痛
咪达唑仑注射液1支（1mL/5mg）＋0.9%氯化钠注射液4mL，配成1mg/mL（必要时）	2～3mg/次，静脉注射	镇静

3. 仪器设备准备

包括DSA机、心脏体外除颤仪、多导联心电生理记录仪、中心供氧及负压吸引装置、简易呼吸囊、恒速泵、无创血压血氧监测仪。术前应检查各种仪器设备，确保其功能处于良好状态。

（二）常规护理

1. 核查

（1）与病房护士规范交接。核对患者身份，包括病区、床号、姓名、住院号、年龄、性别、疾病种类、手术名称、手术方式、手术日期、手术医生。

（2）向患者及家属做好术前宣教，简要告知手术过程及手术所需时间。确认患者已脱除内衣裤、活动心电监护仪，取下身上所有饰物及义齿，排空大小便，并注意保护患者受压部位皮肤，可于骶尾部贴安普贴或垫水垫。

2. 常规监护

患者进入导管室后，予准确贴好体表参考电极，连接12导联心电监护仪、袖带式血压监测仪及血氧探头，持续监测患者生命体征。将除颤电极片负极贴在患者心尖部偏腋下，正极贴其胸骨右缘。于左上肢建立静脉通道，连接三通管及延长管，确保输液通畅。实施必要的保护和约束措施，告知患者术中制动的重要性以取得配合。

3. 管道连接及耗材开启

（1）开启无菌手术包（敷料包、器械包、起搏器专用器械包），合理摆放各种包内物品，按需向治疗盆内倒入生理盐水，并加入肝素钠注射液3000U。保证手术台上有足量的盐酸利多卡因注射液、无菌纱布。

（2）协助术者穿手术衣。打开各种材料和物品依次送给术者，所有操作严格遵守无菌原则。开启耗材前与术者核对耗材名称、有效日期、型号，开启时注意勿污染材料内面、避免跨越无菌区域。开启后及时记录，并张贴所用材料二维码。

四、专科护理

1. 体位管理

应确保手术床平整，患者臀部额外垫吸水布。协助患者仰卧，解开其衣扣，将患者衣服背面往其腰腹部牵拉，勿垫在臀部，以防术中浸湿。将其双手平放身侧，裤子褪至膝关节以下，充分暴露腹股沟，并注意保护患者隐私及保暖。

2. 特殊耗材准备

见表2-8-3。

表2-8-3　马歇尔静脉无水酒精化学消融术中特殊耗材准备

耗材名称	数量	用途
7F血管鞘	1条	穿刺股静脉
8.5F SL1长鞘	1条	放置指引导管
十极标测电极导管	1条	心腔内程控刺激
6F JR4指引导管	1条	冠状窦造影
Y阀	1个	操控指引导管
PTCA导丝	1~2条	进入马歇尔静脉远端
OTW球囊/微导管	1个	进入马歇尔静脉远端
压力泵	1个	扩张球囊
一次性除颤电极贴（必要时）	1副	电复律

3. 预防院内感染

检查手术所需无菌物品及器械的灭菌标识和有效期。严格执行无菌操作规程，铺置无菌台前，确认周边环境符合无菌技术操作要求；铺置无菌台后，协助手术医生进行手术区域皮肤消毒、铺置无菌单、穿无菌手术衣、戴无菌手套、罩无菌机套。

4. 消毒及铺巾

对腹股沟穿刺区域皮肤进行消毒，上至脐水平线，下至大腿下1/3，两侧至腋中线，包括耻骨联合、大腿内侧、会阴部。完成皮肤消毒后，进行无菌手术区铺巾。将小方巾反折，先覆盖患者会阴部，再依次将小方巾沿双侧腹股沟内侧斜行覆盖为三角形，暴露出穿刺部位。覆盖时，反折端应靠近穿刺区域，覆盖动作要轻缓，覆盖后不要随意移动，如需要调整，只能由内向外移动。小方巾覆盖完成后，沿三角形小方巾下沿覆盖一次性无菌塑料布，最后以穿刺点为中心上下覆盖介入手术大孔巾。

5. 疼痛护理

手术过程中需注射无水酒精，患者疼痛感明显，因此注射前需向患者解释可能引起的不适，嘱患者切勿移动身体。可在手术床旁陪侍患者，给予心理支持。为缓解患者疼痛，可在手术开始前遵医嘱将枸橼酸芬太尼注射液稀释后以输液恒速泵输入。对于疼痛难忍者，可遵医嘱静脉推注盐酸吗啡注射液和/或咪达唑仑注射液以镇静镇痛。

6. 呼吸、血氧饱和度的监测

在无水酒精消融过程中，可能会用到枸橼酸芬太尼注射液，此药为阿片类镇痛药，起效快，作用时间短，对呼吸有抑制作用，用药后部分患者可处于浅睡眠状态。因此用药后应密切监测患者呼吸频率和血氧饱和度的变化，如发现患者呼吸频率减慢或血氧饱和度低于90%，要唤醒患者，并嘱其深呼吸，加大氧流量至5～6L/min，与患者对话交流，使其处于觉醒状态，以保证手术顺利进行。

7. 术后宣教

术后应嘱患者平卧6小时，向病房医生、护士交代注意观察伤口有无渗血。尤其进行一站式消融术后的患者，因其左心房后壁较薄，需注意饮食，忌过热、过硬以及辛辣食物，并给予奥美拉唑片40mg口服，2次/天，以防止食管裂孔疝的发生。同时注意监测其血压、心率、血氧饱和度的变化，防止传导阻滞、心脏压塞等消融延迟并发症的出现。

五、并发症的观察及处理

（一）血管并发症

血管并发症中常见的有伤口出血、皮下血肿、假性动脉瘤、动静脉瘘等。术中应用肝素，拔管后压迫位置不当、压迫时间不够，或下肢活动受力易引起局部出血。大量肝素一般术后4小时才能在体内完全代谢，故术后术侧肢体需制动6小时，每30分钟观察1次伤口情况，密切注意肢体远端动脉搏动情况，皮肤颜色、温度及感觉变化情况。呕吐及排尿排便时按压伤口可降低腹压增高导致伤口出血的概率。患者术后12小时可下床活动，但要避免下肢突然用力、猛起猛坐等剧烈动作，咳嗽、打喷嚏时仍需按压伤口，发现出血后可给予弹力绷带加压包扎。

（二）心脏压塞

在无水酒精消融过程中推注力度过大，或OTW球囊直径过大或过度充盈等均可能导致马歇尔静脉撕裂引起心包积液。患者如有气短、胸痛、烦躁、出冷汗、心率增快或减慢、血压下降、颈静脉怒张等需即刻告知医生。根据心影增大、血压骤降等体征来快速判定心包积液和心脏压塞血量的多少，行剑突下心包穿刺；如心脏超声显示心脏穿孔，则立即停止手术同时启动应急预案进行抢救，必要时行外科手术。

（三）左心房脊部损伤

因马歇尔静脉与左心耳静脉相伴而行，故术中可能损伤左心耳静脉，引起左心房脊部缺血损伤，导致左心耳根部与左上肺静脉之间电传导消失，造成左心房后壁电隔离，引起心律失常。患者可有心慌、胸闷、胸痛、心悸等不适，遵医嘱处理。

（詹惠敏、李国祺、吴湘华）

第三章

心律失常器械植入术的护理

第一节　心律失常器械植入术的护理概述

一、相关知识简介

心律失常（cardiac arrhythmia）是指心脏冲动的频率、节律、起源部位、传导速度或激动次序的异常。其发生原因可分为遗传性和后天获得性两种。心律失常按其发生原理可分为冲动形成异常和冲动传导异常两大类，按发生时心率的快慢可分为快速型与缓慢型两大类，按发生部位可分为室上性（包括窦性、房性、房室交界性）和室性两大类。心律失常发作时患者可出现胸闷、心悸、头晕、晕厥，甚至猝死。

心律失常植入式电子器械（cardiac implantable electronic device，CIED）是现代心脏病治疗的重要工具，近几十年来在心血管领域得到广泛应用。早期的器械植入主要是针对缓慢型心律失常的起搏器植入，随着起搏技术的进步及循证医学的发展，心脏起搏的内容不断增加，如用于预防和治疗恶性室性心律失常的植入型心律转复除颤器（implantable cardioverter defibrillator，ICD）、用于心力衰竭的心脏再同步化治疗（cardiac resyn-chronization therapy，CRT）、治疗心功能不全的起搏刺激调节心肌收缩性技术、用于心律失常监测的植入式心电事件记录仪（insertable cardiac monitor，ICM）等。起搏治疗在起搏模式、自动化功能、起搏部位选择等很多方面得到改进和完善，从以往追求的完成治疗目的，转向降低病死率和提高生活质量等更高的目标。

二、心律失常器械植入术的适应证

（1）符合缓慢型心律失常的起搏治疗适应证。

（2）符合室性心动过速植入型心律转复除颤器（ICD）的适应证。

（3）符合收缩性心力衰竭心脏同步化治疗的适应证。

（4）植入心脏收缩力调节器（cardiac contractility modulation，CCM）的患者应满足以下条件：①25%≤左心室射血分数（LVEF）≤45%；②QRS＜130毫秒；③美国纽约心脏病协会（NYHA）心功能分级在Ⅲ级左右。同时也应考虑以下指标：室间隔心肌纤维化面积＜70%、心尖部没有纤维化、三个月内未出现心肌梗死发作、一个月内未出现心绞痛发作。

（5）ICM是一种可由患者激活或自动激活的监测系统，用于记录皮下心电信号，其适应证尚无明确的指南推荐，主要适用于反复不明原因晕厥的早期病因诊断，以及怀疑为心源性晕厥（尤其与心律失常相关），但尚未明确，不足以植入起搏器或ICD者。

三、心律失常器械植入术可能的并发症

（一）一般并发症

1. 与植入手术有关的并发症

（1）气胸和血气胸。

（2）囊袋血肿。

（3）误穿锁骨下动脉。

（4）心律失常。

2. 与炎症反应有关的并发症

（1）囊袋伤口破裂。

（2）囊袋皮肤坏死。

（3）囊袋感染。

3. 与电极导管有关的并发症

（1）心肌穿孔。

（2）电极导线损坏。

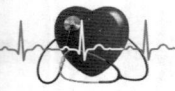

（3）静脉血栓栓塞和闭塞。

（4）电极脱位。

（5）电极导线感染。

（二）ICD特有的并发症

（1）ICD电风暴。

（2）ICD不恰当治疗。

（三）CRT特有的并发症

此类并发症主要与左心室起搏导线的植入有关。

（1）左心室起搏导线植入失败。

（2）冠状窦夹层、穿孔，心包积血。

（3）膈神经刺激。

（4）急性左心衰。

上述并发症的观察及处理详见相关章节。

（李国祺、周津津）

第二节　临时起搏电极植入术的护理

一、概述

（一）相关知识简介

临时起搏电极可用于临时性或暂时性心脏起搏，其电极导线可以是双极临时起搏电极导线，也可以是永久主动固定电极导线，是非永久性植入的。临时起搏电极放置时间一般在1～2周，最长不超过1个月，并接体外的临时起搏脉冲发生器，达到诊断或治疗目的后即可撤除。植入时一般经颈内静脉、锁骨下静脉或股静脉穿刺，在X线监测下或紧急情况下在床边非X线监测下将电极头端送至右心室心内膜，测得心腔内心电图QRS波呈rs型且ST段弓背向上抬高时，将电极尾端连接临时起搏脉冲发生器进行起搏。临时心脏起搏是一种治疗严重心律失常的有效应急措施，也是心肺复苏的急救手段，为心脏病患者行非心脏手术时安全、平稳、顺利度过手术麻醉期提供了一项重要的安全保障措施，故其在围术期的应用逐渐增多。

（二）临时起搏电极植入术的适应证

（1）治疗性临时起搏：急性心肌梗死，急性心肌炎，药物中毒或电解质紊乱，心脏外伤或外科术后引起的房室传导阻滞，严重窦性心动过缓，窦性停搏伴心源性脑缺氧综合征（阿-斯综合征）发作或近乎晕厥者，对药物治疗无效或不宜用药物或电复律的快速性心律失常，反复发作的室性心动过速、室上性心动过速、心房颤动、心房扑动等。

（2）预防性或保护性临时心脏起搏：冠状动脉造影及心脏血管介入性导管治疗；快速性心律失常，对应用药物或电复律治疗有顾虑者；心律不稳定者在安置永久性心脏起搏器或更换起搏器时；心动过缓或虽无心动过缓但心电图有双束支阻滞，不完全性三分支阻滞，将要接受全身麻醉及大手术者。

（3）诊断或研究性心脏起搏：包括快速性心房起搏诊断缺血性心脏病、窦房结功能测定等。

（三）临时起搏电极植入术的简要手术步骤

（1）双极临时起搏电极的植入：穿刺外周静脉（股静脉/右颈内静脉/腋静脉/锁骨下静脉），用鞘管送入双极临时起搏电极，经三尖瓣至右心室心尖部。

主动固定起搏电极的植入：穿刺颈内静脉/腋静脉/锁骨下静脉，插入导引导丝至下腔静脉，沿导丝送入撕开鞘，撤出导引导丝，顺撕开鞘送入电极至右心室心内膜。

（2）电极到位后，进行起搏测试参数设置，用一条无菌测试连接线连接临时起搏电极和临时起搏脉冲发生器，测试起搏频率、起搏阈值、阻抗、感知灵敏度。

（3）电极导管安置到位、各测试参数满意后，将电极导管和鞘管或主动固定电极缝合固定在穿刺部位的皮肤处，外接临时起搏脉冲发生器。

二、术前护理评估

（一）环境评估

（1）手术前一天晚上以空气净化机净化、消毒导管室空气，用消毒液擦拭手术间所有物品，包括手术床、加药治疗台、手术治疗车等。

（2）保持室内温度22～25℃，湿度55%～60%。

（3）控制导管室人员，严防交叉感染。室内人员包括手术主刀医生1人、助手1人、跟台护士1人，一般3～4人。

（二）患者评估

（1）评估患者的意识、病情、合作程度、生命体征情况，尤其是心电图特征。

（2）患者手术知情同意书必须由手术主刀医生、患者及患者家属签署全名，签署时间要具体到分钟。

（3）患者完善一般检查，包括心电图、血常规、血生化、凝血指标、肝炎标志物、HIV、梅毒血清学检查等。

（4）评估患者的既往史、吸烟史、过敏史、家族史。

（5）评估患者的皮肤准备，包括手术区域皮肤是否完整，有无备皮，有无皮疹及过敏。

（6）评估患者带入管道（包括中心静脉通道、外周静脉通道、胃管、导尿管及其他各种引流管）有无堵塞、折叠，以及引流物的颜色、性状和量。

三、一般护理

（一）常规准备

1. 物品准备

见表3-2-1。

表3-2-1　临时起搏电极植入术中常用物品准备

物品名称	数量
无菌手术包	1个
18号穿刺针	1个
带手柄刀片	1个
无菌手套	2～3副
无菌手术衣	2～3件
无菌注射器	5mL的1个，10mL的3个
无菌纱布	适量

续表

物品名称	数量
无菌起搏器专用器械包	1个
碘伏消毒液	30～40mL
弹力胶布	长度20cm，2～3条
测试连接线（带鳄鱼夹）	1条
无菌外科手术贴膜	1张
无菌球管帽	1个

2. 药品准备

见表3-2-2。

表3-2-2　临时起搏电极植入术中常用药品准备

药品名称及配制方法	用量、用法（遵医嘱）	用途
0.9%氯化钠注射液500mL	500mL，倒入治疗盆中	冲管
盐酸利多卡因注射液3支（每支10mL/0.2g）+0.9%氯化钠注射液30mL，1∶1配制，或用原液	50mL，皮下注射	局部麻醉
盐酸异丙肾上腺素注射液1支（2mL/1mg）+0.9%氯化钠注射液500mL	用量遵医嘱，静脉滴注	提升心率
硫酸阿托品注射液，原液	1mg/次，静脉注射	提升心率
重酒石酸间羟胺注射液1支（1mL/10mg）+0.9%氯化钠注射液9mL，配成1mg/mL	1～2mg/次，静脉注射	升压

3. 仪器设备准备

包括DSA机、临时起搏器、心脏体外除颤仪、中心供氧及负压吸引装置、简易呼吸囊、恒速泵、无创血压血氧监测仪等，术前应检查各种仪器设备，确保其功能处于良好状态。

（二）常规护理

1. 核查

（1）与病房护士规范交接。核对患者身份，包括病区、床号、姓名、住院号、年龄、性别、疾病种类、手术名称、手术方式、手术日期、手术医生。

（2）向患者及家属做好术前宣教，简要告知手术过程及手术所需时间。确认患者已脱除内衣裤，卸去身上所有饰物及义齿，排空大小便，并注意保护患者受压部位皮肤。

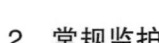

2. 常规监护

建立静脉通道，予心电、血压、血氧饱和度监测，心电连接线注意避开胸腹部X线透射区域，以免干扰手术进程，视血氧饱和度情况给予患者吸氧。术前有室性心律失常的患者应粘贴一次性除颤电极贴，除颤电极贴粘贴于胸骨右缘第二肋间和左腋中线与第五肋间交界处（心尖部）。

3. 管道连接及耗材开启

（1）开启无菌手术包、无菌器械包，合理摆放各种包内物品，按需向治疗盆内倒入生理盐水。保证手术台上有足量的利多卡因局麻药、无菌纱布、治疗巾、止血钳。

（2）协助术者穿手术衣。打开各种材料和物品依次递给术者，所有操作严格遵守无菌原则。根据需要递送各种耗材。开启耗材前与术者核对耗材名称、有效日期、型号，开启时注意勿污染材料内面、避免跨越无菌区域，开启后及时记录，并张贴所用材料二维码。

四、专科护理

（一）一般专科护理

1. 体位

协助患者仰卧，佩戴无菌口罩及无菌帽。穿刺右颈内静脉/腋静脉/锁骨下静脉的患者，解开衣扣后将衣领往后背折叠，尽量充分暴露患者颈部及前胸部皮肤。穿刺股静脉的患者，裤子褪至膝关节以下，充分暴露腹股沟处皮肤，并注意保护患者隐私。

2. 特殊耗材准备

见表3-2-3。

表3-2-3　临时起搏电极植入术中特殊耗材准备

耗材名称	数量	用途
6F股动脉鞘（或7F撕开鞘）	1条	送入临时起搏电极（或主动固定电极）
150cm J头导丝	1条	导引电极导管进入心室
临时起搏电极导管	1条	置入右心室
一次性除颤电极贴（必要时）	1副	除颤

3. 预防院内感染

根据植入器械类型决定术前抗生素的应用。术者按外科洗手穿衣法进行术前准备。

4. 消毒

（1）股静脉入路：消毒双侧腹股沟，用消毒液以穿刺口为中心向周围涂擦，上平脐，下至大腿中部，两侧至大腿外侧中线，共消毒两遍。

（2）上腔静脉入路：消毒范围上至右侧颌下，腋下至腋中线水平，下平乳头，以穿刺部位为中心，向外周消毒。穿刺进针前再次以碘伏消毒。

5. 铺巾

严格无菌操作，既要显露穿刺口，又要尽量减少穿刺口周围皮肤的暴露。遵循先对侧后近侧、从上到下的原则，尽量使无菌区域最大化，铺完巾后再穿手术衣，避免污染术者胸前无菌区域，最后铺无菌大单。

（二）特殊专科护理

1. 心律失常的监测

电极跨过三尖瓣瓣环时，会发生频发的室性早搏或短阵室性心动过速，甚至诱发室颤，术中尤需密切注意患者心率、心律等的心电图变化，除颤仪保持待用状态。

2. 配合术者行起搏器参数设置

待电极送到右心室满意位置后，将电极尾端与台下起搏脉冲发生器进行连接，并确保连接部位紧密、牢靠。注意不要污染无菌操作区，然后开始进行起搏阈值测试，主要测试起搏功能及电压阈值。测试参数理想后，将起搏频率调至比心率高10～20次/min（或遵嘱），输出电压一般设定为5V，感知灵敏度设定为2mV。使用永久电极的患者直接连接程控好的脉冲发生器。

3. 检查电极稳定性

嘱患者深呼吸或咳嗽，严密监测心电图，看是否有无效起搏及膈神经刺激现象。

4. 穿刺口护理

使用不可吸收缝线将电极固定于穿刺部位的皮肤上，固定好鞘管、电极出鞘管处，并覆盖抗菌贴膜及透明敷贴。使用永久电极的患者对电极出皮肤处进行缝合固定。

5. 术后宣教

妥善固定鞘管及临时起搏电极后，告知患者应平卧休息，不可下床，抬高床头时不能超过30°，术侧髋关节勿屈曲活动，可平移。指导患者做踝泵运动。嘱使用永久电极的患者避免头部过度转动，视病情由医生决定可否下床活动。

五、并发症的观察及处理

该手术并发症的发生率与术者的技术水平、起搏器导管保留时间的长短及术后起搏系统的护理状况等密切相关，总的发生率为4%~20%。

（一）导管移位

为临时起搏最常见并发症，心电图表现为不起搏或间歇性起搏。需要重新调整电极。

（二）心肌穿孔

由于导管质地较硬，若患者心脏大、心肌薄，植入过程中可能导致右心室游离壁穿孔。心肌穿孔的发生与静脉入路无关，而与导线插入技术相关。

（三）导管断裂

因导管质地硬，柔韧性差，且需反复使用，故如放置时间长或受体位活动影响，可能发生导管不完全性断裂。

（四）膈神经刺激

导管电极插入位置过深、靠近膈神经可造成膈神经刺激。患者可有腹部跳动感，或出现顽固性呃逆（打嗝）。将导管退出少许，症状即可消失。

（五）心律失常

心腔内放置任何导管均可能诱发心律失常。最常见的是室性异位心律，可以用抗心律失常药物治疗。

（六）穿刺并发症

此类并发症直接与术者的经验有关，常见动脉撕裂、皮下血肿、气胸、血气胸、气栓等。锁骨下静脉穿刺的气胸、血气胸发生率较高（1%~5%）。颈内静脉穿刺的气胸发生率为1%，误穿刺动脉略为常见一些，发生率约为3%。股静脉穿刺多伴发静脉血栓（25%～35%）及感染（5%～10%）。

（七）感染

穿刺局部处理不妥或电极导管放置时间过长可引起局部或全身感染，一般程度较轻，应用抗生素或拔除导管后感染即可控制。临时起搏导管留置时间最好不超过1周。

（谢缤纷、李国祺）

第三节　永久性心脏起搏器植入术的护理

一、概述

（一）相关知识简介

永久性心脏起搏器（permanent pacemaker，PPM）植入是治疗各种原因引起的不可逆的心脏起搏和传导功能障碍性疾病的主要方法，是将人工心脏起搏系统（脉冲发生器和电极导线）植入到人体内，经电极导线将脉冲发生器的电流引入心脏，刺激心脏使其兴奋，继而收缩产生跳动，恢复泵血功能。脉冲发生器包括电路和电池，外壳由钛合金铸成，埋藏于皮下深筋膜层，是起搏系统的主体，能感知心电信号，发放脉冲电流。电极导线是连接脉冲发生器和心肌的部分，可将起搏器的电脉冲传导至心肌，再将心脏的电信号传导至起搏器的感知电路。起搏电极导线根据植入位置可分为心房电极与心室电极，根据电极固定方式可分为被动电极（头端带翼状固定结构）与主动固定电极（螺旋电极）。心房电极一般放置于右心房心耳处，心室电极放置于右心室心尖部或间隔部。由于新技术的不断发展，基于心脏电传导重要节点的希浦系统起搏技术已经问世，其包括希氏束和左束支区域的起搏，可实现更加理想的生理性起搏，获得正常的电传导，为生理性、稳定性和安全性更佳的起搏方式。

（二）永久性心脏起搏器植入术的适应证

（1）病态窦房结综合征（sick sinus syndrome，SSS）。

（2）成人获得性房室传导阻滞。

（3）慢性室内双分支和三分支阻滞。

（4）与急性心肌梗死相关的房室传导阻滞。

（5）颈动脉窦过敏综合征及神经心源性晕厥。

（6）儿童、青少年和先天性心脏病患者的起搏治疗。

（7）某些特殊情况的起搏治疗，如肥厚型梗阻性心肌病的起搏治疗、抗心动过速的起搏治疗。

（三）永久性心脏起搏器植入术的简要手术步骤

（1）经肘部静脉在X线透视下用1∶1的碘造影剂行腋静脉造影以引导腋静脉穿刺。

（2）穿刺腋静脉，在X线指引下，送入2根导引导丝至下腔静脉，建立静脉通道。

（3）在锁骨下胸部皮肤处切开一个3～5cm的小口，钝性分离皮下组织和肌肉筋膜，在胸大肌的深浅筋膜之间做一个囊袋，用来放置心脏除颤器。

（4）经导引钢丝置入7F撕开鞘，撤出导引钢丝，经鞘管送入起搏电极导线，将心室导线送入右心室流出道间隔部，用一条无菌测试导线（长80～100cm，带鳄鱼夹）与台下起搏器测试分析仪进行连接，台上一端与起搏电极尾端连接，另一端与起搏器分析仪正负极连接，进行电极测试，直至各项参数符合要求。

附左束支起搏：经导引钢丝置入7F撕开鞘，撤出导引钢丝，送入直径0.035in、长150cm的J头导丝，将撕开鞘内芯头端回撤至鞘内，撤出钢丝，经内芯注射造影剂，在右前斜30°显影三尖瓣瓣环，定位希氏束，预估左束支区域。造影完毕后复位钢丝及内芯。撤出撕开鞘内芯及钢丝，经撕开鞘送J头导丝连同肝素生理盐水冲洗过的C315 His鞘管至右心室流出道。撤出J头导丝及C315 His鞘芯，DSA机调整到右前斜30°，送3830电极至C315 His鞘管内，回撤C315 His鞘管头端至右心室内希氏束水平，将鞘管回撤达到前述预估位置，定位导管，导管到位后，向前推送起搏电极导线，左前斜位和正位影像下确认电极位置，测试电极参数，观察起搏波形，V_1导联为Qr型，测量QRS时限<120毫秒。回撤C315鞘管至上腔静脉，用切开刀切开并撤出C315鞘管，最后撤出撕开鞘。

（5）置入7F撕开鞘，再撤出另一根导引钢丝，经鞘管送入起搏电极导线，心房导线大多送入右心房的心耳部，也可放心房间隔部，到位后，再进行起搏参数测试。

（6）待电极送到心室、心房满意位置后，用不可吸收缝线将电极固定于血管切开处及静脉穿刺处，再用螺丝钉将起搏电极与脉冲发生器固定好。

（7）将起搏器放入囊袋中，用可吸收缝线逐层缝合囊袋，缝合后的切口上予无菌方纱覆盖，根据需要使用弹力绷带加压固定。

（8）留取4个方位的X线下影像，包括正位（图3-3-1）、右前斜位30°、左前斜位45°（图3-3-2）、左前斜位90°。

（9）包扎后的起搏器伤口再予沙袋加压止血。送患者安返病房。

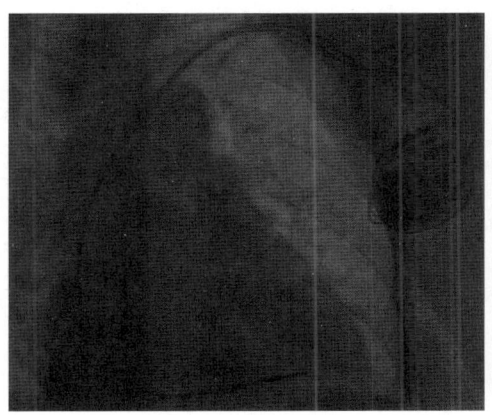
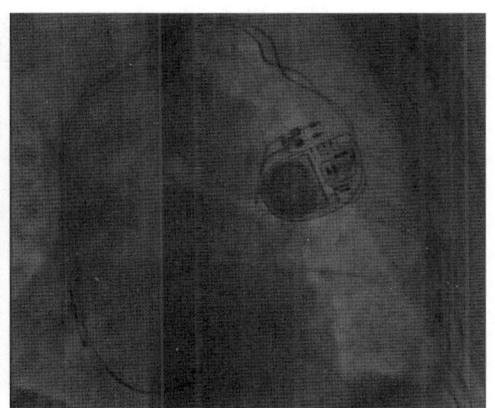

图3-3-1　术后正位　　　　　　　　　图3-3-2　术后左前斜位45°

二、术前护理评估

（一）环境评估

（1）手术前一天晚上以空气净化机净化、消毒导管室空气，用消毒液擦拭导管室所有物品，包括手术床、加药治疗台、手术用治疗车等。

（2）保持导管室温度22～25℃，湿度55%～60%。

（3）控制导管室人员，严防交叉感染。室内人员包括手术主刀医生1人、助手1～2人、跟台护士1人、跟台技师1人，总人数不超过5人。

（二）患者评估

（1）评估患者的病情、意识、合作程度、心理素质等，尤其是患者心电图、动态心电图的特征。

（2）手术知情同意书必须由手术主刀医生、患者及患者家属签署全名，签署时间要具体到分钟。

（3）患者完善一般检查，包括血常规、尿常规、血生化、血型、出凝血时间、肝炎标志物、HIV、梅毒血清学检查、心电图、动态心电图、超声心动图、胸部X线等。

（4）评估患者的生命体征、吸烟史、过敏史、家族史及既往史。

（5）评估患者的皮肤准备，如手术区域皮肤是否完整，有无备皮，有无皮疹及过敏，有无胶布及电极贴痕迹。

（6）评估患者带入管道（包括中心静脉通道、外周静脉通道、胃管、导尿管及 其他各种引流管）有无堵塞、折叠，以及引流物的颜色、性状和量。

三、一般护理

（一）常规准备

1. 物品准备

见表3-3-1。

表3-3-1　永久性心脏起搏器植入术中常用物品准备

物品名称	数量
无菌手术包	1个
18号穿刺针	1个
带手柄刀片	1个
无菌手套	2～3副
无菌手术衣	2～3件
无菌注射器	5mL的1个，10mL的3个
无菌纱布	适量
无菌起搏器专用器械包	1个
碘伏消毒液	40～60mL
弹力胶布	长度20cm，2～3条
电极测试连接线（带鳄鱼夹）	1条
无菌外科手术贴膜	1张
无菌球管帽	1个
一次性电刀	1个
一次性除颤电极贴（必要时）	1副

2. 药品准备

见表3-3-2。

表3-3-2　永久性心脏起搏器植入术中常用药品准备

药品名称及配制方法	用量、用法（遵医嘱）	用途
0.9%氯化钠注射液500mL	500mL，倒入治疗盆中	冲管
盐酸利多卡因注射液3支（每支10mL/0.2g）＋0.9%氯化钠注射液30mL，1∶1配制，或用原液	50mL，皮下注射	局部麻醉
盐酸异丙肾上腺素注射液1支（2mL/1mg）＋0.9%氯化钠注射液500mL	用量遵医嘱，静脉滴注	提升心率
硫酸阿托品注射液，原液	1mg/次，静脉注射	提升心率
重酒石酸间羟胺注射液1支（1mL/10mg）＋0.9%氯化钠注射液9mL，配成1mg/mL	1～2mg/次，静脉注射	升压
造影剂，原液（注射前稀释）	50mL，静脉注射	造影
肝素钠注射液1支（2mL/25 000U）＋0.9%氯化钠注射液10.5mL，配成1000U/mL	3000U，倒入治疗盆中	左束支起搏时加
盐酸吗啡注射液1支（1mL/10mg）＋0.9%氯化钠注射液9mL，配成1mg/mL（必要时）	2～3mg/次，静脉注射	镇痛
枸橼酸芬太尼注射液1支（10mL/0.5mg）＋0.9%氯化钠注射液40mL，配成10μg/mL（必要时）	1～2μg/（kg·h），恒速泵输入	镇痛

3. 仪器设备准备

包括DSA机、临时起搏器、无影手术灯、电刀、心脏体外除颤仪、中心供氧及负压吸引装置、简易呼吸囊、恒速泵、无创血压血氧监测仪。

（二）常规护理

1. 核查

（1）与病房护士规范交接。核对患者身份，包括病区、床号、姓名、住院号、年龄、性别、疾病种类、手术名称、手术方式、手术日期、手术医生。

（2）向患者及家属做好术前宣教，简要告知手术过程及手术所需时间。确认患者已脱除内衣裤、活动心电监护仪，卸去身上所有饰物及义齿，排空大小便，并注意保护患者受压部位皮肤，可于骶尾部贴安普贴或垫水垫。

2. 常规监护

（1）予患者心电、血压、血氧饱和度监测，血压计袖带应绑缚在患者起搏器植入侧的对侧上肢，连接肢体导联，如果是左束支起搏，还应行胸导联心电监测。

根据患者病情及血氧饱和度情况给予患者氧气吸入，建立静脉通道并保证其通畅。

（2）术中需使用电刀时，术前准备电刀仪器，将一次性回路负极板粘贴在患者血液或肌肉丰富的部位，一般粘贴在臀部。

3. 管道连接及耗材开启

（1）开启无菌手术包（敷料包、器械包、起搏器专用器械包），合理摆放各种包内物品，按需向治疗盆内倒入0.9%氯化钠注射液500mL。如果是左束支起搏，治疗盆内还需加入2000～3000U肝素。保证手术台上有足量的利多卡因局麻药、无菌纱布。

（2）协助术者穿手术衣。打开各种材料和物品依次递给术者，所有操作严格遵守无菌原则。根据需要递送各种耗材。开启耗材前与术者核对耗材名称、有效日期、型号，开启时注意勿污染材料内面、避免跨越无菌区域，开启后及时记录，并张贴所用材料二维码。

四、专科护理

（一）一般专科护理

1. 体位

患者去枕平卧于手术床上，头部偏向安装起搏器的对侧，解开患者衣扣。对于穿刺腋静脉/锁骨下静脉的患者，解开其衣扣后将衣领往后背折叠，尽量充分暴露患者颈部及前胸部皮肤，肩部可垫吸水布，以防术中浸湿患者衣物及床垫。协助患者将双上肢自然放于身体两侧，双下肢平伸，足尖自然外展。

2. 特殊耗材准备

见表3-3-3。

表3-3-3　永久性心脏起搏器植入术中特殊耗材准备

耗材名称	数量	用途
7F撕开鞘	2条	置入主动固定电极
150cm J头导丝	2条	导引电极导管进入心室
起搏电极导管	2条	置入右心房及右心室
脉冲发生器（起搏器）	1个	植入皮下
一次性除颤电极贴（必要时）	1副	除颤

3. 预防院内感染

术前半小时遵医嘱予抗生素静脉滴注，术者按外科洗手穿衣法进行术前准备，起搏器囊袋切口处贴40cm×30cm的外科无菌贴膜。

4. 消毒

永久性心脏起搏器植入目前多采用穿刺锁骨下静脉入路，故常规消毒患者胸前区皮肤，用碘伏消毒液从术侧锁骨下2～3cm切口处向外360°消毒，共消3遍。消毒范围术侧上至患者下颌到肩峰，下至乳头，外至上臂上1/3及腋窝至腋中线，对侧至锁骨中线。

5. 铺巾

既要暴露囊袋切开区域，又要尽量减少切开区域周围皮肤的暴露。遵循先对侧后近侧、从上到下的原则，尽量使无菌区域最大化，同时注意避免污染术者胸前无菌区域，最后铺无菌大单。铺无菌巾时要遮盖患者头面部，铺巾前向患者做好解释工作以取得配合，铺巾完成后在不影响手术区域无菌要求的情况下要及时掀开遮蔽患者口鼻处的无菌巾。

（二）特殊专科护理

1. 疼痛护理

在制作起搏器囊袋过程中，医生会用器械或手钝性分离皮下组织至胸大肌筋膜面，此时患者疼痛较明显，特别是痛阈较低的患者痛感强烈，故操作中切口处需充分予利多卡因麻醉。若手术时间较长，在囊袋缝合过程中，局麻药效减弱，可引起患者明显疼痛，应做好患者的手术宣教，在床旁陪侍患者，适当与其交流，播放轻缓音乐，尽量分散转移其注意力，必要时使用镇痛药。

2. 心律失常的监测

电极跨过三尖瓣瓣环时，会发生频发的室性早搏或短阵室性心动过速，甚至诱发室颤，术中尤需密切注意心率、心律等的心电图变化，除颤仪保持待用状态。

3. 人文关怀

手术采用局麻，患者意识清醒，故在制作起搏器囊袋及缝合囊袋切口时，患者会疼痛不适，而手术过程需要患者全程配合，因此充分的沟通交流是手术顺利进行的保障。手术中无菌要求严格，尤其是穿刺锁骨下静脉的患者，铺无菌巾时会遮盖其头面部，不同程度地影响其呼吸，可能会引起患者恐惧，故铺巾时要同患者充分解释，取得配合，铺巾完成后及时掀开遮蔽患者口鼻处的无菌巾，或用特制头部支撑架架空遮盖患者头面部的无菌巾，在保证手术区域无菌后尽量充分暴露患者面部，尽可能增加患者的舒适度，使其呼吸顺畅，并减轻其恐惧心理。

4. 配合术者行起搏器参数设置

待电极送至心腔满意位置后，将电极尾端与台下起搏脉冲发生器进行连接，并确保连接部位紧密、牢靠，注意不要污染无菌操作区，然后开始进行测试。

（1）调起搏器脉宽为0.42毫秒，测试阻抗。心房、心室阻抗理想值均为300～1000Ω。

（2）测试起搏功能。测试心室电极时，调起搏频率比自身心室率高10～20次/min。测试心房电极时，调起搏频率比自身心房率高20次/min。

（3）测试电压阈值时，起搏频率仍保持以上状态，电压先从5V起，逐步降低直至不能夺获为止，这一临界数值即为起搏阈值（理想值是右心房<1.5V，右心室<1.0V），为确定稳定性，可重复测试2～3次，最后选择的起搏电压应为起搏阈值的2～3倍。

（4）测试感知灵敏度时，将起搏频率缓慢调至30次/min（当患者为起搏器依赖时，不测感知灵敏度）。感知灵敏度从2mV开始，逐渐上调，直到发放起搏脉冲为止，读取前一个不发放脉冲的数值即为感知灵敏度，一般右心房电极感知灵敏度在2mV以上，右心室电极感知灵敏度以5mV以上为佳。

5. 检查电极稳定性

嘱患者深呼吸或咳嗽，严密监测心电图，看是否有无效起搏及膈神经刺激现象。

6. 切口护理

起搏器切口缝合后予无菌方纱覆盖；根据患者用药史，如有无使用抗凝药、有无口服抗血小板药物，以及术中出血量等评估起搏器切口是否需绷带加压包扎，以防囊袋内出血；常规再予0.5～1kg沙袋加压止血6～8小时，且每隔2小时解除压迫10分钟。保持切口处皮肤清洁干燥，严格无菌换药，术后24小时换药1次，伤口无异常可2～3天换药1次。观察起搏器囊袋有无肿胀，观察伤口有无渗血、红肿，患者有无局部疼痛，皮肤是否变暗发紫、有无波动感等，监测体温变化，及时发现出血、感染等并发症。如切口愈合良好，一般术后第7天拆线，术后无须常规使用抗生素。

7. 术后宣教

术后将患者平移至床上，嘱患者保持平卧位或略向左侧卧位4～6小时，如患者平卧位不适，可抬高床头30°～60°。患者术侧肩关节不宜过度活动，肘关节以下可活动，术侧手掌可进行握拳运动以预防血栓形成。嘱患者勿用力咳嗽，如确实要咳嗽，应用手轻轻摁住伤口，以防伤口出血及电极脱位。指导患者进食高纤维素、高蛋白质、易消化食物，以防便秘，禁食产气、辛辣刺激性食物。

五、并发症的观察及处理

（一）心律失常

导线植入时刺激引发的快速性心律失常通常是一过性的，一般调整导线位置即可消失，很少呈持续性；对于某些左束支传导阻滞（LBBB）患者，导线损伤右束支可引起房室传导阻滞。因此术前应粘贴好除颤贴片，并保持除颤仪处于待用状态。植入电极时操作应轻柔。对于心脏停搏或完全性房室传导阻滞的高危患者，需要考虑事先放置临时起搏器。

（二）心肌穿孔

心肌穿孔可分为急性心肌穿孔和慢性心肌穿孔。急性心肌穿孔表现为心脏压塞的循环表现，慢性心肌穿孔可没有症状或只表现为起搏阈值增高，也可表现为其他征象如心电图起搏图形呈右束支阻滞，出现膈肌收缩、心包摩擦音、心包炎、缓慢的心包渗液，多见于心肌梗死、心肌病、使用扩凝剂的患者及老年女性患者。原因是手术操作方法不当，导致起搏电极刺破右心室、右心房或冠状窦，个别病例可见穿透室间隔或房间隔进入左心系统。如果患者出现明显的心脏压塞症状，如心率、血压下降，心搏减弱，心影扩大，应立即进行心包穿刺，通常留置PIG导管以防止再次发生血流动力学障碍，并准确测量引流液。如果没有引流液继续渗出，超声影像也未见心包积液再积聚，可以在48～72小时后拔出PIG导管，并行动态观察。必要时行外科开胸处理，多数病例可避免开胸手术。

（三）导线损伤

术中导引钢丝过度用力可使钢丝打折而穿破导体和包裹的绝缘层，导致导线受损，如果操作中出现这种情况，应当拔出导线弃掉，另换一根；术中导线还可被剪刀或手术刀割破，导致受损，此种情况在起搏器更换时易发，应当重新植入一根。

（四）血气胸

血气胸常在进行锁骨下静脉穿刺时发生，腋静脉穿刺时较少发生，表现为胸痛，不敢深呼吸以及无法解释的低血压现象，X线影像显示肺压缩。处理方法：若肺压缩不超过30%，症状不严重，可不做特殊处理，但应动态观察，如不继续发展，气体可在术后1～2周内逐渐吸收；如肺压缩超过30%，患者出现气促、呼吸窘迫等症状，或症状进行性加重，应立即进行穿刺抽气或胸腔闭式引流。

（五）囊袋血肿

这种情况常见于术前应用抗凝药物或抗血小板药的患者。应在术前停用抗凝药物（华法林）3～4天、停用抗血小板药（阿司匹林）7天，术前监测凝血功能，INR（国际标准化比值）保持在1.5～1.7。术中止血应彻底，囊袋大小宜为起搏器的1.5倍。如果血肿情况不严重或不继续扩大，尽可能采取保守治疗，加压包扎，无菌换药，尽量避免抽吸或引流，以减少感染的危险。若必须清除血肿以缓解局部疼痛或阻止血肿扩大崩开切口，则应当严格无菌操作。

（谢缤纷、李国祺、詹惠敏）

第四节　心律转复除颤器植入术的护理

一、概述

（一）相关知识简介

植入型心律转复除颤器（implantable cardioverter defibrillator，ICD）是一种能识别并及时终止恶性室性心律失常的电子装置，它可以在10秒钟内识别室颤等恶性心律失常并自动放电除颤，从而挽救患者生命，是目前预防心脏性猝死（sudden cardiac death，SCD）最为有效的治疗工具。目前临床应用的ICD分为经静脉植入型心律转复除颤器（TV-ICD）和全皮下植入型心律转复除颤器（S-ICD），本节所说的ICD是指TV-ICD，S-ICD的有关内容详见本章第六节。如无特殊说明，ICD一般指的是经静脉植入型心律转复除颤器。ICD是一种特殊类型的兼具起搏、转复、除颤功能的永久性心脏起搏植入装置，其基本功能包括对快速性心律失常的感知、识别和对快速性心律失常的分层治疗以及抗心动过缓的起搏功能。ICD又分单腔与双腔两种。相较于单腔ICD，双腔ICD具有如下优势：

（1）可对心动过缓的患者给予房室顺序的生理性起搏。

（2）房室顺序起搏对于心功能不全者有改善和保持心功能的作用。

（3）基于心房起搏的双腔起搏可防止一些快速房性心律失常的发生。

（4）可以准确识别室上性快速心律失常，减少误放电。

（二）ICD明确的适应证

（1）非可逆原因引起的室颤或血流动力学不稳定的持续室速导致的心搏骤停后。

（2）器质性心脏病自发持续性室速，无论血流动力学是否稳定。

（3）原因不明的晕厥，心内电生理检查能诱发有显著血流动力学改变的持续室速或室颤。

（4）心肌梗死致LVEF<35%，NYHA心功能Ⅱ或Ⅲ级，或心肌梗死致LVEF<30%，NYHA心功能Ⅰ级，且梗死在40天以上。

（5）心肌梗死后非持续性室速，LVEF<40%，且心内电生理检查能诱发出室颤或持续性室速。

（6）NYHA心功能Ⅱ或Ⅲ级、LVEF≤35%的非缺血性心肌病。

（7）有心脏性猝死危险因素的肥厚型心肌病、扩张型心肌病及右心室发育不良型心肌病。

（8）有晕厥或室速记录的遗传性心脏病，且β受体阻滞剂无效，如长QT间期综合征、Brugada综合征及儿茶酚胺敏感性室速等。

（三）心律转复除颤器植入术的简要手术步骤

（1）经肘部静脉在X线透视下用1∶1的碘造影剂行腋静脉造影以引导锁骨下静脉穿刺。

（2）穿刺锁骨下静脉，在X线指引下，送入导引导丝至下腔静脉，建立静脉通道。

（3）在锁骨下胸部皮肤处切开一个3～5cm的小口，钝性分离皮下组织和肌肉筋膜，在胸大肌的深浅筋膜之间做一个囊袋，用来放置心脏除颤器。

（4）植入单腔ICD时，根据厂家除颤电极的要求经导引导丝送入8F/9F/10F撕开鞘，经鞘管送入除颤电极导线，将导线送入右心室流出道间隔部。植入双腔ICD时，需经另一根导引导丝送入7F撕开鞘，然后经鞘管送入起搏电极导线至右心房的右心耳或间隔部。

（5）待电极送到心室或心房满意位置后，进行电极测试，直至各项参数符合要求为止。

（6）用不可吸收缝线将电极固定于血管切开处及静脉穿刺处，再用螺丝钉将起搏电极与脉冲发生器固定好。

（7）将除颤器放入囊袋中，用可吸收缝线逐层缝合囊袋，缝合后的切口上面予无菌方纱覆盖，根据需要使用弹力绷带加压固定（图3-4-1）。

（8）留取4个方位的X线下影像，包括正位、右前斜位30°、左前斜位45°（图3-4-2）、左前斜位90°。

（9）包扎后的起搏器伤口再予沙袋加压止血。送患者安返病房。

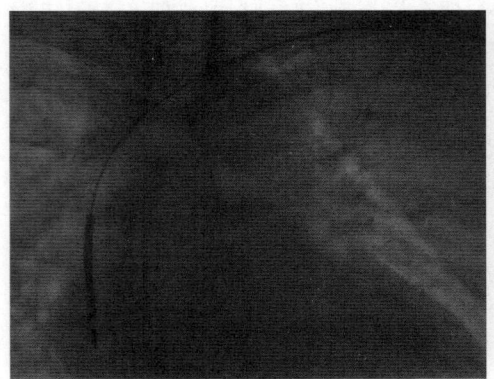

图3-4-1　除颤电极植入

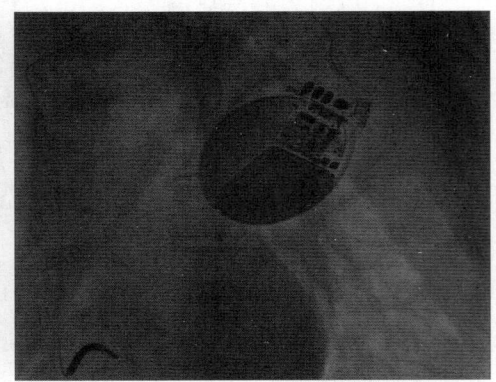

图3-4-2　术后左前斜位45°

二、术前护理评估

（一）环境评估

（1）手术前一天晚上以空气净化机净化、消毒导管室空气，用消毒液擦拭室内所有物品，包括手术床、加药治疗台、手术用治疗车等。

（2）保持导管室温度22～25℃，湿度55%～60%。

（3）控制导管室人员，严防交叉感染。室内人员包括手术主刀医生1人、助手1～2人、跟台护士1人、跟台技师1人，总人数不超过5人。

（二）患者评估

（1）评估患者的病情、NYHA心功能分级、LVEF数值、意识、合作程度、心理素质等。

（2）手术知情同意书必须由手术主刀医生、患者及患者家属签署全名，签署时间要具体到分钟。

（3）患者完善一般检查，包括血常规、尿常规、血生化、血型、出血时间、凝血时间、肝炎标志物、HIV、梅毒血清学检查、心电图、动态心电图、超声心动图、胸部X线。

（4）评估患者的生命体征、吸烟史、过敏史、家族史、既往史（尤其是既往有无晕厥史）。

（5）评估皮肤准备，包括手术区域皮肤是否完整，有无备皮，有无皮疹及过敏，有无胶布及电极贴痕迹。

（6）评估患者带入管道（包括中心静脉通道、外周静脉通道、胃管、导尿管及其他各种引流管）有无堵塞、折叠，以及引流物的颜色、性状和量。

三、一般护理

（一）常规准备

1. 物品准备

见表3-4-1。

表3-4-1　CD植入术中常用物品准备

物品名称	数量
无菌手术包	1个
18号穿刺针	1个
带手柄刀片	1个
无菌手套	2～3副
无菌手术衣	2～3件
无菌注射器	5mL的1个，10mL的3个
无菌纱布	适量

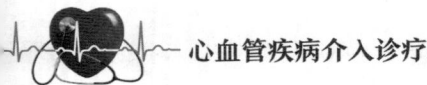

续表

物品名称	数量
无菌起搏器专用器械包	1个
碘伏消毒液	40～60mL
弹力胶布	长度20cm，2～3条
电极测试连接线（带鳄鱼夹）	1条
无菌外科手术贴膜	1张
无菌球管帽	1个
一次性电刀	1个
一次性除颤电极贴	1副

2. 药品准备

见表3-4-2。

表3-4-2　ICD植入术中常用药品准备

药品名称及配制方法	用量、用法（遵医嘱）	用途
0.9%氯化钠注射液500mL	500mL，倒入治疗盆中	冲管
盐酸利多卡因注射液3支（每支10mL/0.2g）＋0.9%氯化钠注射液30mL，1∶1配制，或用原液	50mL，皮下注射	局部麻醉
硫酸阿托品注射液，原液	1mg/次，静脉注射	提升心率
重酒石酸间羟胺注射液1支（1mL/10mg）＋0.9%氯化钠注射液9mL，配成1mg/mL	1～2mg/次，静脉注射	升压
造影剂，原液（注射前稀释）	50mL，静脉注射	造影
盐酸吗啡注射液1支（1mL/10mg）＋0.9%氯化钠注射液9mL，配成1mg/mL（必要时）	2～3mg/次，静脉注射	镇痛
枸橼酸芬太尼注射液1支（10mL/0.5mg）＋0.9%氯化钠注射液40mL，配成10μg/mL（必要时）	1～2μg/（kg·h），恒速泵输入	镇痛

3. 仪器设备准备

包括DSA机、临时起搏器、无影手术灯、电刀、心脏体外除颤仪、中心供氧及负压吸引装置、简易呼吸囊、恒速泵、无创血压血氧监测仪。

（二）常规护理

1. 核查

（1）与病房护士规范交接。核对患者身份，包括病区、床号、姓名、住院号、年龄、性别、疾病种类、手术名称、手术方式、手术日期、手术医生。

（2）向患者及家属做好术前宣教，简要告知手术过程及手术所需时间。确认患者已脱除内衣裤、活动心电监护仪，卸去身上所有饰物及义齿，排空大小便，并注意保护患者受压部位皮肤，可于骶尾部贴安普贴或垫水垫。

2. 常规监护

（1）除颤电极贴粘贴于胸骨右缘第二肋间（心底部）和左腋中线与第五肋间交界处（心尖部），如需要穿刺右侧锁骨下静脉，心底部除颤贴粘贴在患者后背肩胛处。术中需使用电刀时，术前要准备电刀仪器，并将一次性回路负极板粘贴在患者血液或肌肉丰富的部位，一般粘贴在臀部。

（2）予患者心电、血压、血氧饱和度监测，血压计袖带应绑缚在ICD植入侧的对侧上肢，连接肢体导联，根据患者病情给予氧气吸入，建立静脉通道并保证通畅。

3. 管道连接及耗材开启

（1）开启无菌手术包（敷料包、器械包、起搏器专用器械包），合理摆放各种包内物品，按需向治疗盆内倒入生理盐水。保证手术台上有足量的利多卡因局麻药、无菌纱布。

（2）协助术者穿手术衣。打开各种材料和物品依次递给术者，所有操作严格遵守无菌原则。根据需要递送各种耗材。开启耗材前与术者核对耗材名称、有效日期、型号，开启时注意勿污染材料内面、避免跨越无菌区域，开启后及时记录，并张贴所用材料二维码。

四、专科护理

（一）一般专科护理

1. 体位

协助患者去枕平卧于手术床上，头部偏向安装起搏器一侧的对侧。解开患者衣扣。穿刺腋静脉/锁骨下静脉时，将衣领往患者后背折叠，尽量充分暴露患者颈部及前胸部皮肤，肩部可垫吸水布，以防术中浸湿患者衣物及床垫。嘱患者双上肢自然放于身体两侧，双下肢平伸，足尖自然外展。

2. 特殊耗材准备

见表3-4-3。

表3-4-3 ICD植入术中特殊耗材准备

耗材名称	数量	用途
8F/9F/10F撕开鞘	1个	导引心室除颤电极
7F撕开鞘	1条	导引心房电极
80cm J头导丝	2条	导引电极导管进入心脏
起搏电极导管	1~2条	植入右心室及右心房
埋藏式除颤器	1个	植入皮下

3. 预防院内感染

术前半小时遵医嘱静脉滴注抗生素，术者按外科洗手穿衣法进行术前准备，起搏器囊袋切口处贴40cm×30cm的外科无菌贴膜。

4. 消毒

ICD植入的患者目前多穿刺锁骨下静脉，故常规消毒患者胸前区皮肤，用碘伏消毒液从术侧锁骨下2~3cm切口处向外360°消毒，共消3遍。消毒范围术侧上至患者下颌至肩峰，外至上臂上1/3及腋窝至腋中线，下至乳头，对侧至锁骨中线。

5. 铺巾

既要暴露囊袋切开区域，又要尽量减少切开区域周围皮肤的暴露。遵循先对侧后近侧、从上到下的原则，尽量使无菌区域最大化，同时注意避免污染术者胸前无菌区域，最后铺无菌大单。铺无菌巾时要遮盖患者头面部，故铺巾前需向患者做好解释工作以取得配合，铺巾完成后在不影响手术区域无菌要求的情况下要及时掀开遮蔽患者口鼻处的无菌巾。

（二）特殊专科护理

1. 疼痛护理

皮下埋藏式除颤器囊袋在制作过程中，医生会用器械或手钝性分离皮下组织至胸大肌筋膜面，此时患者疼痛较明显，特别是痛阈较低的患者痛感强烈，故操作中切口处需充分予利多卡因麻醉。若手术时间较长，在囊袋缝合过程中，局麻药效减弱，患者疼痛明显，因此应做好患者的手术宣教，在床旁陪侍患者，适当与其交流，播放轻缓音乐，尽量分散转移其注意力，必要时使用止痛药。

2. 心律失常的监测

电极跨过三尖瓣瓣环时，会发生频发的室性早搏或短阵室性心动过速，甚至诱发室颤；电极在心腔内摆动时，会刺激心肌诱发室性心律失常甚至室颤。因此，术中需密切注意患者心率、心律的变化，除颤仪应处于待用状态，一旦发现室颤立即进行电除颤。

3. 人文关怀

手术采用局麻，患者意识清醒，故在制作起搏器囊袋及缝合囊袋切口时，患者会疼痛不适，而手术过程需要患者全程配合，因此充分的沟通交流是手术顺利进行的保障。术中无菌要求严格，尤其是穿刺锁骨下静脉时，铺无菌巾会遮盖患者头面部，不同程度地影响患者呼吸，引起患者恐惧，故铺巾时要向患者充分解释，取得其配合，铺巾完成后要及时掀开遮蔽患者口鼻处的无菌巾，或用特制头部支撑架架空遮盖患者头面部的无菌巾，在保证手术区域无菌后尽量充分暴露患者面部，尽可能增加患者的舒适度，使其呼吸顺畅，并减轻其恐惧心理。

4. 配合医生行起搏器参数设置

待电极送至心腔满意位置后，将电极尾端与台下起搏脉冲发生器进行连接，并确保连接部位紧密、牢靠，注意不要污染无菌操作区，然后开始进行起搏阈值测试。

（1）调起搏器脉宽为0.42毫秒，测试阻抗。心房、心室阻抗理想值均为$300\sim1000\,\Omega$。

（2）测试起搏功能。测试心室电极时，调起搏频率比自身心室率高$10\sim20$次/min。测试心房时，调起搏频率比自身心房率高20次/min。

（3）测试电压阈值时起搏频率仍保持以上状态，电压先从5V起，逐步降低幅度直至不能夺获为止，这一临界数值即为起搏阈值（理想值是右心房<1.5V，右心室<1.0V），为确定稳定性，可重复测试$2\sim3$次，最后选择的起搏电压应为起搏阈值的$2\sim3$倍。

（4）测试感知灵敏度时将起搏频率缓慢调至30次/min（当患者为起搏器依赖时，不测感知灵敏度），感知灵敏度从2mV开始，逐渐上调，直到出现发放起搏脉冲为止，读取前一个不发放脉冲的数值即为感知灵敏度。一般右心房电极感知灵敏度在2mV以上，右心室电极感知灵敏度以5mV以上为佳。

5. 检查电极稳定性，进行诱颤测试

嘱患者深呼吸或咳嗽，严密监测心电图，看是否有无效起搏及膈神经刺激现象。起搏器与起搏电极连接后测试起搏功能时常需诱颤，诱颤前站立于患者床旁，确认除颤电极贴粘贴牢固、位置正确，体外除颤仪功能正常，以备诱颤后ICD未能正常工作时进行体外除颤。

6. 切口护理

手术切口缝合后予无菌方纱覆盖，根据患者用药史，如有无使用抗凝药物、有无口服抗血小板药，以及术中出血量等评估切口是否需用绷带加压包扎，以防囊袋内出血；常规再予0.5~1kg沙袋加压止血6~8小时，每隔2小时解除压迫10分钟。保持切口处皮肤清洁干燥，严格无菌换药，术后24小时换药1次，伤口无异常可2~3天换药1次。观察囊袋有无肿胀，切口有无渗血、红肿，患者有无局部疼痛，皮肤是否变暗发紫、有无波动感等，监测体温变化，及时发现出血、感染等并发症。如切口愈合良好，一般术后第7天拆线，术后无须常规使用抗生素。

7. 术后宣教

术后将患者平移至床上，嘱患者保持平卧位或略向左侧卧位4~6小时，如患者平卧位不适，可抬高床头30°~60°。患者术侧肩关节不宜过度活动，肘关节以下可活动，术侧手掌可进行握拳运动以预防血栓形成。嘱患者勿用力咳嗽，如确实要咳嗽，应用手轻轻捂住伤口，以防伤口出血及电极脱位。指导患者进食高纤维素、高蛋白质、粗纤维、易消化饮食，以防便秘，禁食产气、辛辣刺激的食物。

五、并发症的观察及处理

ICD集感知、起搏、除颤于一身，电路复杂，其除颤电极较普通起搏电极导线粗，结构也复杂，其脉冲发生器较一般普通起搏器的脉冲发生器大，故除了与植入手术相关的并发症外，其与植入的电极导线及脉冲发生器相关的并发症较一般起搏器的多。

（一）误放电

即非室性心动过速/室颤原因引起的ICD放电。可能是ICD对室上性心动过速的误感知、无心律失常时的误感知、可通过抗心动过速起搏器（ATP）终止的室速等引起的放电。每一次放电都会给患者造成不安和恐惧，影响患者的生理和心理，同时也会缩短ICD电池的寿命，所以应及时识别并找出原因，如工作及生活场所有无电磁干扰等。找出原因后给出具体的解决办法，如远离干扰源、调整程控参数，必要时辅以药物治疗及导管介入治疗，或更换除颤电极导线。

（二）治疗功能失活

可能与心肌的炎症、纤维化、充血、水肿造成的心室感知不良，参数设置不合理造成的心律失常识别不良，因手术、心律失常介入等关闭了ICD的功能而未打开，参数设置不合理导致ICD治疗无效等有关。及时找出原因，给出相对应解决办法，如重设参数、更换导线等。

（三）植入后的电风暴

电风暴指的是24小时内发生≥3次的心室颤动/心室扑动发作。电风暴发作不但会延长患者的住院时间，增加住院率，还会增加死亡率。其发生原因可能与交感神经兴奋、电解质紊乱等有关，其治疗一般采用β受体阻滞剂，以降低交感神经张力、减慢心率、镇静等。

（谢缤纷、李国祺、詹惠敏）

第五节　心脏再同步化治疗心律转复除颤器植入术的护理

一、概述

（一）相关知识简介

健康的心脏左、右心室均匀同步地将血液泵入全身，为身体提供氧气和营养。心脏的泵运动由电脉冲控制，这些脉冲通过左、右束支同步分散，脉冲激发时，左、右心室同时收缩。当左束支的电传导受阻时，称为左束支传导阻滞，此时电刺激将无法传送，在这种情况下，电脉冲首先进入右心室，然后延迟到达左心室，左心室延迟激动，左、右心室收缩不同步，导致心脏泵血不均匀，泵送力降低，心肌变弱。心脏再同步化治疗（CRT）又称双心室起搏，是在传统起搏基础上增加左心室起搏，左心室起搏电极经右心房的冠状窦开口进入冠状窦至左心室后壁侧支，以起搏左心室，通过左、右心室电极起搏恢复心室同步收缩，从而治疗心室收缩不同步的心力衰竭患者。CRT可恢复左、右心室内的同步激动，减轻二尖瓣反流，增加心排血量，改善心功能，降低死亡率和因心衰恶化住院的风险，改善症状，提高生活质量，降低猝死风险，是心力衰竭治疗史上一个里程碑式的突破。心脏再同步化治疗心律转复除颤器（cardiac resynchronization therapy defibrillator，CRT-D）是心脏再同步化治疗起搏器（cardiac resynchronization therapy pacemaker，CRT-P）和植入型心律转复除颤器（implantable cardioverter defibrillator，ICD）的组合，其不仅具备心脏同步化治疗的功能，而且带有复律除颤的功能。

（二）CRT-D植入术的适应证

2021年，中国CRT专家组结合国内外相关指南以及近年来我国在希浦系统起搏领域的开创性工作，提出了我国的CRT-D植入术适应证建议。

1. Ⅰ类适应证

（1）窦性心律，LBBB，QRS时限≥150毫秒，尽管接受指南推荐的优化药物治疗，但LVEF≤35%的症状性心衰患者，推荐进行有/无ICD功能的CRT。（证据级别：A）

（2）符合常规起搏适应证，预计心室起搏比例＞40%，LVEF＜40%的收缩功能下降的心衰患者，不论是否有房颤，推荐植入CRT-D。（证据级别：A）

2. Ⅱa类适应证

（1）窦性心律，LBBB，QRS时限为130～149毫秒，尽管接受指南推荐的优化药物治疗，但LVEF≤35%的症状性心衰患者，推荐进行有/无ICD功能的CRT。（证据级别：B）

（2）窦性心律，非LBBB，QRS时限≥150毫秒，尽管接受指南推荐的优化药物治疗，但LVEF≤35%的症状性心衰患者，应该进行有/无ICD功能的CRT。（证据级别：B）

（3）房颤，QRS时限≥130毫秒，尽管接受指南推荐的优化药物治疗，但LVEF≤35%的症状性心衰患者，若能保证双心室起搏或今后选择恢复窦性心律的治疗策略，应该进行有/无ICD功能的CRT。（证据级别：B）

（4）既往已经植入传统起搏器或者ICD的心室起搏比例＞40%的患者，若心功能恶化，LVEF≤35%，可以考虑升级进行CRT。（证据级别：B）

3. Ⅱb类适应证

窦性心律，非LBBB，130毫秒≤QRS时限＜150毫秒，尽管接受指南推荐的优化药物治疗，但LVEF≤35%的症状性心衰患者，可以考虑进行有/无ICD功能的CRT。（证据级别：B）

4. Ⅲ类适应证

QRS时限＜130毫秒且无右心室起搏适应证的患者，可以考虑植入CRT-D。（证据级别：A）

（三）CRT-D植入术的简要手术步骤

相对于普通起搏器植入术而言，CRT-D植入术操作复杂，难度较大，手术的特殊和关键之处是左心室电极导线系统的植入。

（1）经肘部静脉在X线透视下用1∶1的碘造影剂行腋静脉造影以引导锁骨下静脉穿刺。

（2）穿刺锁骨下静脉，在X线指引下，送入导引钢丝至下腔静脉，建立静脉通道。

（3）在锁骨下胸部皮肤处切开一个3～5cm的小口，钝性分离皮下组织和肌肉筋膜，在胸大肌的深浅筋膜之间做一个囊袋，用来放置心脏除颤器。

（4）经导引钢丝送入8F/9F/10F撕开鞘，撤出导引钢丝，植入心室电极或左心室除颤电极至右心室，为术中提供后备起搏保护，同时为观察靶静脉的粗细提供参照。

（5）撤出左心室导引钢丝，经冠状窦长鞘送入电生理标测导管，标测导管指引长鞘至冠状窦。

（6）长鞘放置于冠状窦内后撤出电生理标测导管，将直径0.014in的PTCA导丝经冠状窦长鞘送入冠状窦远端，再沿导引导丝将静脉造影球囊导管送入冠状窦长鞘远端2～3cm处，确保球囊在冠状窦长鞘外1cm以上。

（7）静脉造影球囊经肝素生理盐水排气、冲洗后，送入冠状窦内，至少在正位、左前斜位、右前斜位三个体位推注造影剂行冠状窦造影（图3-5-1），了解冠状窦及其分支血管的走行。根据造影结果选择合适的靶血管。靶血管首选侧后静脉、侧静脉或术前超声提示延迟激动区域对应的心脏静脉，其次是心中静脉。

（8）撤除造影导管，沿静脉鞘将电极导线送入靶血管。

（9）经左心室输送系统将左心室起搏电极导线植入对应的靶血管，进行左心室起搏阈值测试。

（10）沿心房导引钢丝送入7F撕开鞘，撤出导引钢丝，经撕开鞘送入心房电极，将电极头端置于右心耳或心房间隔部，调试参数。

（11）用不可吸收缝线将电极固定于血管切开处及静脉穿刺处，再用螺丝钉将起搏电极与脉冲发生器固定好。

（12）将起搏器放入囊袋中，用可吸收缝线逐层缝合囊袋，缝合后的切口上面予无菌方纱覆盖，根据需要使用弹力绷带加压固定。

（13）留取4个X线下影像，体位包括正位、右前斜位30°、左前斜位45°、左前斜位90°（图3-5-2）。

（14）包扎后的起搏器伤口再予沙袋加压止血。送患者安返病房。

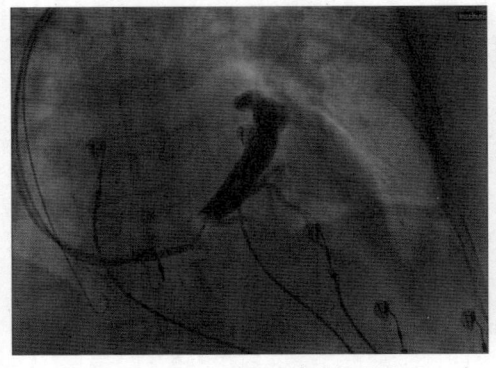 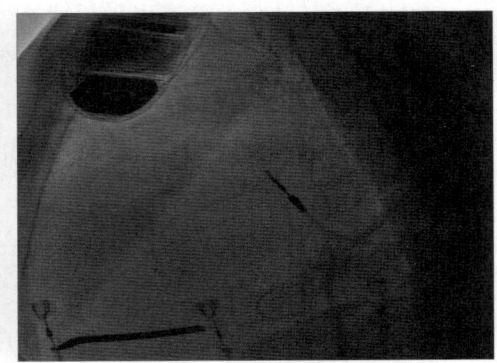

图3-5-1　行冠状窦造影（右前斜位30°）　　　　图3-5-2　术后左前斜位90°

二、术前护理评估

（一）环境评估

（1）手术前一天晚上以空气净化机净化、消毒导管室空气，用消毒液擦拭室内所有物品，包括手术床、加药治疗台、手术用长治疗车等。

（2）保持导管室温度22～25℃，湿度55%～60%。

（3）控制导管室人员，严防交叉感染。室内人员包括手术主刀医生1人、助手2人、跟台护士1人、跟台技师1人，总人数不超过6人。

（二）患者评估

（1）评估患者的病情、NYHA心功能分级、LVEF数值、意识、合作程度、心理素质等。

（2）手术知情同意书必须由手术主刀医生、患者及患者家属签署全名，签署时间要具体到分钟。

（3）患者完善一般检查，包括血常规、尿常规、血生化、血型、出血时间、凝血时间、脑钠肽（BNP）、肝炎标志物、HIV、梅毒血清学检查、心电图（尤其是QRS波形态）、动态心电图、超声心动图、胸部X线。

（4）评估患者的生命体征、吸烟史、过敏史、家族史及既往史（尤其是既往有无晕厥史）。

（5）评估患者的皮肤准备，如手术区域皮肤是否完整，有无备皮，有无皮疹及过敏，有无胶布及电极贴痕迹。

（6）评估患者带入管道（包括中心静脉通道、外周静脉通道、胃管、导尿管及其他各种引流管）有无堵塞、折叠，以及引流物的颜色、性状和量。

三、一般护理

（一）常规准备

1. 物品准备

见表3-5-1。

表3-5-1 CRT-D植入术中常用物品准备

物品名称	数量
无菌手术包	1个
18号穿刺针	1个
带手柄刀片	1个
无菌手套	2～3副
无菌手术衣	2～3件
无菌注射器	5mL的1个，10mL的3个
无菌纱布	适量
无菌起搏器专用器械包	1个
碘伏消毒液	40～60mL
弹力胶布	长度20cm，2～3条
电极测试连接线（带鳄鱼夹）	2条
无菌外科手术贴膜	1张
无菌球管帽	1个
一次性电刀	1个
一次性除颤电极贴	1副

2. 药品准备

见表3-5-2。

表3-5-2　CRT-D植入术中常用药品准备

药品名称及配制方法	用量、用法（遵医嘱）	用途
0.9%氯化钠注射液500mL＋肝素钠注射液3000U	500mL，倒入治疗盆中	冲管
盐酸利多卡因注射液3支（每支10mL/0.2g）＋0.9%氯化钠注射液30mL，1∶1配制，或用原液	50mL，皮下注射	局部麻醉
硫酸阿托品注射液，原液	1mg/次，静脉注射	提升心率
重酒石酸间羟胺注射液1支（1mL/10mg）＋0.9%氯化钠注射液9mL，配成1mg/mL	1～2mg/次，静脉注射	升压
造影剂，原液（注射前稀释）	50mL，静脉注射	造影
盐酸多巴胺注射液10支（每支2mL/20mg）＋0.9%氯化钠注射液30mL（必要时）	遵医嘱	强心，升压
盐酸吗啡注射液1支（1mL/10mg）＋0.9%氯化钠注射液9mL，配成1mg/mL	2～3mg/次，静脉注射	镇痛
枸橼酸芬太尼注射液1支（10mL/0.5mg）＋0.9%氯化钠注射液40mL，配成10μg/mL	1～2μg/（kg·h），恒速泵输入	镇痛

3. 仪器设备准备

包括DSA机、临时起搏器、无影手术灯、电刀、心脏体外除颤仪、中心供氧及负压吸引装置、简易呼吸囊、恒速泵、无创血压血氧监测仪。必要时备气管插管用物及呼吸机。

（二）常规护理

1. 核查

（1）与病房护士规范交接。核对患者身份，包括病区、床号、姓名、住院号、年龄、性别、疾病种类、手术名称、手术方式、手术日期、手术医生。

（2）向患者及家属做好术前宣教，简要告知手术过程及手术所需时间。确认患者已脱除内衣裤、活动心电监护仪，卸去身上所有饰物及义齿，排空大小便，必要时术前留置导尿管。注意保护患者受压部位皮肤，必要时可于骶尾部贴安普贴或垫水垫。

2. 常规监护

（1）常规粘贴除颤电极贴，心底部电极贴粘贴在患者胸骨右缘第二肋间或患者后背肩胛处，心尖部电极贴粘贴在患者左腋中线与第五肋间交界处。术中需使用电刀时，术前要准备电刀仪器，并将一次性回路负极板粘贴在患者血液或肌肉丰富的部位，一般粘贴在臀部。

（2）予心电、血压、血氧饱和度监测，血压计袖带应绑缚在CRT-D植入侧的对侧上肢，连接心电图的肢体导联及胸导联，常规给予患者吸氧，建立静脉通道并保证通畅。

3. 管道连接及耗材开启

（1）开启无菌手术包（敷料包、器械包、起搏器专用器械包），合理摆放各种包内物品，按需向治疗盆内倒入生理盐水、稀释后的肝素钠2000～3000U。保证手术台上有足量的利多卡因局麻药、无菌纱布。

（2）协助术者穿手术衣。打开各种材料和物品依次递给术者，所有操作严格遵守无菌原则。根据需要递送各种耗材。开启耗材前与术者核对耗材名称、有效日期、型号，开启时注意勿污染材料内面、避免跨越无菌区域，开启后及时记录，并张贴所用材料二维码。

四、专科护理

（一）一般专科护理

1. 体位

患者去枕平卧于手术床上，头部偏向安装起搏器侧的对侧。解开患者衣扣，将衣领往患者后背折叠，尽量充分暴露患者颈部及前胸部皮肤，肩部可垫吸水布，以防术中浸湿患者衣物及床垫。嘱患者双上肢自然放于身体两侧，双下肢平伸，足尖自然外展。

2. 特殊耗材准备

见表3-5-3。

表3-5-3　CRT-D植入术中特殊耗材准备

耗材名称	数量	用途
7F撕开鞘	1个	导引心房电极
9F撕开鞘	1个	导引心室除颤电极
8F/9F/10F撕开鞘	1个	导引左心室电极
80cm J头导丝	3条	导引电极导管进入心脏
0.014in PTCA导丝	1条	进入冠状静脉

续表

耗材名称	数量	用途
心房起搏电极导线	1条	植入右心房
心室除颤电极导线	1条	植入右心室
左心室导线输送系统	1套	导引导丝进入冠状静脉
电生理标测导管（必要时）	1条	导引左心室导线输送系统至冠状窦
球囊造影导管	1个	导引左心室导线输送系统至冠状窦
左心室起搏电极导线	1条	植入冠状静脉分支
带除颤功能的三腔起搏器	1个	植入皮下
JR4或AL1造影导管	1条	导引左心室导线输送系统至冠状窦
超滑导丝（必要时）	1～2条	导引左心室导线输送系统至冠状窦

3. 预防院内感染

术前半小时遵医嘱静脉滴注抗生素，术者按外科洗手穿衣法进行术前准备，起搏器囊袋切口处贴40cm×30cm的外科无菌贴膜。

4. 消毒

常规消毒患者胸前区皮肤，用碘伏消毒液从术侧锁骨下2～3cm切口处向外360°消毒，共消3遍。消毒范围术侧上至患者下颌至肩峰，外至上臂上1/3及腋窝至腋中线，下至乳头，对侧至锁骨中线。

5. 铺巾

既要暴露囊袋切开区域，又要尽量减少切开区域周围皮肤的暴露。遵循先对侧后近侧、从上到下的原则，尽量使无菌区域最大化，同时注意避免污染术者胸前无菌区域，最后铺无菌大单。铺无菌巾时要遮盖患者头面部，故铺巾前向患者做好解释工作以取得配合，铺巾完成后在不影响手术区域无菌要求的情况下要及时掀开遮蔽患者口鼻处的无菌巾。

（二）特殊专科护理

1. 疼痛护理

在起搏器囊袋的制作过程中，医生会用器械或手钝性分离皮下组织至胸大肌筋膜面，而CRT-D脉冲发生器较普通脉冲发生器体积大，囊袋制作更加困难，因此疼痛会更明显，故操作中切口处要充分予利多卡因麻醉，同时告知患者不要随意移动身体及四肢，必要时使用镇痛药。对于不能配合手术或心功能差无法耐受手术的患者，可按需使用静脉全麻或气管内麻醉。

2. 心衰护理

术前应评估患者的心功能状态，如LVEF和BNP的数值、24小时出入量以及患者的用药情况等。术中患者精神紧张、焦虑，在静脉穿刺及囊袋制作时疼痛明显，手术时间过长易出现血流动力学不稳定的情况，这些因素都会诱发急性左心衰。术中应安抚患者，做好心理护理，密切监测患者的生命体征，如心率、血压、血氧饱和度等，有异常及时处理。控制术中补液速度，观察患者的尿量，必要时术前留置导尿管，准确记录术中的出入量。

3. 心律失常的监测

植入CRT-D的患者常因心力衰竭而合并有恶性心律失常或者有潜在的发生恶性心律失常的风险，其术中发生恶性室性心律失常的风险较普通起搏器植入者高。电极跨过三尖瓣瓣环时，会发生频发的室性早搏或短阵室性心动过速，甚至诱发室颤。患者因LBBB阻滞术中的机械刺激可能会出现三度房室传导阻滞（AVB），故术中需密切注意心率、心律等的心电图变化，除颤仪应处于待用状态，一旦发现室颤立即进行电除颤。

4. 人文关怀

（1）患者心功能差，术中各种因素的刺激均可诱发患者急性左心衰，因此术中应陪侍于患者床侧，穿刺完成后适当垫高患者头部，予持续氧气吸入，保持患者心情放松，呼吸平稳，尽量减少心衰发生的风险。起搏器囊袋体积较大，在制作过程中患者会疼痛不适，而手术过程需要患者全程配合，因此充分的沟通交流是手术顺利进行的保障。

（2）术中无菌要求严格，穿刺锁骨下静脉铺无菌巾时要遮盖患者头面部，从而不同程度地影响患者呼吸，引起患者恐惧，故铺巾时要向患者充分解释，取得配合，铺巾完成后及时掀开遮蔽患者口鼻处的无菌巾，或用特制头架架空遮盖患者头面部的无菌巾，在保证手术区域无菌后尽量充分暴露患者面部，尽可能增加患者的舒适度，使其呼吸顺畅，并减轻其恐惧心理。

5. 配合医生行起搏器参数设置

待电极送至心腔满意位置后，将电极尾端与台下起搏脉冲发生器进行连接，并确保连接部位紧密、牢靠，注意不要污染无菌操作区，然后开始进行起搏阈值测试。

（1）调起搏器脉宽为0.42毫秒，测试阻抗。心房、心室阻抗的理想值均为$300 \sim 1000 \, \Omega$。

（2）测试起搏功能。测试心室电极时，调起搏频率比自身心室率高10～20

次/min。测试心房时，调起搏频率比自身心房率高20次/min。

（3）测试电压阈值时起搏频率仍保持以上状态，电压先从5V起，逐步降低幅度直至不能夺获为止，这一临界数值即为起搏阈值（正常值是右心房<1.5V，右心室<1.0V，左心室≤2.5V）。为确定稳定性，可重复测试2～3次，最后选择的起搏电压应为起搏阈值的2～3倍。

（4）测试感知灵敏度时将起搏频率缓慢调至30次/min（当患者为起搏器依赖时，不测感知灵敏度）。感知灵敏度从2mV开始，逐渐上调，直到发放起搏脉冲为止，读取前一个不发放脉冲的数值即为感知灵敏度，一般右心房电极感知灵敏度在2mV以上，右心室电极感知灵敏度在5mV以上，左心室电极感知灵敏度以等于或大于5mV为佳。

（5）测试膈神经有无刺激时调起搏阈值为10V，观察或触摸患者膈肌有无跳动，若膈肌跳动明显，应调整心室电极导线位置的深浅度，或更换电极所植入的靶静脉。

6. 检查电极稳定性，进行诱颤测试

嘱患者深呼吸或咳嗽，严密监测心电图，看是否有无效起搏等电极脱位现象，如有可及时调整电极位置。起搏器与起搏电极连接后测试起搏功能时常需诱颤，诱颤前站立于患者床旁，确认除颤电极贴粘贴牢固，位置正确，体外除颤仪功能正常，诱颤后如CRT-D未能正常工作则需及时进行体外除颤。

7. 切口护理

手术切口缝合后予无菌方纱覆盖，根据患者用药史，如有无使用抗凝药物、有无口服抗血小板药，以及术中出血量等评估切口是否需用绷带加压包扎，以防囊袋内出血；常规再予0.5～1kg沙袋加压止血6～8小时，每隔2小时解除压迫10分钟。保持切口处皮肤清洁干燥，严格无菌换药，术后24小时换药1次，伤口无异常可2～3天换药1次。观察囊袋有无肿胀，切口有无渗血、红肿，患者有无局部疼痛，皮肤是否变暗发紫、有无波动感等，监测体温变化，及时发现出血、感染等并发症。如切口愈合良好，一般术后第7天拆线，术后无须常规使用抗生素。

8. 术后宣教

术后将患者平移至床上，嘱患者保持平卧位或略向左侧卧位4～6小时，如患者平卧位不适，可抬高床头30°～60°。患者术侧肩关节不宜过度活动，肘关节以下可活动，术侧手掌可进行握拳运动以预防血栓形成。嘱患者勿用力咳嗽，如确实要咳嗽，应用手轻轻捂住伤口，以防伤口出血及电极脱位。指导患者进食高

纤维素、高蛋白质、粗纤维、易消化饮食，以防便秘，禁食产气、辛辣刺激的食物。

五、CRT-D并发症的观察及处理

CRT-D的并发症发生率高于普通起搏器植入术，除与普通起搏器植入术类似的并发症外，其并发症主要与左心室起搏导线和冠状窦有关。

（一）左心室起搏导线植入失败

该并发症与冠状窦的解剖结构特殊导致插管困难有关。靶静脉过细或与冠状窦主干形成锐角，也可造成左心室导线难以插入。左心室起搏导线植入失败可考虑行左束支起搏。

（二）冠状窦夹层和穿孔

术者操作手法不够细致、手术时间过长，以及造影球囊在细小管腔内充盈，推送端口相对锋利的冠状窦长鞘时没有柔软导管在前方主干内"引路"，冠状窦长鞘进入心脏静脉上游过深且张力过大或心脏静脉本身有结构性病变均可能导致冠状窦夹层和穿孔。冠状窦夹层的发病率为3%左右，影像学上最重要的特点是造影剂滞留，包括充盈缺损、回流缓慢，甚至造成属支干口闭塞、假腔形成。冠状窦穿孔很罕见，如果有血管壁破裂，造影剂可造成心包腔显影。静脉系统压力小，对夹层有较好的耐受性，若无其他特殊情况，一般可以继续进行手术。

夹层的症状跟损伤程度相关。一般无明显症状，严重时出现胸痛、胸闷、呼吸困难、出汗、休克，甚至猝死。其处理策略如下。

（1）轻度损伤的夹层：观察后如发现滞留的造影剂明显减少或消失，患者病情稳定，可继续手术；在静脉分支许可的情况下，可避开夹层部位。

（2）中度损伤的夹层：应该避免盲目送入导管或导线，可择期手术或谨慎操作，先送入亲水、超滑的导引钢丝，待导引钢丝到达靶静脉后，再沿导引钢丝送入导线。

（3）重度损伤的夹层：积极对症治疗，必要时紧急穿刺抽液，手术应择期完成。术者应熟悉解剖结构，操作时动作轻柔；进行冠状窦造影时，切勿过于用力，用常规方法进行冠状窦置管有困难时，应用右侧指引导管和超滑导丝，或者选择亲水软头的PCI导引钢丝，以免发生夹层或扩大夹层，必要时可行左束支起

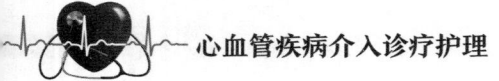

搏。术中应加强观察DSA影像，重视患者的主诉，密切监测其生命体征。

（三）左心室导线脱位及高起搏阈值

该并发症与起搏导线选择不当、导线定位不满意、定位右心导线前撤除长鞘导致左心室导线受牵拉、术中撤出冠状窦长鞘时手法错误、连接起搏器和埋入囊袋过程中心内导线受到意外牵拉等有关。发生脱位后左心室起搏时的心电图表现为右束支传导阻滞（RBBB）图形，术中应严密监测心电图的变化，如果发现原左心室起搏心电图呈现右束支传导阻滞图形，就需要提醒医生检测起搏、感知和阻抗情况，明确是否有脱位的发生，脱位者应进行复位。

左心室导线高起搏阈值的处理原则：①如果导线已经进入靶静脉，可尝试在邻近次一级分支中更换位置。②选择另一根静脉分支。值得注意的是，植入CRT-D不是为了一个低的起搏阈值，而是为了达到同步化的目的。

（四）膈神经刺激

45%的左侧膈神经穿过左心室中侧壁，从左肺根部前面进入胸腔，与左侧心包及膈肌血管伴行，贴心包左侧壁分布于膈肌。膈神经刺激可以导致手术时间的延长，使植入导线无法处于最佳部位。

膈神经刺激的处理措施包括：①更换靶血管。需要理想的、可选择的血管。②改变导线头端的方向，选择同一静脉分支的近、中段，改变当前的起搏配置。③选择合适的程控。左心室四极导线可提供多重向量组合。

（五）急性左心室衰竭

该并发症与术前慢性心力衰竭纠治不满意，术中患者高度紧张、焦虑，手术时间过长，以及憋尿、闷热、疼痛等不良刺激有关，也与术中发生直接/间接损害心功能的严重并发症（如冠状窦造影时球囊堵塞静脉导致回流时间过长、冠状窦夹层引发心肌水肿）有关。

其处理措施包括：①根据患者的耐受程度及心功能状态选择麻醉方式；②术前尽可能保证患者病情稳定，药物治疗达标，并于手术开始前静脉注射呋塞米20mg、肌内注射地西泮10mg；③必要时术前留置导尿管，术中严密监测患者的生命体征，控制输液速度，准确记录出入量，及时发现心力衰竭先兆并迅速处理；④若症状缓解可继续完成手术，否则必须终止手术。

（谢缤纷、王春红、黄晓燕）

第六节　全皮下植入型心律转复除颤器植入术的护理

一、概述

（一）相关知识简介

全皮下植入型心律转复除颤器（subcutaneous implantable cardioverter defibrillator，S–ICD）的导线与脉冲发生器均埋于皮下，除颤电极置于与前正中线平行的胸骨左缘或右缘处，近端感知电极位于剑突附近，远端感知电极位于胸骨柄旁，脉冲发生器则置于左腋下前锯肌与背阔肌之间。其除颤导线不直接接触心脏及相关静脉，从而避免了导线导致的静脉及心脏相关并发症。S–ICD是第一个可不在心腔内放置电极导线而具有感知和除颤功能的新型除颤治疗系统。从美学角度讲，S–ICD植入术切口和创伤很小，更加美观。S–ICD最大的问题是舍弃了传统ICD的起搏和抗心动过速起搏（ATP）功能，因此不能用于需要起搏或ATP的患者。S–ICD没有起搏功能，但在除颤后30秒内可提供经胸起搏。

（二）S–ICD植入术的适应证

（1）符合ICD植入标准，但缺乏合适的血管入路或预计感染风险高，或者目前不需要、预期将来也不需要通过起搏来治疗心动过缓或者终止心动过速，或者目前无CRT适应证、预期将来也不需要植入CRT–D的患者可植入S–ICD（Ⅰ类指征，B级证据）。

（2）符合ICD植入标准，目前不需要、预期将来也不需要通过起搏来治疗心动过缓或终止心动过速，或者目前无CRT适应证、预期将来也不需要植入CRT–D的患者可植入S–ICD（Ⅱa类指征，B级证据）。

（3）虽然符合ICD植入适应证，但合并心动过缓需要起搏器治疗，或者合并心衰需要CRT，或者需要ATP终止室速的患者可植入S–ICD（Ⅲ类指征，B级证据）。

（三）S–ICD植入术的简要手术步骤

（1）使用DEMO模拟导线和脉冲发生器装置在X线透视下进行定位，留取图像，确保除颤线圈和脉冲发生器将心脏完全覆盖，位置确定后用非水溶性马克笔做好标记。

（2）全麻下在左腋中线按照标记的囊袋切口位置切开皮肤，逐层分离组织，分离至前锯肌深筋膜，向腋后线方向继续钝性分离，找到前锯肌与背阔肌之间的深筋膜层，继续钝性分离并在前锯肌与背阔肌之间的空隙制作囊袋。

（3）作剑突切口，按照标记的剑突切口切开，分离至筋膜，在筋膜层上预留2根不可吸收缝线。

（4）制作隧道并植入导线，常使用二切口技术。导线需分别通过横向隧道和纵向隧道送到位后放置。制作横向隧道：使用隧道工具中的长鞘和隧道针，从剑突切口沿深筋膜层向囊袋方向制作隧道。制作纵向隧道：确定导线远端的预定位置，使用隧道工具中的短鞘和隧道针，平行于胸骨、紧贴深筋膜层向标记的导线远端位置制作胸骨旁隧道，隧道针与胸骨保持10°～20°推进。

（5）固定感知电极。

（6）放置装置和缝合囊袋。关闭腋下囊袋。在关闭切口前，排出所有的残余空气，在隧道和囊袋上按摩以排除气体。

（7）诱颤测试。采用50Hz/200mA交流电进行诱颤，2秒空白期后，S-ICD开始进行节律感知识别，诊断诱发出来的心律是不是室速或室颤，若是，则自动充电，65J放电除颤，平均时间为15～20秒。

（8）手术结束，留取正位影像（图3-6-1），送患者安返病房。

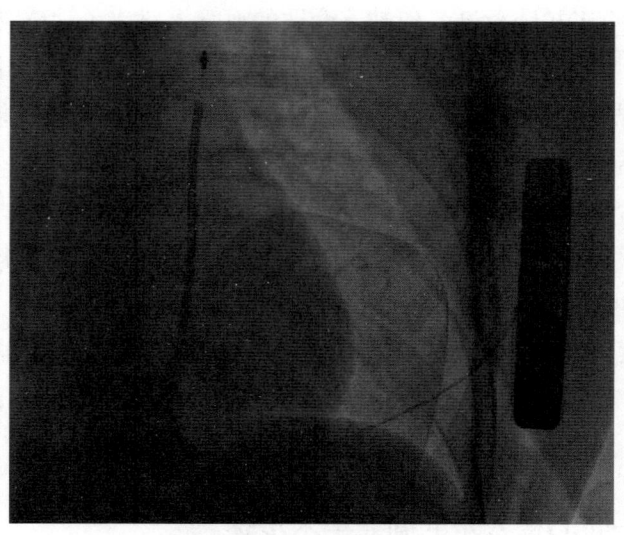

图3-6-1　术后留取正位影像

二、术前护理评估

（一）环境评估

（1）术前用消毒液擦拭导管室所有物品，包括手术床、加药治疗台、手术用长车等。

（2）打开导管室层流净化，保持室内温度22～25℃，湿度55%～60%。

（3）控制导管室人员，严防交叉感染。室内人员包括手术主刀医生1人、助手2～3人、跟台护士1人、参数测试人员1人，总人数不超过6人。

（二）患者评估

（1）患者筛选：通过患者立、卧位姿势收集其体表心电信号，确定至少存在一个向量被脉冲发生器的心电图模板所接受，否则不能选择S-ICD。

（2）手术知情同意书必须由手术主刀医生、患者及患者家属签署全名，签署时间要具体到分钟。

（3）患者完善一般检查，包括血常规、血生化、凝血指标、肝炎标志物、HIV、梅毒血清学检查、心电图、胸部X线检查。

（4）评估患者的生命体征、吸烟史、过敏史、家族史、既往史。

（5）评估患者的皮肤准备，如手术区域皮肤是否完整，有无备皮，有无皮疹及过敏。

（6）评估患者带入管道（包括中心静脉通道、外周静脉通道、胃管、导尿管及其他各种引流管）有无堵塞、折叠，以及引流物的颜色、性状和量。

三、一般护理

（一）常规准备

1. 物品准备

见表3-6-1。

表3-6-1　S-ICD植入术中常用物品准备

物品名称	数量
无菌手术包	1个
18号穿刺针	1个
带手柄刀片	1个
无菌手套	2～3副
无菌手术衣	2～3件
无菌注射器	30mL的1个，10mL的3个
无菌纱布	适量
无菌起搏器专用器械包	1个
碘伏消毒液	80～100mL
弹力胶布	长度20cm，2～3条
电极测试连接线（带鳄鱼夹）	1条
无菌外科手术贴膜	1张
无菌球管帽	1个
一次性电刀	1个

2. 药品准备

见表3-6-2。

表3-6-2　S-ICD植入术中常用药品准备

药品名称及配制方法	用量、用法（遵医嘱）	用途
盐酸利多卡因注射液3支（每支10mL/0.2g）＋0.9%氯化钠注射液30mL，1∶1配制，或用原液	50mL，皮下注射	局部麻醉
硫酸阿托品注射液，原液	1mg/次，静脉注射	提升心率
重酒石酸间羟胺注射液1支（1mL/10mg）＋0.9%氯化钠注射液9mL，配成1mg/mL	1～2mg/次，静脉注射	升压
盐酸多巴胺注射液10支（每支2mL/20mg）＋0.9%氯化钠注射液30mL（必要时）	遵医嘱	强心，升压

3. 仪器设备准备

包括DSA机、无影手术灯、电刀、心脏体外除颤仪、中心供氧及负压吸引装置、简易呼吸囊、恒速泵、无创血压血氧监测仪。必要时备气管插管用物及呼吸机。

（二）常规护理

1. 核查

（1）核对患者身份，包括病区、床号、姓名、住院号、年龄、性别、疾病种类、手术名称、手术方式、手术日期、手术医生。

（2）向患者及家属做好术前宣教，简要告知手术过程及手术所需时间。确认患者已脱除内衣裤、活动心电监护仪，卸去身上所有饰物及义齿，排空大小便，并注意保护患者受压部位皮肤，可于骶尾部贴安普贴或垫水垫。

2. 常规监护

建立静脉通道并保持通畅，连接三通管及延长管。连接好除颤仪，进行心电、血压、血氧饱和度监测。心电连接线注意避开胸腹部X线透射区域，以免干扰手术进程。贴好除颤电极贴片（心底部电极贴片贴于胸骨右缘第二肋间，心尖部电极贴片贴于左侧背部），并与体外除颤器正确相连。在患者血液或肌肉丰富的部位粘贴电刀回路负极板，一般贴于臀部。

3. 管道连接及耗材开启

（1）开启无菌手术包（敷料包、器械包、起搏器专用器械包），合理摆放包内各种物品，按需向治疗盆内倒入0.9%氯化钠注射液500mL。保证手术台上有足量的利多卡因局麻药、无菌纱布。

（2）协助术者穿手术衣。打开各种材料和物品依次递给术者，所有操作严格遵守无菌原则。根据需要递送各种耗材。开启耗材前与术者核对耗材名称、有效日期、型号，开启时注意勿污染材料内面、避免跨越无菌区域，开启后及时记录，并张贴所用材料二维码。

四、专科护理

1. 体位管理

协助患者舒适地平卧于DSA机检查床上，右上肢自然放于身体右侧，左上肢外展（＞60°）固定，并约束好四肢，做好解释，防止术中诱颤时肢体抽动导致无菌手术区污染。暴露患者胸腹部，检查术区皮肤情况，观察是否有破损、感染，清除胶布及电极贴的痕迹，动作轻柔，避免损伤术区皮肤。

2. 特殊耗材准备

见表3-6-3。

表3-6-3　S-ICD植入术中特殊耗材准备

耗材名称	数量	用途
DEMO模拟导线	1个	术前定位
模拟脉冲发生器装置	1个	术前定位
皮下隧道针	1条	制作隧道，导引除颤电极
除颤电极导线	1条	植入皮下隧道的胸骨左缘
带除颤功能的起搏器	1个	植入皮下

3. 预防院内感染

术前半小时遵医嘱静脉滴注抗生素。术者按外科洗手穿衣法进行术前准备。手术区域粘贴外科手术灭菌贴膜，DSA机套无菌机头套。注意大的无菌孔巾洞对准手术切口的位置，灯把手处套上无菌手套，头架放于合适位置，避免污染。

4. 消毒及铺巾

消毒范围从患者右腋中线至左腋后线及左手肘，从颌下至脐水平，以手术部位为中心，向周围消毒。铺无菌巾时既要显露穿刺口，又要尽量减少穿刺口周围皮肤的暴露。遵循先近后远的原则，避免污染术者胸前无菌区域。

5. 检查电极稳定性，进行诱颤测试

嘱患者深呼吸或咳嗽，严密监测心电图，看是否有无效起搏等电极脱位现象，如有可及时调整电极位置。起搏器与起搏电极连接后测试起搏功能时常需诱颤，诱颤前站立于患者床旁，确认除颤电极贴粘贴牢固、位置正确，体外除颤仪功能正常，诱颤后S-ICD未能正常工作时需立即进行体外除颤。

6. 切口护理

患者手术切口予无菌方纱覆盖、透明敷料固定，注意无张力原则，并予弹性绷带加压包扎24小时。

7. 术后宣教

（1）植入后：遵医嘱予服抗生素，预防感染。伤口可能会有肿胀和疼痛，术后前两天可遵医嘱予服镇痛药。嘱患者如感觉疼痛，通知护士。伤口愈合前，保持清洁干燥。

（2）手术4天后：患者洗澡时予无菌防水敷贴遮蔽伤口，嘱患者如有任何问题，通知护士。

（3）手术后前2周：不建议患者出院后进行体育锻炼，但也不必一直静坐或躺下。上肢手臂可以正常活动，但要避免活动时触及伤口。伤口侧避免提重物，否则会延缓伤口愈合时间，并增加感染风险。

（4）手术后1个月：需要随方，观察伤口愈合情况和S-ICD工作情况，医生会使用无线程控仪读取S-ICD数据。医生可能会要求患者进行运动测试，观察机器的设置是否需要调整。如无特殊情况，嘱患者每3~6个月到医院检查一次。

（5）手术后4~6周：术后恢复时间因人而异，与伤口愈合的速度，以及患者是否口服抗凝药物有关。伤口完全愈合后，患者可以自由活动，逐渐恢复正常锻炼水平，但要避免肢体接触类的运动（如橄榄球、柔道或摔跤）。长途旅行前，需咨询医生意见。

五、并发症的观察及处理

与传统TV-ICD相比，S-ICD的除颤电极及脉冲发生器均不直接接触患者静脉和心腔，因此减少了静脉及心控相关并发症的发生率，且不会显著增加手术时间，手术相关并发症发生率极低，可能的并发症如下。

（一）感染

手术过程中，制作电极隧道及埋植脉冲发生器于皮下可能会引入细菌或其他病原体，导致感染。患者感染可能的征兆包括发热、红肿、疼痛以及排出分泌物。术前充分的手术准备、严格遵守无菌原则、术野皮肤充分消毒和适当使用抗生素可以降低感染的风险。

（二）植入部位并发症

S-ICD植入后少见的并发症包括植入部位血肿和装置外露。手术过程中小血管未充分止血，可能导致手术区域血液积聚。较小的血肿通常会自行吸收，但较大的血肿可能需要进一步处理，例如抽取积聚的血液。通过适当的手术技术和止血措施可预防血肿的发生。术中需严密观察患者生命体征的变化，发现异常及时处理。装置外露与S-ICD的体积和厚度偏大相关，随着技术的发展，S-ICD在体积和厚度上进一步缩小，电极外露的发生率较前明显降低。一旦发现装置外露，可能需要移除装置并积极抗感染治疗。

（三）误放电

导致S-ICD误放电的原因可能是T波过感知、电极脱位及室上性心动过速。随着技术的进步，可通过设置鉴别软件及提高放电阈值的方法来减少S-ICD对室上性心动过速的误放电。术前可进行心电图筛选，评估T波及QRS波的形态和振幅，以评估患者是否能够避免T波过感知，从而确定是否植入S-ICD，减少术后S-ICD误放电的发生。

（王春红、李国祺、潘媚媚）

第七节　无导线起搏器植入术的护理

一、概述

（一）相关知识简介

无导线起搏器是集脉冲发生器与电极导线于一身的新型起搏器，它不需要经静脉植入心内膜的导线，不需要制作囊袋，而是通过导管微创手术以微缩胶囊的形式直接进入右心室，植入患者的心腔内，不需要皮下切口。目前常用的无导线起搏器尺寸为长25.9mm、宽6.7mm，重量为1.75g，体积仅为1cm³，其通过4个镍钛诺（nitinol）记忆金属固定翼固定在心肌上。无导线起搏器的体积和重量为传统起搏器的1/10，具有频率应答、自动阈值管理、兼容1.5～3.0T磁共振检查的功能。

（二）无导线起搏器植入术的适应证

1. 推荐植入无导线起搏器的情况

符合永久心脏起搏适应证，预计无导线起搏器获益超过传统单腔或双腔起搏器，或不适合传统起搏器者，推荐植入无导线起搏器。

（1）存在传统起搏器植入径路异常。

（2）反复起搏系统感染及感染性心内膜炎。

（3）终末期肾病及血液透析。

（4）其他临床情况或合并疾病导致患者植入传统起搏器特别困难或极易发

生并发症。

2. 应该考虑植入无导线起搏器的情况

符合永久心脏起搏适应证，预计无导线起搏器获益可能超过传统单腔或双腔起搏器者，应该考虑植入无导线起搏器。

（1）起搏系统感染风险高（包括但不限于长期使用激素或免疫抑制剂、反复全身性感染、高龄、有多种严重合并症、肾功能不全、重度消瘦、囊袋血肿风险高、认知功能下降、患糖尿病和严重皮肤疾病）。

（2）导线相关并发症风险高。

（3）永久或持续性心房颤动，预期心室起搏比例低。

（4）间歇性二度及高度房室传导阻滞，预期心室起搏比例低。

（5）窦性停搏或窦房传导阻滞，预期心室起搏比例低。

3. 可以考虑植入无导线起搏器的情况

符合永久心脏起搏适应证，传统起搏器和无导线起搏器各有利弊者，需综合考虑患者的病情和意愿，以决定是否植入无导线起搏器。

（1）二度及以上房室传导阻滞，预计心室起搏比例高（≥40%），且心功能正常。

（2）高龄或活动量少的窦房结功能障碍者。

（3）因个人偏好（职业、运动、美观或其他原因）要求植入无导线起搏器。

4. 不推荐植入无导线起搏器的情况

符合永久心脏起搏适应证，但植入无导线起搏器有害、无用或不适合者，不推荐植入无导线起搏器。

（1）预计心室起搏比例高（≥40%），伴左心室射血分数降低或轻度降低。

（2）三尖瓣金属瓣置换术后。

（3）下腔静脉途径异常，无导线起搏器的传送鞘管无法通过。

（三）无导线起搏器植入术的简要手术步骤

（1）在局部麻醉下，一般选取右股静脉进行穿刺，留置8F股血管鞘，建立静脉通道。

（2）由静脉通道送入加硬导丝，确保导丝位于上腔静脉，使用扩张条扩张患者穿刺部位。

（3）沿加硬导丝置入传送鞘管，确保传送鞘管沿导丝前行，并放置在右心房中部（图3-7-1）。

（4）将递送系统插入传送鞘管，缓慢回撤外鞘管至下腔静脉，送递送系统跨过三尖瓣进入右心室，定位至右心室间隔部（图3-7-2），并通过左前斜位（LAO）和右前斜位（RAO）造影来确认递送系统头端位于间隔部且与心肌贴靠良好（图3-7-3、图3-7-4）。植入位置优先选择右心室中位间隔部，低位间隔部或邻近高位间隔部为次选部位。

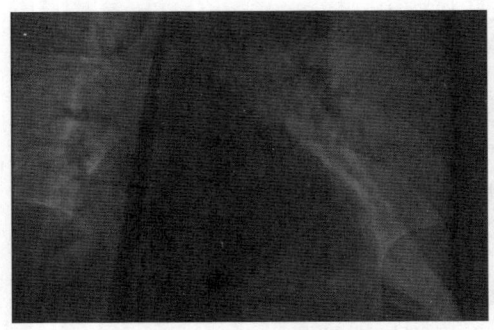

图3-7-1　放置传送鞘管至右心房中部

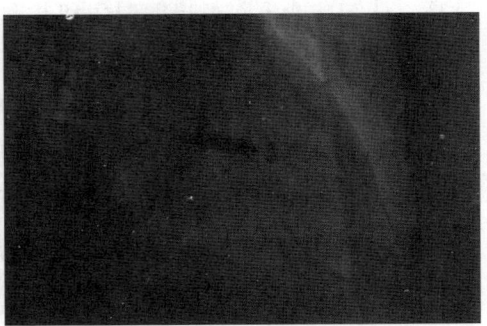

图3-7-2　将递送系统送进右心室

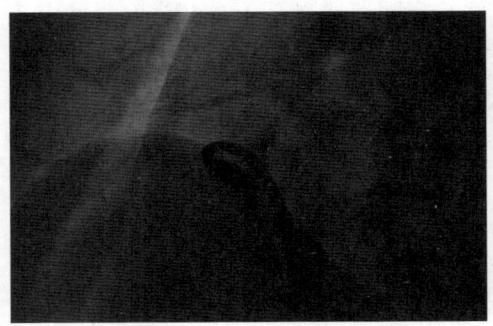

图3-7-3　左前斜位45°造影

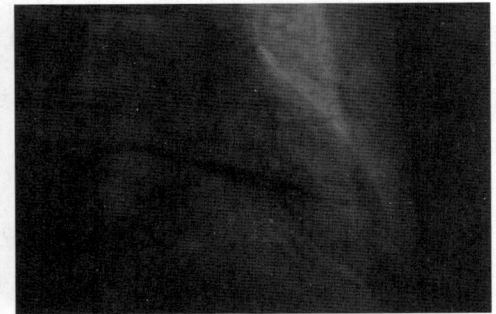

图3-7-4　右前斜位30°造影

（5）确认无导线起搏器与植入部位贴靠良好后，给予递送系统一定压力直到递送系统头部出现鹅颈状改变，然后迅速用两步法释放装置。

（6）通过牵拉试验确定释放的无导线起搏器至少有2个以上钩齿能稳定钩住心肌（图3-7-5）。

（7）进行牵拉试验后测试参数至满意，确认无导线起搏器已固定牢固。

（8）确认无导线起搏各参数良好且至少有2个以上钩齿钩住心肌后，剪断并移除拴绳，退出递送系统（图3-7-6）。

（9）在退出鞘管前，先将缝线以"8"字缝合术固定于皮肤，拔除鞘管后立即拉紧缝线闭合穿刺部位，并在人工按压止血后用弹性绷带加压包扎。

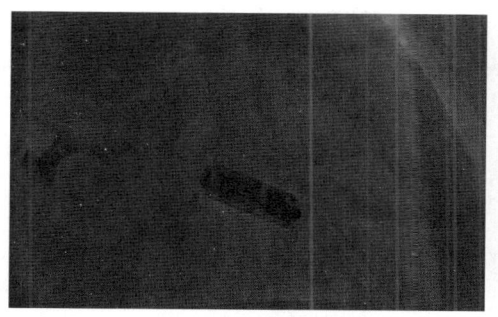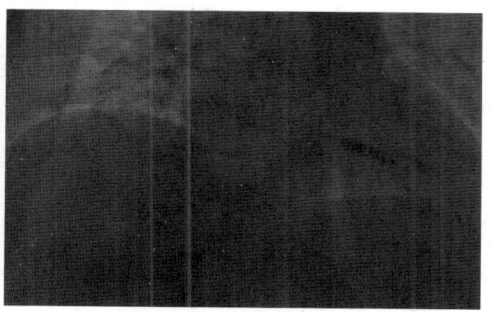

图3-7-5　无导线起搏器钩住心肌　　　　图3-7-6　剪断并移除拴绳，退出递送系统

二、术前护理评估

（一）环境评估

（1）根据导管室的建设标准，保持室内空气的洁净度，术前评估导管室所有物品及操作台的清洁情况，包括DSA床、加药治疗台、手术治疗车。

（2）保持导管室温度22~25℃，湿度55%~60%。

（3）控制导管室人员，严防交叉感染。室内人员包括手术主刀医生1人、助手1~2人、跟台护士1人、巡回护士1人，总人数不超过5人。

（二）患者评估

（1）评估患者的病情、意识、心理状态、合作程度。

（2）手术知情同意书必须由手术主刀医生、患者及患者家属签署全名，签署时间要具体到分钟。

（3）患者完善一般检查，包括血常规、血生化、凝血指标、肝炎标志物、HIV、梅毒血清学检查、心电图、24小时动态心电图、胸部X线、心脏彩超等。

（4）评估患者的生命体征、吸烟史、过敏史、家族史、既往史。

（5）评估患者的皮肤准备情况，如手术区域皮肤是否完整，有无备皮，有无皮疹及过敏。

（6）评估患者带入管道（包括中心静脉通道、外周静脉通道、胃管、导尿管及其他各种引流管）有无堵塞、折叠，以及引流物的颜色、性状和量。

三、一般护理

（一）常规准备

1. 物品准备

见表3-7-1。

表3-7-1　无导线起搏器植入术中常用物品准备

物品名称	数量
无菌手术包	1个
18号穿刺针	1个
带手柄刀片	1个
无菌手套	2~3副
无菌手术衣	2~3件
无菌注射器	5mL的2个、10mL的3个、30mL的1个、50mL螺口的1个
普通输液器	2条
精密过滤输液器	1条
加压输液袋	1个
无菌薄膜套	1个
无菌纱布	适量
碘伏消毒液	40~60mL
弹力胶布	长度20cm，2~3条
无菌球管帽	1个
一次性电刀	1个
一次性除颤电极贴	1副

2. 药品准备

见表3-7-2。

表3-7-2　无导线起搏器植入术中常用药品准备

药品名称及配制方法	用量、用法（遵医嘱）	用途
0.9%氯化钠注射液500mL＋肝素钠注射液2000U	500mL，倒入治疗盆中	冲管
0.9%氯化钠注射液500mL＋肝素钠注射液500U	500mL，加压连接传送鞘管	冲传送鞘管
0.9%氯化钠注射液500mL＋肝素钠注射液500U	500mL，连接无导线起搏器递送系统	冲洗无导线起搏器递送系统
盐酸利多卡因注射液3支（每支10mL/0.2g）＋0.9%氯化钠注射液30mL，1∶1配制，或用原液	50mL，皮下注射	局部麻醉
硫酸阿托品注射液，原液	1mg/次，静脉注射	提升心率
重酒石酸间羟胺注射液1支（1mL/10mg）＋0.9%氯化钠注射液9mL，配成1mg/mL	1～2mg/次，静脉注射	升压
造影剂，原液（注射前稀释）	100mL，连接输送装置	造影
枸橼酸芬太尼注射液1支（10mL/0.5mg）＋0.9%氯化钠注射液40mL，配成10μg/mL（必要时）	1～2μg/（kg·h），恒速泵输入	镇痛
盐酸多巴胺注射液10支（每支2mL/20mg）＋0.9%氯化钠注射液30mL（必要时）	遵医嘱	强心，升压

3. 仪器设备准备

包括DSA机、临时起搏器、无影手术灯、电刀、心脏体外除颤仪、中心供氧及负压吸引装置、简易呼吸囊、恒速泵、无创血压血氧监测仪。

（二）常规护理

1. 核查

（1）与病房护士规范交接。核对患者身份，包括病区、床号、姓名、住院号、年龄、性别、疾病种类、手术名称、手术方式、手术日期、手术医生。

（2）向患者及家属做好术前宣教，简要告知手术过程及手术所需时间。确认患者已脱除内衣裤、活动心电监护仪，卸去身上所有饰物及义齿，排空大小便，并注意保护患者受压部位皮肤，可于骶尾部贴安普贴或垫水垫。

2. 常规监护

（1）予患者心电、血压、血氧饱和度监测，血压计袖带应绑缚在患者起搏器植入侧的对侧上肢，连接肢体导联，如果是左束支起搏，还应行胸导连心电监测。根据患者病情及血氧饱和度情况给予患者氧气吸入，建立静脉通道并保证通畅。

（2）术中如需使用电刀，术前应准备电刀仪器，将一次性回路负极板粘贴在患者血液或肌肉丰富的部位，一般粘贴在臀部。

3. 管道连接及耗材开启

（1）开启无菌手术包（敷料包、器械包、起搏器专用器械包），合理摆放包内各种物品，按需向治疗盆内倒入0.9%氯化钠注射液500mL，加入2000～3000U肝素钠。保证手术台上有足量的利多卡因局麻药、无菌纱布。

（2）协助术者穿手术衣。打开各种材料和物品依次递给术者，所有操作严格遵守无菌原则。根据需要递送各种耗材。开启耗材前与术者核对耗材名称、有效日期、型号，开启时注意勿污染材料内面、避免跨越无菌区域，开启后及时记录，并张贴所用材料二维码。

（3）配合术者进行台上起搏输送系统的连接：①配好生理盐水500mL＋肝素钠500U，用输液管＋压力延长管连接传送鞘管，并使用加压袋，压力保持在300mmHg。②配好生理盐水500mL＋肝素钠500U、造影剂100mL，分别使用普通输液管与三联三通连接，再使用压力延长管连接到无导线起搏输送装置上。

四、专科护理

（一）一般专科护理

1. 体位管理

患者取平卧位，双手置于身体两侧。应确保手术床平整，臀部额外垫吸水布。解开患者衣扣，衣服背面往腰腹部牵拉，勿垫在臀部，以防术中浸湿。裤子褪至膝关节以下，充分暴露脐部至膝关节处，并注意保护患者隐私及保暖。

2. 特殊耗材准备

见表3-7-3。

表3-7-3　无导线起搏器植入术中特殊耗材准备

耗材名称	数量	用途
8F股动脉鞘	1个	导引加硬J头导丝
18F、22F扩张鞘	各1个	扩张股静脉，便于传送鞘管通过
环柄注射器	1个	造影定位
三联三通	1个	输送肝素钠稀释液及造影剂
长压力延长管	2条	分别连接传送鞘管、无导线起搏器递送系统
直径0.035in、长260cm的加硬J头导丝	1条	导引传送鞘管
传送鞘管	1条	导引无导线起搏器递送系统
无导线起搏器	1个	植入右心室

3. 预防院内感染

术前半小时遵医嘱静脉滴注抗生素。术者按外科洗手穿衣法进行术前准备。认真检查腹股沟的备皮情况，确保符合标准。控制导管室人数。

4. 消毒及铺巾

消毒双侧腹股沟，以穿刺点为中心向周围涂擦消毒液，上平脐，下至大腿上1/3，两侧至大腿外侧中线。铺巾时既要显露穿刺口，又要尽量减少穿刺口周围皮肤的暴露。遵循先近后远的原则，避免污染术者胸前无菌区域。

（二）特殊专科护理

1. 病情监测

术中密切观察心率、心律、血压、血氧饱和度等，及时发现患者的病情变化，如有异常及时报告医生。对于存在三度AVB或完全性左支传导阻滞（CLBBB）的患者，应考虑先植入临时起搏导线，配合术中进行临时起搏电极的固定，保证术中参数稳定。

2. 肝素的用药护理

待术者穿刺成功置入鞘管后，需静脉全身肝素化（50U/kg），并记录静脉注射肝素的时间，如手术时间超过1小时，可酌情追加肝素剂量，或在ACT指导下调整肝素的应用，ACT范围应在200～300秒。

3. 疼痛护理

手术使用的输送鞘管直径较大，为23F，输送鞘管进入股静脉穿刺处时患者可能有疼痛不适，应充分予利多卡因麻醉，如患者仍疼痛难忍，可按医嘱输入枸橼酸芬太尼注射液。用药期间严密监测患者呼吸及血氧饱和度的变化，有异常及时处理，并做好患者的心理护理，以缓解患者的紧张，减轻疼痛。

4. 人文关怀

（1）做好患者的心理护理。手术采用局麻，患者意识清醒，且很多是老年患者，而手术过程需要患者平躺，不能活动肢体，所以需要患者全程配合。充分的沟通交流是手术顺利进行的保障。

（2）随时观察患者面色、口唇颜色等的变化。重视患者的主诉，及时满足其需求，及时安抚患者。

5. 穿刺口的护理

协助术者对穿刺口行8字缝合术后，按压止血5～10min，再用弹性绷带进行加压包扎。严密观察患者有无心率慢、血压低、面色苍白等血管迷走神经反射的表现，如有，及时予以处理。

6. 术后宣教

指导患者术后保持术侧下肢平直，避免屈髋、屈膝动作6小时。指导患者进行下肢平移及踝泵运动。嘱患者饮食宜清淡、易消化，在床上大小便，如有不适及时告知医护人员。

五、并发症的观察及处理

（一）股静脉穿刺相关并发症

该并发症主要包括动静脉瘘和假性动脉瘤，也会有出血、血肿，术中的发生率为0.6%～1.4%。术者应掌握股静脉穿刺点位置，股静脉近端穿刺有利于避免动静脉瘘的发生。由于传送鞘管的尺寸较大，穿刺后需要使用扩张鞘逐级扩张后才能送入导引组件，以防直接用27F鞘管扩张时导致股静脉撕裂。术后对穿刺口行"8"字缝合术，并持续按压5～10分钟，之后使用弹性绷带进行加压包扎24小时，可有效避免穿刺部位出血和血肿。术后应注意观察穿刺点情况，如有异常及时通知医生进行处理。

（二）血栓栓塞

血栓栓塞主要表现为急性期内的深静脉血栓（2.5%）及肺动脉栓塞（1.3%）。为了降低血栓栓塞的发生率，所有手术器械需要用肝素生理盐水冲洗。股静脉穿刺成功后，需静脉全身肝素化（50U/kg）。如果手术时间超过1小时，可酌情追加肝素剂量，必要时在ACT的指导下调整肝素的应用。术中在传送鞘管及递送系统上连接好肝素生理盐水并连续进行灌注冲洗，使用加压袋加压，压力需达到300mmHg。术中配合时应严密注意肝素的用药时间，及时准确地保证肝素的用量，按医嘱进行ACT的监测，如有异常及时通知术者进行处理。

（三）空气栓塞

该并发症虽然很少发生，但还是可能因为手术操作不当而引起。术者应将所有需要进入体内的器械、耗材做好排气。因为无导线起搏器递送系统较粗，所以整个手术过程必须持续用肝素生理盐水进行冲洗以防止空气进入。术中注意观察患者影像，注意管道有无气体，及时通知术者排尽空气。

（四）心脏损伤相关并发症

心脏损伤乃至穿孔是无导线起搏器植入过程中最危险、最常见的急性并发症。心脏损伤一旦发生，会危及患者生命。术者应严格掌握无导线起搏器植入的部位，尽量避免植入右心室游离壁或右心室心尖部，这些部位会导致更高的心脏穿孔发生率。在中位间隔部植入无导线起搏器，发生心脏穿孔的风险较低。密切注意术者的操作过程，通过术中左前斜位和右前斜位造影来判断无导线起搏器的植入位置，术者如无法确认合适位置，则禁止植入。导管室应配有心包穿刺用物，跟台护士须掌握心包穿刺的配合护理，如术中患者出现血压下降、烦躁、胸闷、头晕，以及X线影像下心影不动等心脏压塞的征象，则立即启动心脏压塞急救流程，进行床边超声心动图检查，并配合术者行心包穿刺置管抽液，必要时建立自体回输装置，将抽出的心包积血回输入体内，同时进行配血及备血，使用升压药物，必要时输血。监测ACT，根据肝素使用时间及剂量按医嘱使用硫酸鱼精蛋白注射液。立即请心外科会诊，必要时配合心外科行开胸手术准备。

（詹惠敏、王春红）

第八节　希氏束起搏器植入术的护理

一、概述

（一）相关知识简介

希氏-浦肯野系统（希浦系统）起搏包括希氏束起搏（His bundle pacing，HBP）和左束支起搏（left bundle branch pacing，LBBP），是生理性的心室起搏方式，相比传统的右心室起搏可获得更好的电和机械同步性。目前国际相对公认的对HBP的定义是以《希氏束起搏国际专家建议》为基础，根据刺激信号与腔内V波之间是否有等电位线，比较S-QRS与H-QRS间期，比较起搏形成的QRS波与自身QRS波形态进行综合判断的。HBP分为选择性希氏束起搏（S-HBP）和非选择性希氏束起搏（NS-HBP）。S-HBP又叫纯希氏束起搏，希氏束阈值低于周围心室肌阈值时，低输出能量起搏只夺获希氏束，不直接夺获局部心室肌。NS-HBP又叫希氏束旁起搏、带内膜希氏束起搏等，此种起搏同时夺获希氏束及周围心室肌。

（二）希氏束起搏器植入术的适应证

1. HBP可在以下心动过缓的患者中应用

（1）有心动过缓起搏适应证，预计心室起搏比例≥40%，LVEF<50%的患者（包括房颤患者）。

（2）对有心室起搏适应证，如间歇性二度或高度AVB、房颤伴长间歇，尽管预计心室起搏比例<40%的患者。

（3）房颤需行房室结消融的患者。

（4）已植入起搏器或ICD，射血分数低，心功能恶化伴高比例右心室起搏（RVP）的患者。

2. HBP可在慢性心力衰竭伴心脏收缩不同步的患者中应用

（1）符合CRT适应证，由于各种原因导致左心室导线植入失败的患者。

（2）窦性心律或房颤的患者，经标准抗心衰药物优化治疗后，心功能≥Ⅱ级、合并LBBB、QRS时限≥130毫秒、LVEF≤35%的患者。

（3）常规双心室起搏（BVP）后CRT无反应的患者。

（三）希氏束起搏器植入术的简要手术步骤

（1）在术前进行腋静脉造影评估时应充分考虑路径选择。根据患者配合程度选择局部麻醉或静脉麻醉。麻醉后使用两个7F撕开鞘分别穿刺，首选腋静脉，于左侧入路进入下腔静脉。部分患者需要从右侧入路进入。

（2）退出穿刺针，将体外的穿刺导丝简单固定后，开始分离囊袋。将碘伏纱布置于分离完成的囊袋中。

（3）沿穿刺导丝置入撕开鞘，退出导丝，置入150cm的超滑导丝并撕掉撕开鞘置入HIS鞘管。

（4）移动鞘管将3830电极导线头端靠近三尖瓣瓣环，根据电位标测或起搏标测、双导线法、三尖瓣瓣环下造影等来定位希氏束。

（5）完成希氏束定位后使导线头端出鞘，旋拧导线，固定导线并测试参数。使用配套的一次性切开刀，在X线透视下撤走HIS鞘管（图3-8-1）。

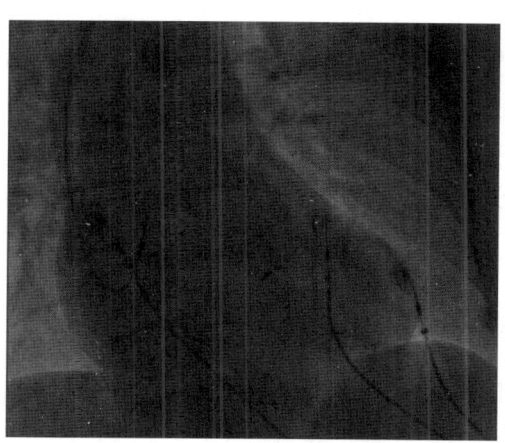

图3-8-1　撤走HIS鞘管

（6）沿穿刺导丝置入另一撕开鞘，退出导丝，沿撕开鞘送入心房电极至满意位置，测试参数并固定。

（7）取出囊袋中的碘伏纱布，止血并用碘伏冲洗。将电极与脉冲发生器连接拧紧，置入囊袋内。

（8）逐层缝合囊袋，结束手术。术后留取透视下的4个影像，包括正位、左前斜位45°、左前斜位90°（图3-8-2）、右前斜位30°。

（9）用无菌方纱覆盖手术切口并固定，沙袋压迫止血。送患者安返病房。

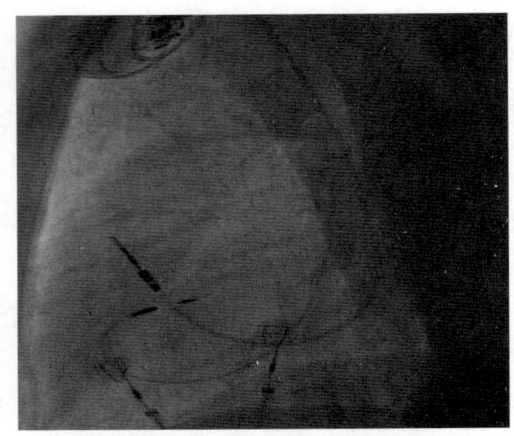

图3-8-2　术后左前斜位90°影像

二、术前护理评估

（一）环境评估

（1）常规对导管室进行消毒。术前用消毒液擦拭导管室所有物品，包括手术床、加药治疗台、手术用长车等。

（2）打开导管室层流净化，保持室内温度22～25℃，湿度55%～60%。

（3）控制导管室人员，严防交叉感染。室内人员包括手术主刀医生1人、助手2～3人、跟台护士1人、参数测试人员1人，总人数不超过6人。

（二）患者评估

（1）评估患者的病情、意识、合作程度，尤其是患者的配合程度。不能配合手术的患者予肢体约束，必要时全麻下手术。

（2）手术知情同意书必须由手术主刀医生、患者及患者家属签署全名，签署时间要具体到分钟。

（3）患者完善一般检查，包括血常规、血生化、凝血指标、肝炎标志物、HIV、梅毒血清学检查、心电图、胸部X线检查。特别是应通过心脏彩超了解室间隔的厚度，及时汇报给术者。

（4）评估患者的生命体征、吸烟史、过敏史、家族史、既往史。

（5）评估患者的皮肤准备，如手术区域皮肤是否完整，有无备皮，有无皮疹及过敏。

（6）评估患者带入管道（包括中心静脉通道、外周静脉通道、胃管、导尿管及其他各种引流管）有无堵塞、折叠，以及引流物的颜色、性状和量。留置临时起搏器的患者需要把临时起搏器放在容易观察及调试的位置。

三、一般护理

（一）常规准备

1. 物品准备

见表3-8-1。

表3-8-1 希氏束起搏器植入术中常用物品准备

物品名称	数量
无菌手术包	1个
18号穿刺针	1个
带手柄刀片	1个
无菌手套	2～3副
无菌手术衣	2～3件
无菌注射器	5mL的1个，10mL的3个
无菌纱布	适量
无菌起搏器专用器械包	1个
碘伏消毒液	40～60mL
弹力胶布	长度20cm，2～3条
电极测试连接线（带鳄鱼夹）	2条
无菌外科手术贴膜	1张
无菌球管帽	1个
一次性电刀	1个
一次性除颤电极贴	1副

2. 药品准备

见表3-8-2。

表3-8-2　希氏束起搏器植入术中常用药品准备

药品名称及配制方法	用量、用法（遵医嘱）	用途
0.9%氯化钠注射液500mL＋肝素钠注射液3000U	500mL，倒入治疗盆中	冲管
盐酸利多卡因注射液3支（每支10mL/0.2g）＋0.9%氯化钠注射液30mL，1∶1配制，或用原液	50mL，皮下注射	局部麻醉
硫酸阿托品注射液，原液	1mg/次，静脉注射	提升心率
重酒石酸间羟胺注射液1支（1mL/10mg）＋0.9%氯化钠注射液9mL，配成1mg/mL	1～2mg/次，静脉注射	升压
造影剂，原液（注射前稀释）	50mL，静脉内注射	造影
盐酸吗啡注射液1支（1mL/10mg）＋0.9%氯化钠注射液9mL，配成1mg/mL（必要时）	2～3mg/次，静脉注射	镇痛
枸橼酸芬太尼注射液1支（10mL/0.5mg）＋0.9%氯化钠注射液40mL，配成10μg/mL（必要时）	1～2μg/（kg·h），恒速泵输入	镇痛
盐酸多巴胺注射液10支（每支2mL/20mg）＋0.9%氯化钠注射液30mL（必要时）	遵医嘱	强心，升压

3. 仪器设备准备

包括电生理多导仪、除颤仪、中心吸氧吸痰装置、血压血氧监测仪、简易呼吸囊、恒速泵、电刀仪器。必要时备呼吸机。

（二）常规护理

1. 核查

（1）核对患者身份，包括病区、床号、姓名、住院号、年龄、性别、疾病种类、手术名称、手术方式、手术日期、手术医生。

（2）向患者及家属做好术前宣教，简要告知手术过程及手术所需时间。确认患者已脱除内衣裤、活动心电监护仪，卸去身上所有饰物及义齿，排空大小便，并注意保护患者受压部位皮肤，可于骶尾部贴安普贴或垫水垫。

（3）检查术侧留置针是否通畅，防止做腋静脉造影时造影剂外渗或推注不顺。

2. 常规监护

建立静脉通道并保持通畅，连接三通管及延长管。予患者低流量（2L/min）鼻导管吸氧，贴好除颤电极贴，连接好除颤仪，进行心电、血压、血氧饱和度监测，增加胸导联，电极贴片粘贴好后用透明敷贴覆盖，防止消毒液渗入电极影响手术。在患者血液或肌肉丰富的部位粘贴电刀回路负极板，一般贴于臀部。

3. 管道连接及耗材开启

开启无菌手术包（敷料包、器械包、起搏器专用器械包），合理摆放包内各种物品，按需向治疗盆内倒入0.9%氯化钠注射液500mL，并加入肝素钠注射液2000~3000U。保证手术台上有足量的利多卡因局麻药、无菌纱布。协助术者穿手术衣，打开各种材料和物品依次递给术者，所有操作严格遵守无菌原则。根据需要递送各种耗材。开启耗材前与术者核对耗材名称、有效日期、型号，开启时注意勿污染材料内面、避免跨越无菌区域。开启后及时记录，并张贴所用材料二维码。

四、专科护理

（一）一般专科护理

1. 体位管理

确保手术床平整，协助患者去枕平卧于手术床上，头部偏向安装起搏器的对侧。穿刺腋静脉/锁骨下静脉者，解开衣扣后将衣领往后背折叠，尽量充分暴露患者颈部及前胸部皮肤，肩部可垫吸水布，以防术中浸湿患者衣物及床垫。协助患者将双上肢自然放于身体两侧，双下肢平伸，足尖自然外展。因手术时间不能确定，术中患者可能需要排尿，故术前需协助患者排尽尿液，术中可予患者臀部垫吸水布，男性患者可使用尿套，或术前统一留置导尿管，以防术中尿急影响手术进程。

2. 特殊耗材准备

见表3-8-3。

表3-8-3　希氏束起搏器植入术中特殊耗材准备

耗材名称	数量	用途
7F撕开鞘	2个	导引心房电极、超滑导丝
直径0.035in、长150cm的超滑J头导丝	1条	导引C315 HIS鞘管
心房起搏电极导线	1条	植入右心房
3830起搏电极导线	1条	植入希氏束
C315 HIS鞘管	1套	导引3830起搏电极导线
双腔起搏器	1个	植入皮下

3. 预防院内感染

术前半小时遵医嘱静脉滴注抗生素，术者按外科洗手穿衣法进行术前准备，起搏器囊袋切口处贴40cm×30cm的外科无菌贴膜。

4. 消毒

目前多采用穿刺锁骨下静脉或腋静脉作为手术入路，故常规消毒患者胸前区皮肤。用碘伏消毒液从术侧锁骨下2～3cm切口处向外360°消毒，共消3遍。消毒范围上至患者下颌至肩峰，外至上臂上1/3及腋窝至腋中线，下至乳头，对侧至锁骨中线。

5. 铺巾

既要暴露囊袋切开区域，又要尽量减少切开区域周围皮肤的暴露。遵循先对侧后近侧、从上到下的原则，尽量使无菌区域最大化，同时注意避免污染术者胸前无菌区域，最后铺无菌大单。铺无菌巾时要遮盖患者头面部，铺巾前向患者做好解释工作以取得配合，铺巾完成后在不影响手术区域的无菌要求的情况下，及时掀开遮盖患者口鼻的无菌巾。

（二）特殊专科护理

1. 疼痛护理

手术过程中需反复穿刺腋动脉，并经静脉输送耗材，尤其是分离囊袋时，疼痛更加明显，故操作中切口应充分予利多卡因麻醉，仍感疼痛较剧烈者，按医嘱予盐酸吗啡注射液静脉推注，或枸橼酸芬太尼注射液恒速泵输入。用药期间严密监测患者呼吸及血氧饱和度的变化，有异常及时处理，并做好患者心理护理以减轻其疼痛。

2. 心律失常的监测

电极跨过三尖瓣瓣环时，会发生频发的室性早搏或短阵室性心动过速，甚至诱发室颤，术中尤需密切注意患者心率、心律等的心电图变化，除颤仪保持待用状态。

3. 人文关怀

手术采用局麻，患者意识清醒，在制作起搏器囊袋及缝合囊袋切口时，患者会有疼痛不适，故应予充分的沟通交流，以保证手术顺利进行。术中铺无菌巾时会遮盖患者头面部，不同程度地影响患者呼吸，引起患者恐惧，故铺巾时要向患者充分解释，取得配合，铺巾完成后及时掀开遮盖患者口鼻的无菌巾，或用特制头部支撑架架空遮盖患者头面部的无菌巾，在保证手术区域无菌后尽量充分暴露患者的面部，尽可能增加患者的舒适度，使其呼吸顺畅，并减轻其恐惧心理。

4. 配合医生设置起搏器参数

待电极送至心腔满意位置后，将电极尾端与台下起搏脉冲发生器进行连接，并确保连接部位紧密、牢靠，注意不要污染无菌操作区，然后开始进行测试。

（1）调起搏器脉宽为0.42毫秒，测试阻抗。心房、心室阻抗的理想值均为300～1000Ω。

（2）测试起搏功能。测试心室电极时，调起搏频率比自身心室率高10～20次/min。测试心房时，调起搏频率比自身心房率高20次/min。

（3）测试电压阈值时起搏频率仍保持以上状态，电压先从5V起，逐步降低幅度直至不能夺获为止，这一临界数值即为起搏阈值（理想值是右心房<1.5V，右心室<1.0V）。为确定稳定性，可重复测试2～3次，最后选择的起搏电压应为起搏阈值的2～3倍。

（4）测试感知灵敏度时将起搏频率缓慢调至30次/min（当患者为起搏器依赖时，不测感知灵敏度）。感知灵敏度从2mV开始，逐渐上调，直到发放起搏脉冲为止，读取前一个不发放脉冲的数值即为感知灵敏度，一般右心房电极感知灵敏度在2mV以上，右心室电极感知灵敏度以5mV以上为佳。

5. 检查电极稳定性

嘱患者深呼吸或咳嗽，严密监测心电图，看是否有无效起搏及膈神经刺激现象。

6. 切口护理

（1）患者手术切口予无菌方纱覆盖，透明敷料固定，注意无张力原则，必要时予弹性绷带加压包扎24小时，并予沙袋压迫6～8小时。

（2）严密观察患者有无心率慢、血压低、面色苍白等血管迷走神经反射的表现，有则及时予以处理。

7. 术后宣教

（1）指导患者正常饮食，静脉麻醉或全麻的患者术后禁食6小时。

（2）嘱患者术后平卧或略向左侧卧位6小时，术侧肢体不宜过度活动，避免用力及过度外展，禁止上举，勿用力咳嗽，以防电极脱位。

（3）指导患者拔除临时起搏电极后肢体制动4小时，注意穿刺口有无渗血情况，有则及时进行处理。

（4）协助患者过床，注意各种管道固定稳妥，与病房医生交接后，由病房医生送患者回病房继续监护治疗。注意观察心电图变化及有无膈神经刺激现象。

五、并发症的观察及处理

希氏束起搏器植入术总体安全可靠，心脏穿孔、电极脱位的发生率低于传统右心室间隔部起搏手术。但特殊部位起搏，其并发症有其特殊性，需提高警惕，严密观察，尽早发现，并协助医生妥善处理。

（一）右束支损伤

房侧HBP损伤右束支的概率小，而远端室侧导线标测和固定过程中有可能损伤右束支。如果导线跨越三尖瓣，结合电生理检查有以下表现，则可能是右束支损伤：①腔内电位到V波的间期＜35毫秒；②起搏形态呈选择性或非选择性右束支起搏图形。应避开可能损伤右束支的部位固定导线，以免造成永久性右束支损伤。在完全性LBBB的患者中，右束支损伤会导致完全性AVB，建议先行保护性右心室临时起搏。

（二）导线脱位和室间隔穿孔

术中密切监测导线头端在室间隔的深度与阻抗可减少导线脱位和室间隔穿孔的风险。导线拧入过程中阻抗出现下降趋势或单极阻抗＜500Ω需评估室间隔穿孔风险。有报道称，导线脱位的发生率为1%（6/530），室间隔穿孔的发生率为1.7%（9/530，8例术中穿孔，1例术后1个月穿孔）。腔内心电图是否显示心肌损伤电流对于判断是否有室间隔穿孔非常有帮助，若确实穿孔则需要重置导线而不能仅回退导线。适当地调整导线张力可避免术后导线脱位（张力不够）或室间隔穿孔（张力过大）。

通过以下方法可预防室间隔穿孔：术前超声检测室间隔厚度（将C315 HIS鞘管贴近室间隔造影，使室间隔面显影），观察起搏阈值阻抗；旋入导线时密切观察早搏形态，接近到位时旋入要慢；快心率患者不一定有早搏，可多次起搏，观察QRS波形态；易穿孔者易脱位并且固定困难，可使用斜入方法撤鞘以防脱位。

（三）起搏阈值升高

起搏阈值是指能在心脏的不应期外持续有效地使其除极的最低电压或电流。起搏阈值升高的原因包括心肌纤维化、器械微脱位。电极脱位是导致起搏阈值快速升高（阈值升高明显，常为5～10倍的植入阈值，且有逐渐升高的现象，没有下降趋势）常见的原因，阈值升高后，电极需要增加输出量才可以起搏。微脱位是指电极导线端仍位于原来植入的位置，但电极并未与心内膜接触。

（1）判断起搏部位是否跨越阻滞位置以及传导系统病变是否会进展，对于减少远期阈值升高非常重要。

（2）术中每一步骤均监测阻抗、起搏参数和图形，能及时发现导线微脱位。

（3）避免在同一部位反复旋入旋出，以防损伤室间隔导致导线固定不良而脱位。如果导线旋入过程中阈值有升高，但观察到左束支损伤电流，建议等待和重复测试，而不必盲目更换导线位置。

（四）其他可能的并发症

其他可能的并发症包括室间隔损伤、起搏导线损坏、冠状动脉损伤等，多与操作不当相关。注意鞘内造影手法，避免在同一部位反复旋入旋出导线及将导线植入前间隔等，可减少上述并发症的发生。

（詹惠敏、王春红）

第九节　永久起搏器更换术的护理

一、概述

（一）相关知识简介

永久起搏器（PPM）是治疗各种原因引起的不可逆的心脏起搏和传导功能障碍性疾病的主要方法。PPM作为治疗缓慢型心律失常的有效手段已经广泛用于临床。随着医疗条件的改善以及患者预期寿命的延长，更换起搏器的患者越来越多。当原有的起搏器出现故障、电池电量耗尽、需要升级等时，需进行更换。起搏器更换的目的是维持患者正常的心脏节律并提供有效的心脏治疗。

（二）永久起搏器更换术的适应证

（1）起搏电源耗竭：①电池阻抗升高。②起搏频率下降，脉宽延长。

（2）起搏器升级。

（3）电池电量提前耗竭。

（4）起搏器位置移动。

（5）起搏器系统感染。

（6）厂家召回。

（三）永久起搏器更换术的简要手术步骤

（1）用相应厂家程控分析仪测试电极参数、起搏器电量、起搏器依赖程度。

（2）术前留取透视下的4个影像，体位包括正位、左前斜位45°、左前斜位90°、右前斜位30°。

（3）对于异丙肾上腺素刺激无自主心律的患者，术前需植入临时起搏器；对于异丙肾上腺素刺激后有自主心律的患者，术中给予异丙肾上腺素1～2μg/min，密切关注心电监测。

（4）局部麻醉，避开起搏器外露瘢痕，作一长约5cm的切口，钝性逐层分离出原电极导线和原脉冲发生器。

（5）将原脉冲发生器从囊袋中取出，将电极拆除后，酌情扩大原囊袋，以电刀充分止血，填塞无菌干纱布。

（6）测试原电极参数。

（7）取出囊袋中的碘伏纱布，止血并用碘伏冲洗。将电极与新的脉冲发生器连接拧紧，置入囊袋内。

（8）逐层缝合囊袋。

（9）逐渐降低临时起搏频率至停止，观察新植入起搏器的起搏功能，确认良好后拔除临时起搏电极。

（10）结束手术。术后留取透视下正位影像。

二、术前护理评估

（一）环境评估

（1）术前常规消毒导管室，用消毒液擦拭导管室所有物品，包括手术床、加药治疗台、手术用长车等。

（2）打开导管室层流净化，保持室内温度22～25℃，湿度55%～60%。

（3）控制导管室人员，严防交叉感染。室内人员包括手术主刀医生1人、助手1人、跟台护士1人、参数测试人员1人，总人数不超过4人。

（二）患者评估

（1）评估患者的病情、意识、合作程度，尤其患者的配合程度，不能配合手术的患者予约束肢体，必要时全麻下手术。

（2）手术知情同意书必须由手术主刀医生、患者及患者家属签署全名，签署时间要具体到分钟。

（3）患者完善一般检查，包括血常规、血生化、凝血指标、肝炎标志物、HIV、梅毒血清学检查、心电图、胸部X线检查。特别应了解是否使用抗凝药物、抗血小板药物等，以及患者对起搏器的依赖程度，并及时汇报给术者。

（4）评估患者的生命体征、吸烟史、过敏史、家族史、既往史。

（5）评估患者的皮肤准备，如手术区域皮肤是否完整，有无备皮，有无皮疹及过敏。

（6）评估患者带入管道（包括中心静脉通道、外周静脉通道、胃管、导尿管及其他各种引流管）有无堵塞、折叠，以及引流物的颜色、性状和量。留置临时起搏器的患者需要把临时起搏器放在容易观察及调试的位置。

三、一般护理

（一）常规准备

1. 物品准备

见表3-9-1。

表3-9-1 永久起搏器更换术中常用物品准备

物品名称	数量
无菌手术包	1个
18号穿刺针（必要时）	1个
带手柄刀片	1个
无菌手套	2副

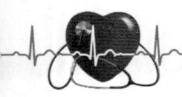
续表

物品名称	数量
无菌手术衣	2件
无菌注射器	5mL的1个，10mL的3个
无菌纱布	适量
无菌起搏器专用器械包	1个
碘伏消毒液	40～60mL
弹力胶布	长度20cm，2～3条
电极测试连接线（带鳄鱼夹）	1条
无菌外科手术贴膜	1张
无菌球管帽	1个
一次性电刀	1个
一次性除颤电极贴（必要时）	1副

2. 药品准备

见表3-9-2。

表3-9-2　永久起搏器更换术中常用药品准备

药品名称及配制方法	用量、用法（遵医嘱）	用途
0.9%氯化钠注射液500mL	500mL，倒入治疗盆中	冲管
盐酸利多卡因注射液3支（每支10mL/0.2g）＋0.9%氯化钠注射液30mL，1∶1配制，或用原液	50mL，皮下注射	局部麻醉
盐酸异丙肾上腺素注射液1支（2mL/1mg）＋0.9%氯化钠注射液500mL	用量遵医嘱，静脉滴注	提升心率
硫酸阿托品注射液，原液	1mg/次，静脉注射	提升心率
重酒石酸间羟胺注射液1支（1mL/10mg）＋0.9%氯化钠注射液9mL，配成1mg/mL	1～2mg/次，静脉注射	升压
盐酸吗啡注射液1支（1mL/10mg）＋0.9%氯化钠注射液9mL，配成1mg/mL（必要时）	2～3mg/次，静脉注射	镇痛
枸橼酸芬太尼注射液1支（10mL/0.5mg）＋0.9%氯化钠注射液40mL，配成10μg/mL（必要时）	1～2μg/（kg·h），恒速泵输入	镇痛

3. 仪器设备准备

包括DSA机、临时起搏器、无影手术灯、电刀、心脏体外除颤仪、中心供氧及负压吸引装置、简易呼吸囊、恒速泵、无创血压血氧监测仪等。

（二）常规护理

1. 核查

（1）核对患者身份，包括病区、床号、姓名、住院号、年龄、性别、疾病种类、手术名称、手术方式、手术日期、手术医生。

（2）向患者及家属做好术前宣教，简要告知手术过程及手术所需时间。确认患者已脱除内衣裤、活动心电监护仪，卸去身上所有饰物及义齿，排空大小便，并注意保护患者受压部位皮肤，可于骶尾部贴安普贴或垫水垫。

2. 常规监护

建立静脉通道并保持通畅，连接三通管及延长管。根据患者病情酌情予低流量（2L/min）鼻导管吸氧。血压计袖带应绑缚在患者起搏器植入侧及静脉留置输液管的对侧上肢，连接肢体导联。术中如需使用电刀，术前需准备电刀仪器，将一次性回路负极板粘贴在患者血液或肌肉丰富的部位，一般粘贴在臀部。床头放置无菌手术大单支撑架。

3. 管道连接及耗材开启

（1）开启无菌手术包（敷料包、器械包、起搏器专用器械包），合理摆放包内各种物品，按需向治疗盆内倒入0.9%氯化钠注射液500mL，保证手术台上有足量的利多卡因局麻药、无菌纱布。

（2）协助术者穿手术衣。打开各种材料和物品依次递给术者，所有操作严格遵守无菌原则。根据需要递送各种耗材。开启耗材前与术者核对耗材名称、有效日期、型号，开启时注意勿污染材料内面、避免跨越无菌区域，开启后及时记录，并张贴所用材料二维码。

四、专科护理

（一）一般专科护理

1. 体位管理

协助患者去枕平卧于手术床上，头部偏向安装起搏器的对侧。解开患者衣

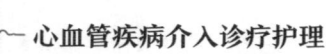

扣，将衣领往其后背折叠，充分暴露患者颈部及前胸部皮肤，肩部可垫吸水布，以防术中浸湿衣物及床垫。嘱患者双上肢自然放于身体两侧，双下肢平伸，足尖自然外展。需经股静脉穿刺预置临时起搏导线的患者，应协助其将裤子褪至膝关节以下，做好腹股沟消毒的准备，同时注意保暖及保护患者隐私。

2. 特殊耗材准备

见表3-9-3。

表3-9-3　永久起搏器更换术中特殊耗材准备

耗材名称	数量	用途
一次性起搏器专用螺丝刀	1个	卸下原起搏器
脉冲发生器（起搏器）	1个	植入皮下与起搏电极相连
6F股鞘（必要时）	1条	植入临时起搏电极
临时起搏电极导线（起搏器依赖者）	1条	植入右心室

3. 预防院内感染

术前半小时按医嘱静脉滴注抗生素，术者按外科洗手穿衣法进行术前准备，起搏器囊袋切口处贴40cm×30cm的外科无菌贴膜。

4. 消毒

用碘伏消毒液从患者原有起搏器处向外360°消毒，共消3遍，消毒半径大于20cm。若需经股静脉预置临时起搏电极，应消毒患者双侧腹股沟，消毒范围上平脐，下至大腿上1/3，两侧至腋中线水平，最后消毒会阴部。

5. 铺巾

既要暴露囊袋切开区域，又要尽量减少切开区域周围皮肤的暴露。遵循先对侧后近侧、从上到下的原则，尽量使无菌区域最大化，同时注意避免污染术者胸前无菌区域，最后铺无菌大单。铺无菌巾时要遮盖患者头面部，铺巾前向患者做好解释工作以取得配合，铺巾完成后在不影响手术区域无菌要求的情况下及时掀开遮盖患者口鼻的无菌巾。

（二）特殊专科护理

1. 疼痛护理

手术过程中医生需用器械或手反复分离囊袋组织，患者痛感明显，特别是痛阈较低的患者痛感强烈，故操作中切口处需充分予利多卡因麻醉。若患者仍疼痛较剧烈，则按医嘱予盐酸吗啡注射液静脉推注，或枸橼酸芬太尼注射液恒速泵输入。用药期间严密监测患者的呼吸及血氧饱和度变化，有异常及时处理。做好患者的心理护理以减轻其疼痛。

2．人文关怀

做好患者的心理护理。手术采用局麻，患者意识清醒，而手术过程需要患者全程配合，因此充分的沟通交流是手术顺利进行的保障。要做好解释工作，取得患者配合。手术过程中嘱患者勿移动身体。常在床旁安抚患者，重视患者主诉，及时满足其需求。随时观察患者面色、口唇颜色等变化。适当与其交流，播放轻缓音乐，尽量分散转移其注意力以减轻疼痛。

3．配合医生行起搏器参数测试

测试原电极的阻抗、阈值、感知参数，如在正常值内，则无须更换起搏导线，直接卸下原起搏器，更换新的起搏器，然后缝合囊袋即可。若起搏电极测试参数不理想，则需更换电极或再植入新的起搏导线。

4．切口护理

（1）患者手术切口予无菌方纱覆盖，透明敷料固定，注意无张力原则，必要时用弹性绷带加压包扎24小时，并予沙袋压迫6～8小时。

（2）严密观察患者有无心率慢、血压低、面色苍白等血管迷走神经反射的表现，如有则及时遵医嘱予以处理。

5．术后宣教

（1）指导患者正常饮食，静脉麻醉或全麻患者术后禁食6小时。

（2）嘱患者术后平卧或略向健侧卧位6小时，术侧肢体不宜过度活动，避免用力、过度外展。

（3）指导患者拔除临时起搏电极后肢体制动4小时，注意穿刺点渗血情况，如有异常及时进行处理。

（4）协助患者过床，注意各种管道固定稳妥，与病房医生交接后，由病房医生送患者回病房继续监护治疗。

（5）起搏器电极植入心腔后1～3个月进行随访，针对随访时的测试阈值对起搏电压进行调整，此后规律地随访，及时调整以达到最佳的起搏电压。长期规律的随访、设置最佳起搏电压能延长起搏器寿命。

五、并发症的观察及处理

尽管起搏器更换手术通常是安全有效的，但仍然存在一些潜在的并发症。

（一）感染

手术过程中可能会引入细菌或其他病原体导致感染，感染的征兆可能包括发热、红肿、疼痛以及排出分泌物。充分的手术准备、严格遵守无菌原则和使用抗生素可减少感染的风险。

（二）出血或血肿

手术过程中切开原有囊袋时损伤周围血管可导致出血，引起局部血肿，较小的血肿通常可自行吸收，但较大的血肿需进一步处理，例如使用无菌注射器抽取积聚的血液，或按压局部止血后适当加压包扎。手术过程中使用电刀仪器切开组织可预防术中小血管未及时夹闭引起的出血。

（三）电极位移或断裂

在更换起搏器时，可能需要调整或重新安置电极。电极或许会发生位移或断裂，从而导致起搏器功能受损或运行异常。需密切观察起搏器功能是否正常，通过监测心电图和患者症状进行评估，如出现异常，则进行调整或重新植入电极。

（谢缤纷、李国祺）

第十节　起搏器电极重置术的护理

一、概述

（一）相关知识简介

起搏器电极重置术是指将原本安置在患者心脏内的起搏器电极重新定位或调整位置的过程，包括电极的重新插入、重新固定或移动到不同的心脏解剖位置。

电极是起搏器与心脏之间的导线，用于感知心脏的活动并发送刺激信号以维持正常的心率和心律。经静脉心脏植入式电子设备（cardiac implantable electronic device，CIED）植入术后电极脱位是一种相对常见的并发症，其发生率一般为1%～8%。电极脱位分完全脱位和微脱位两种。完全脱位是指起搏电极导线完全不在原来植入的位置，移位到心脏的其他部位或飘浮在心腔中。微脱位是指电极导线端仍位于原来植入的位置，但电极并未与心内膜接触。电极脱位发生在起搏器电极植入术后6周内称为早期脱位，发生在6周后称为晚期脱位。电极脱位的最佳处理方式是对起搏器电极进行重置。

（二）起搏器电极重置术的适应证

（1）起搏器电极失效：起搏器电极无法正常感知心脏的活动或无法发送适当的刺激信号。

（2）电极位置有问题：包括移位、脱落或其他位置问题。

（3）感染：起搏器感染，需要将感染的电极移除并植入新的电极。

（4）电极断裂或损坏：电极因时间的推移、机械应力或其他原因而断裂或损坏。

（5）起搏器升级或更换：患者病情需要更高级别或不同类型的起搏器时要重新植入电极。

（三）起搏器电极重置术的简要手术步骤

（1）手术开始前先留取透视下的4个影像，体位包括正位、左前斜位45°、左前斜位90°、右前斜位30°。结合程控结果判断是否需要植入新的电极。

（2）若需植入新的电极，则协助医生进行术侧腋静脉造影。X线透视下显影后留图，并选取合适的参考图。（单纯原电极的调整不需要此步骤）

（3）局部麻醉，避开起搏器外露瘢痕，作一长约5cm的切口，钝性逐层分离出原电极导线和脉冲发生器。

（4）将原脉冲发生器从囊袋中取出，拆除电极，并酌情扩大原囊袋，以电刀充分止血，填塞无菌干纱布。

（5）根据需要重置调整的电极，选择合适长度的对应的电极导丝，插入电极的内芯导丝至适当的位置，根据心脏的解剖位置及起搏参数，通过轻微旋转、推进或提拉导丝来调整电极的位置，直至达到所需的位置。如电极头端与心内膜心肌发生粘连，则不容易将二者分开，复位难度加大，必要时更换新电极。

（6）连接中介线，进行调整后的电极参数功能测试，确保电极功能良好。

（7）取出囊袋中的碘伏纱布，止血并用碘伏冲洗。将电极与脉冲发生器连接拧紧，置入囊袋内。

（8）逐层缝合囊袋。留取透视下的4个影像，体位包括正位、左前斜位45°、左前斜位90°、右前斜位30°。

二、术前护理评估

（一）环境评估

（1）术前常规消毒导管室，用消毒液擦拭导管室所有物品，包括手术床、加药治疗台、手术用长车等。

（2）打开导管室层流净化，保持室内温度22～25℃，湿度55%～60%。

（3）控制导管室人员，严防交叉感染。室内人员包括手术主刀医生1人、助手1人、跟台护士1人、参数测试人员1人（必要时），总人数不超过4人。

（二）患者评估

（1）评估患者的病情、意识、合作程度，尤其是患者的配合程度。不能配合手术的患者予约束肢体，必要时全麻下进行手术。

（2）手术知情同意书必须由手术主刀医生、患者及患者家属签署全名，签署时间要具体到分钟。

（3）患者完善一般检查，包括血常规、血生化、凝血指标、肝炎标志物、HIV、梅毒血清学检查、心电图、胸部X线检查。特别是应了解患者有没有使用抗凝、抗血小板药物等，并做心脏彩超排查患者是否有心包积液，将结果及时汇报给术者。

（4）评估患者的生命体征、吸烟史、过敏史、家族史、既往史。

（5）评估患者的皮肤准备，如手术区域皮肤是否完整，有无备皮，有无皮疹及过敏。

（6）评估患者带入管道（包括中心静脉通道、外周静脉通道、胃管、导尿管及其他各种引流管）有无堵塞、折叠，以及引流物的颜色、性状和量。留置临时起搏器的患者需要把临时起搏器放在容易观察及调试的位置。

三、一般护理

（一）常规准备

1. 物品准备

见表3-10-1。

表3-10-1 起搏电极重置术中常用物品准备

物品名称	数量
无菌手术包	1个
18号穿刺针（必要时）	1个
带手柄刀片	1个
无菌手套	2副
无菌手术衣	2件
无菌注射器	5mL的1个，10mL的3个
无菌纱布	适量
无菌起搏器专用器械包	1个
碘伏消毒液	40～60mL
弹力胶布	长度20cm，2～3条
电极测试连接线（带鳄鱼夹）	1条
无菌外科手术贴膜	1张
无菌球管帽	1个
一次性电刀	1个
一次性除颤电极贴（必要时）	1副

2. 药品准备

见表3-10-2。

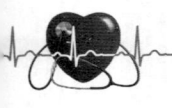

表3-10-2　起搏电极重置术中常用药品准备

药品名称及配制方法	用量、用法（遵医嘱）	用途
0.9%氯化钠注射液500mL	500mL，倒入治疗盆中	冲管
盐酸利多卡因注射液3支（每支10mL/0.2g）＋0.9%氯化钠注射液30mL，1：1配制，或用原液	50mL，皮下注射	局部麻醉
盐酸异丙肾上腺素注射液1支（2mL/1mg）＋0.9%氯化钠注射液500mL	用量遵医嘱，静脉滴注	提升心率
硫酸阿托品注射液，原液	1mg/次，静脉注射	提升心率
重酒石酸间羟胺注射液1支（1mL/10mg）＋0.9%氯化钠注射液9mL，配成1mg/mL	1～2mg/次，静脉注射	升压
盐酸吗啡注射液1支（1mL/10mg）＋0.9%氯化钠注射液9mL，配成1mg/mL（必要时）	2～3mg/次，静脉注射	镇痛
枸橼酸芬太尼注射液1支（10mL/0.5mg）＋0.9%氯化钠注射液40mL，配成10μg/mL（必要时）	1～2μg/（kg·h），恒速泵输入	镇痛

3. 仪器设备准备

包括DSA机、临时起搏器、无影手术灯、电刀、心脏体外除颤仪、中心供氧及负压吸引装置、简易呼吸囊、恒速泵、无创血压血氧监测仪等。

（二）常规护理

1. 核查

（1）核对患者身份，包括病区、床号、姓名、住院号、年龄、性别、疾病种类、手术名称、手术方式、手术日期、手术医生。

（2）向患者及家属做好术前宣教，简要告知手术过程及手术所需时间。确认患者已脱除内衣裤、活动心电监护仪，卸去身上所有饰物及义齿，排空大小便。对于卧床患者，注意保护其受压部位皮肤，可于骶尾部贴安普贴或垫水垫。

2. 常规监护

建立静脉通道并保持通畅，根据病情给予患者低流量（2L/min）鼻导管吸氧。有室性心律失常发作史的患者，手术开始前予患者粘贴好除颤电极贴，确认除颤仪处于功能状态。予患者心电、血压、血氧饱和度监测，血压计袖带应绑缚在患者起搏器植入侧的对侧上肢，连接肢体导联。若需使用电刀仪器，应在患者血液或肌肉丰富的部位粘贴电刀回路负极板，一般贴于臀部。

3. 管道连接及耗材开启

（1）开启无菌手术包（敷料包、器械包、起搏器专用器械包），合理摆放各种包内物品，按需向治疗盆内倒入0.9%氯化钠注射液500mL。保证手术台上有足量的利多卡因局麻药、无菌纱布。

（2）协助术者穿手术衣。打开各种材料和物品依次递给术者，所有操作严格遵守无菌原则。根据需要递送各种耗材。开启耗材前与术者核对耗材名称、有效日期、型号，开启时注意勿污染材料内面、避免跨越无菌区域，开启后及时记录，并张贴所用材料二维码。

四、专科护理

（一）一般专科护理

1. 体位

患者去枕平卧于手术床上，头部偏向安装起搏器的对侧。解开患者衣扣后将衣领往患者后背折叠，尽量充分暴露患者颈部及前胸部反肤，肩部可垫吸水布，以防术中浸湿衣物及床垫。协助患者将双上肢自然放于身体两侧，双下肢平伸，足尖自然外展。

2. 特殊耗材准备

见表3-10-3。

表3-10-3 起搏电极重置术中特殊耗材准备

耗材名称	数量	用途
一次性起搏器专用螺丝刀	1个	卸下旧起搏器
起搏电极导线	1~2条	植入右心房和或右心室
7F撕开鞘（必要时）	2条	置入电极寻线
80cm J头导丝（必要时）	2条	导引电极寻线进入心室
脉冲发生器（起搏器）	1个	植入皮下
一次性除颤电极贴（必要时）	1副	除颤
临时起搏电极导线（起搏器依赖者）	1条	植入右心室
6F股血管鞘	1条	穿刺股静脉送入临时起搏电极导线

3. 预防院内感染

术前半小时遵医嘱静脉滴注抗生素，术者按外科洗手穿衣法进行术前准备，起搏器囊袋切口处贴40cm×30cm的外科无菌贴膜。

4. 消毒

用碘伏消毒液从患者原有起搏器处向外360°消毒，共消3遍，消毒半径大于20cm。若需经股静脉预置临时起搏电极，应消毒患者双侧腹股沟，消毒范围上平脐，下至大腿上1/3，两侧至腋中线水平，最后消毒会阴部。

5. 铺巾

既要暴露囊袋切开区域，又要尽量减少切开区域周围皮肤的暴露。遵循先对侧后近侧、从上到下的原则，尽量使无菌区域最大化，同时注意避免污染术者胸前无菌区域，最后铺无菌大单。铺无菌巾时要遮盖患者头面部，铺巾前向患者做好解释工作以取得配合，铺巾完成后在不影响手术区域无菌要求的情况下及时掀开遮盖患者口鼻的无菌巾。

（二）特殊专科护理

1. 疼痛护理

手术过程中医生需用器械或手反复分离囊袋组织，患者会有明显痛感，特别是痛阈较低的患者会痛感强烈，故操作中手术切口需充分予利多卡因麻醉。若患者仍疼痛较剧烈，则按医嘱予盐酸吗啡注射液静脉推注，或枸橼酸芬太尼注射液恒速泵输入。用药期间严密监测患者呼吸及血氧饱和度的变化，有异常及时处理。做好患者的心理护理以减轻其疼痛。

2. 人文关怀

做好患者的心理护理。手术采用局麻，患者意识清醒，而手术过程需要患者全程配合，因此充分的沟通交流是手术顺利进行的保障。要做好解释工作，取得患者配合。手术过程中嘱患者勿移动身体。常在床旁安抚患者，重视患者主诉，及时满足其需求。随时观察患者面色、口唇颜色等的变化。适当与其交流，播放轻缓音乐，尽量分散转移其注意力以减轻疼痛。

3. 切口护理

（1）患者手术切口予无菌方纱覆盖，透明敷料固定，注意无张力原则，必要时用弹性绷带加压包扎24小时，并予沙袋压迫6~8小时。

（2）严密观察患者有无心率慢、血压低、面色苍白等血管迷走神经反射的表现，如有及时予以处理。

4．术后宣教

（1）指导患者正常饮食，静脉麻醉或全麻患者术后禁食6小时。

（2）嘱患者术后平卧或略向健侧卧位6小时，术侧肢体不宜过度活动，避免用力、过度外展。

（3）指导患者拔除临时起搏电极后肢体制动4小时，注意穿刺点渗血情况，如有异常及时进行处理。

（4）协助患者过床，注意各种管道固定稳妥，与病房医生交接后，由病房医生送患者回病房继续监护治疗。

五、并发症的观察及处理

（一）感染

手术过程中可能会引入细菌或其他病原体导致感染。感染的征兆可能包括发热、红肿、疼痛。充分的手术准备、严格遵守无菌操作原则和术前术后适当使用抗生素可以减少感染的风险。

（二）深静脉血栓形成

电极的数量是形成深静脉血栓的独立危险因素。静脉造影可明确诊断。对于2周内形成的新鲜血栓，予以抗凝治疗是安全有效的。拔除体内废弃电极对于预防电极相关并发症意义重大，该技术对于人员、设备要求较高，需术前做好充分的准备。

（谢缤纷、李国祺）

第十一节　起搏器囊袋清创术的护理

一、概述

（一）相关知识简介

心脏植入电子装置（CIED）包括起搏器及植入式心律转复除颤器（ICD），

可以挽救多种心脏病患者的生命。植入装置相关的感染是CIED手术最严重的并发症之一，该并发症发病率高、死亡率高，同时大大增加了医疗支出。植入装置的感染程度可分为四类：囊袋浅表皮肤感染、囊袋感染、血行感染、感染性心内膜炎。感染类型的鉴别十分重要，对于随后的装置再植入有着重要的指导作用。不同感染的处理方式主要包括保守治疗和电极拔除。保守治疗即以全身抗生素治疗结合囊袋局部处理来控制感染，保留植入电极导线和/或植入电子装置的治疗策略。囊袋清创术是保守治疗的一种手术处理方式，即对囊袋进行清创，完整地切除囊袋中的纤维包裹，去除不可吸收的缝合物，并且用双氧水、生理盐水对伤口进行冲洗。

（二）起搏器囊袋清创术的适应证

（1）未累及植入装置或电极导线的囊袋表浅或切口局限性感染。

（2）囊袋局部虽然有红肿、发热，或脓肿形成，但处于病变早期且感染较局限，无明显全身反应，无败血症、感染性心内膜炎以及其他局部或全身性感染、栓塞及血栓性静脉炎等并发症。

（3）慢性囊袋感染，囊袋组织增生较明显，但无局部及全身性急性炎症反应。

（4）合并CIED感染但植入装置及电极导线取出困难或尝试取出失败，或患者存在拔电极导线的禁忌证。

（三）起搏器囊袋清创术的简要手术步骤

（1）局部培养：在原切口或囊袋处切开，取囊袋内积血、脓液或渗出液做细菌培养（包括需氧菌、厌氧菌培养及药敏试验）。

（2）局部处理：尽可能彻底清除坏死组织及局部新生的肉芽组织。慢性病灶局部纤维瘢痕严重者，局麻药渗透性差，可导致手术时患者疼痛明显，因此建议最好在全麻下彻底切除坏死及瘢痕组织，也可结合患者的实际情况处理。

（3）局部止血：清除瘢痕组织创伤大、出血多，容易并发术后血肿，增加再次感染的风险，因此术中必须彻底止血，最好使用电刀。对于局部渗血多者可以在伤口内涂抹凝血酶。

（4）囊袋冲洗：在彻底清创及止血后，进行局部囊袋冲洗。冲洗的顺序：双氧水冲洗→无菌注射用水冲洗→Ⅲ型安尔碘湿敷10～15分钟→抗生素冲洗，每一种液体至少冲洗2～3遍。如果出血少或止血彻底一般不需要放置引流条，出血明显者建议采用电凝止血，不建议采用丝线结扎止血。

（5）植入装置及电极导线的处理：囊袋处理完善后将植入装置放回囊袋并缝合囊袋，或封闭原囊袋，在对侧或远离原切口处做一新的囊袋放置植入装置。

二、术前护理评估

（一）环境评估

（1）术前常规消毒导管室，用消毒液擦拭导管室所有物品，包括手术床、加药治疗台、手术用长车等。

（2）打开导管室层流净化，保持室内温度22～25℃，湿度55%～60%。

（3）控制导管室人员，严防交叉感染。室内人员包括手术主刀医生1人、助手2～3人、跟台护士1人、参数测试人员1人，总人数不超过6人。

（二）患者评估

（1）评估患者的病情、意识、合作程度，尤其是患者的配合程度。不能配合手术的患者予约束肢体，必要时全麻下进行手术。

（2）手术知情同意书必须由手术主刀医生、患者及患者家属签署全名，签署时间要具体到分钟。

（3）患者完善一般检查，包括血常规、血生化、凝血指标、肝炎标志物、HIV、梅毒血清学检查、心电图、胸部X线检查。特别应了解血培养结果，患者有没有使用抗凝、抗血小板药物等，并汇报给术者。

（4）评估患者的生命体征、吸烟史、过敏史、家族史、既往史。

（5）评估患者的皮肤准备，如手术区域皮肤是否完整，有无备皮，有无皮疹及过敏。

（6）评估带入管道（包括中心静脉通道、外周静脉通道、胃管、导尿管及其他各种引流管）有无堵塞、折叠，以及引流物的颜色、性状和量。留置临时起搏器的患者需要把临时起搏器放在容易观察及调试的位置。

三、一般护理

（一）常规准备

1. 物品准备

见表3-11-1。

表3-11-1　起搏器囊袋清创术中常用物品准备

物品名称	数量
无菌手术包	1个
带手柄刀片	1个
无菌手套	2副
无菌手术衣	2件
无菌注射器	5mL的1个，10mL的3个
无菌纱布	适量
无菌起搏器专用器械包	1个
碘伏消毒液	80～100mL
双氧水	一瓶（500mL）
Ⅲ型安尔碘消毒液	100mL
无菌注射用水	500mL
弹力胶布	长度20cm，2～3条
无菌外科手术贴膜	1张
无菌球管帽	1个
一次性电刀	1个
细菌培养试管	1～2支

2. 药品准备

见表3-11-2。

表3-11-2　起搏器囊袋清创术中常用药品准备

药品名称及配制方法	用量、用法（遵医嘱）	用途
0.9%氯化钠注射液500mL	500mL，倒入治疗盆中	冲管
盐酸利多卡因注射液3支（每支10mL/0.2g）+0.9%氯化钠注射液30mL，1∶1配制，或用原液	50mL，皮下注射	局部麻醉
硫酸阿托品注射液，原液	1mg/次，静脉注射	提升心率
重酒石酸间羟胺注射液1支（1mL/10mg）+0.9%氯化钠注射液9mL，配成1mg/mL	1～2mg/次，静脉注射	升压
盐酸吗啡注射液1支（1mL/10mg）+0.9%氯化钠注射液9mL，配成1mg/mL（必要时）	2～3mg/次，静脉注射	镇痛
枸橼酸芬太尼注射液1支（10mL/0.5mg）+0.9%氯化钠注射液40mL，配成10μg/mL（必要时）	1～2μg/（kg·h），恒速泵输入	镇痛

3. 仪器设备准备

包括DSA机、临时起搏器、无影手术灯、电刀、心脏体外除颤仪、中心供氧及负压吸引装置、简易呼吸囊、恒速泵、无创血压血氧监测仪。

（二）常规护理

1. 核查

（1）核对患者身份，包括病区、床号、姓名、住院号、年龄、性别、疾病种类、手术名称、手术方式、手术日期、手术医生。

（2）向患者及家属做好术前宣教，简要告知手术过程及手术所需时间。确认患者已脱除内衣裤、活动心电监护仪，卸去身上所有饰物及义齿，排空大小便，并注意保护患者受压部位皮肤，可于骶尾部贴安普贴或垫水垫。

2. 常规监护

建立静脉通道并保持通畅，连接三通管及延长管。根据患者病情酌情予低流量（2L/min）鼻导管吸氧。血压计袖带应绑缚在患者起搏器植入侧及静脉留置输液管的对侧上肢，连接肢体导联。术中需使用电刀时，术前应准备电刀仪器，将一次性回路负极板粘贴在患者血液或肌肉丰富的部位，一般粘贴在臀部。床头放置无菌手术大单支撑架以防无菌巾遮盖患者口鼻影响其呼吸。

3. 管道连接及耗材开启

（1）开启无菌手术包（敷料包、器械包、起搏器专用器械包），合理摆放包内各种物品，按需向治疗盆内倒入0.9%氯化钠注射液500mL，保证手术台上有足量的利多卡因局麻药、无菌纱布。

（2）协助术者穿手术衣。打开各种材料和物品依次递给术者，所有操作严格遵守无菌原则。开启耗材前与术者核对耗材名称、有效日期、型号，开启时注意勿污染材料内面、避免跨越无菌区域，开启后及时记录，并张贴所用材料二维码。

四、专科护理

（一）一般专科护理

1. 体位管理

协助患者平卧于手术床上，头部偏向安装起搏器的对侧。解开患者衣扣，将衣领往其后背折叠，尽量充分暴露患者颈部及前胸部皮肤，肩部可垫吸水布，以防术中浸湿患者衣物及床垫。嘱患者双上肢自然放于身体两侧，双下肢平伸，足尖自然外展。

2. 特殊耗材准备

见表3-11-3。

表3-11-3 起搏器囊袋清创术中特殊耗材准备

耗材名称	数量	用途
一次性起搏器专用螺丝刀	1个	卸下原起搏器
脉冲发生器（起搏器）（必要时）	1个	植入皮下，与起搏电极相连
7F撕开鞘（必要时）	1~2条	置入起搏电极
起搏电极导线（必要时重置）	1条	植入右心室和/或右心房

3. 预防院内感染

术前半小时遵医嘱静脉滴注抗生素，术者按外科洗手穿衣法进行术前准备，起搏器囊袋切口处贴40cm×30cm的外科无菌贴膜。

4. 消毒

起搏器囊袋感染患者行清创术时，消毒应遵循从外到内的原则，从囊袋中点外约20cm处开始消毒，从外围到囊袋360°转圈式消毒，共消3遍。

5. 铺巾

既要暴露囊袋切开区域，又要尽量减少切开区域周围皮肤的暴露。遵循先对侧后近侧、从上到下的原则，尽量使无菌区域最大化，同时注意避免污染术者胸前无菌区域，最后铺无菌大单。铺无菌巾时要遮盖患者头面部，铺巾前向患者做好解释工作以取得配合，铺巾完成后在不影响手术区域的无菌要求的情况下，及时掀开遮盖患者口鼻的无菌巾。

（二）特殊专科护理

1. 疼痛护理

手术过程中医生需用器械或手反复分离囊袋组织，患者痛感明显，特别是痛阈较低的患者痛感强烈，故操作中切口处需充分予利多卡因麻醉。仍疼痛较剧烈者，遵医嘱予盐酸吗啡注射液静脉推注，或枸橼酸芬太尼注射液恒速泵输入。用药期间严密监测患者的呼吸及血氧饱和度变化，有异常及时处理。做好患者的心理护理，以减轻其疼痛。

2. 人文关怀

做好患者的心理护理。手术采用局麻，患者意识清醒，而手术过程需要患者全程配合，因此充分的沟通交流是手术顺利进行的保障。要做好解释工作，取得患者配合。手术过程中嘱患者勿移动身体。常在床旁安抚患者，重视患者主诉，及时满足其需求。随时观察患者面色、口唇颜色等变化。适当与其交流，播放轻缓音乐，尽量分散转移其注意力以减轻疼痛。必要时使用镇痛药。

3. 切口护理

（1）患者手术切口予无菌方纱覆盖，透明敷料固定，注意无张力原则，必要时予弹性绷带加压包扎24小时，并予沙袋压迫6～8小时。

（2）严密观察患者有无心率慢、血压低、面色苍白等血管迷走神经反射的表现，如有及时予以处理。

4. 术后宣教

（1）指导患者正常饮食，静脉麻醉或全麻患者术后禁食6小时。

（2）嘱患者术后平卧或略向健侧卧位6小时，术侧肢体不宜过度活动，避免用力、过度外展。

（3）协助患者过床，注意各种管道固定稳妥，与病房医生交接后，由病房医生送患者回病房继续监护治疗。

五、并发症的观察及处理

尽管起搏器囊袋清创术的风险相对较低，但仍然存在一些潜在的并发症。

（一）发热

反复清创可造成感染扩散至导线内芯或心腔，在此过程中致病菌释放至血液可造成发热。应根据发热程度采取相应的物理降温护理，并遵医嘱重新进行血培养，根据感染的类型和细菌的耐药性选择合适的抗生素。

（二）再次感染

初始感染未经彻底治愈、抗生素治疗不彻底、感染源未完全清除或感染源在手术后重新引入可导致再次感染。术前30分钟严格执行抗生素静脉滴注，术中彻底冲洗及清除感染部位、移除或更换受感染的组件，医护人员遵循严格的手术操作和消毒措施，确保手术区域的无菌状态，可避免再次感染。

（三）创面延迟愈合

创面感染是创面延迟愈合的常见原因之一。感染可能导致的创面红肿、渗液等症状，创面周围血液循环不良，外部张力或创面张力不平衡，患者高龄、整体健康状况和营养状况不佳，以及某些药物的使用等，均可妨碍创面的正常愈合。促进创面愈合的措施主要有以下几种：保持创面干燥、清洁，避免污染和再次感染；选择适当的敷料；根据感染的严重程度和细菌的耐药性选择合适的抗生素；通过合适的体位、适度的活动和局部热敷等方法促进创面周围的血液循环；给予患者良好的饮食与营养，以提高抵抗力。

（李国祺、王春红）

第四章
结构性心脏病介入诊疗术的护理

第一节　经皮右心导管检查术的护理

一、概述

（一）相关知识简介

右心导管检查（right heart catheterization，RHC）是将导管经外周静脉送入上下腔静脉、右心房、右心室、肺动脉及其分支，测定相应部位血流动力学、血氧饱和度以及心排血量的有创介入检查技术。行右心导管检查时可在腔静脉、右心房、右心室或肺动脉内注入碘造影剂进行相应部位的造影，以及急性血管扩张试验，是诊断肺动脉高压的金标准。临床上肺动脉高压的测定方法包括超声心动图、心脏核磁共振成像检查以及右心导管检查，前两者检查误差大，而右心导管检查可直接精准地测定肺动脉平均压、肺毛细血管楔压、心排血量、肺血管阻力等血流动力学数据，从而全面分析病情，了解先天性心脏病患者血液分流方向、分流量及分流率，为先天性心脏病患者能否进行介入手术或外科手术矫治提供可靠依据。

某些复杂先天性心脏病引起的肺动脉高压，使用普通导管通过高压的肺动脉抵达肺毛细血管比较困难，术中常需使用漂浮导管带动到达肺动脉远端以精确测量终末肺动脉的血流动力学数值，为患者实施进一步治疗提供准确依据。而对于原发性肺高压患者，术中常需行急性血管扩张试验，以查验患者肺动脉高压的发病机制。

（二）右心导管检查术的适应证

右心导管检查可用于以下情况：

（1）肺动脉高压患者的诊断评估、治疗效果评估，肺血管反应性试验。

（2）危重患者的血流动力学监测。

（3）分流性先天性心脏病伴重度肺动脉高压，术前须判断肺动脉高压的程度和性质者。

（4）先天性心脏病介入封堵术前后的血流动力学测量和评估。

（5）心脏移植前后对心功能和全肺阻力情况进行判断。

（6）急慢性心力衰竭的血流动力学评价。

（三）右心导管检查术的简要手术步骤

（1）局部麻醉后，穿刺患者右侧股静脉，置入6F血管鞘。

（2）经鞘管送入150cm J头导丝，经下腔静脉—右心房—右心室—肺动脉和/或上腔静脉，沿导丝送入MPA导管，退出导丝，分别测量上下腔静脉、右心房、右心室、肺主动脉的压力，并在相应部位取血行血气分析；肺动脉高压患者加测左右肺动脉及肺毛细血管楔压。

（3）根据患者各部位压力情况及血气分析结果，测算患者血流动力学参数。

（4）对于原发性肺高压患者，术中需吸入伊洛前列素溶液行急性血管扩张试验。试验的阳性结果判断标准为：患者平均肺动脉压下降至40mmHg以内，或平均肺动脉压下降幅度＞10mmHg，且心排血量不变或增加。试验结果阳性的肺动脉高压患者可予钙拮抗剂治疗，预后相对较好。

（5）检查结束后撤出所有导管和鞘管，按压穿刺口止血后加压包扎，送患者安返病房。

二、术前护理评估

（一）环境评估

（1）手术前一天晚上以空气净化机净化、消毒导管室空气。使用消毒液擦拭室内所有物品，包括手术床、加药治疗台、手术用长车等。

（2）保持室内温度22～25℃，湿度55%～60%。

（3）控制导管室人员，严防交叉感染。室内人员包括手术主刀医生1人、助手1人、跟台护士1人、跟台放射技师1人，总人数不超过4人。

（二）患者评估

（1）评估患者的病情、意识、合作程度，充分了解患者存在的危险因素。

（2）患者手术知情同意书必须由手术主刀医生、患者及患者家属签署全名，且签署时间要具体到分钟。

（3）评估患者的心肺功能、肝肾功能、电解质、凝血功能等，以确定是否影响检查。

（4）评估患者的生命体征、吸烟史、过敏史、家族史、用药史。

（5）评估患者的皮肤准备，如手术区域皮肤是否完整，有无备皮，有无皮疹及过敏。

（6）评估带入管道（包括中心静脉通道、外周静脉通道、胃管、导尿管及其他各种引流管）有无堵塞、折叠，以及引流物的颜色、性状和量。

三、一般护理

（一）常规准备

1. 物品准备

见表4-1-1。

表4-1-1　右心导管检查术中常用物品准备

物品名称	数量
无菌手术包	1个
18号穿刺针	1个
带手柄刀片	1个
无菌手套	2副
无菌手术衣	2件
无菌注射器	5mL的2个，10mL的3个
三联三通	1个
压力换能器	1个
碘伏消毒液	20～40mL
弹力胶布	长度20cm，2～3条

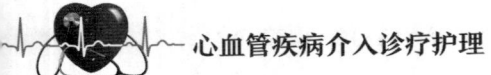

2. 药品准备

见表4-1-2。

表4-1-2　右心导管检查术中常用药品准备

药品名称及配制方法	用量、用法（遵医嘱）	用途
0.9%氯化钠注射液500mL＋肝素钠注射液3000U（2袋）	1袋500mL，倒入治疗盆中	冲管
	1袋500mL，悬挂，接压力换能器连接管	冲管及测压
盐酸利多卡因注射液1支（10mL/0.2g）＋0.9%氯化钠注射液10mL，1∶1配制，或用原液	10mL，皮下注射	局部麻醉
肝素钠注射液1支（2mL/12 500U）＋0.9%氯化钠注射液10.5mL，配成1000U/mL	3000U，静脉注射	抗凝
硫酸阿托品注射液，原液	1mg/次，静脉注射	提升心率
重酒石酸间羟胺注射液1支（1mL/10mg）＋0.9%氯化钠注射液9mL，配成1mg/mL	1～2mg/次，静脉注射	升压
地塞米松磷酸钠注射液，原液	5～10mg/次，静脉注射	抗过敏
吸入用伊洛前列素溶液1支（2mL/20μg）	20μg，雾化吸入	降低肺动脉压力

3. 仪器设备准备

包括DSA机、高压注射泵、恒速泵、心电监护仪、血流动力学监测仪、中心吸氧吸痰装置、血气分析仪、抢救车、除颤仪、简易呼吸囊、ACT检测仪等。

（二）常规护理

1. 核查

（1）与病房护士规范交接。核对患者身份，包括病区、床号、姓名、住院号、年龄、性别、疾病种类、手术名称、手术方式、手术日期、手术医生。

（2）向患者及家属做好术前宣教，简要告知手术过程及手术所需时间。确认患者已脱除内衣裤、活动心电监护仪，卸除身上所有饰物及义齿，排空大小便，着病号服，更换导管室室内鞋，戴无菌口罩及帽子进入导管室。

2. 常规监护

连接心电监护仪，心电连接线注意避开胸腹部X线透射区域，以免干扰手术进程，全麻患者予血氧饱和度监测。常规建立左上肢静脉通道并确保通畅。

3. 用物开启

（1）开启无菌手术包，合理摆放包内各种物品，按需向治疗盆内倒入0.9%

氯化钠注射液500mL及肝素钠注射液3000U。

（2）协助术者穿手术衣。开启耗材前与术者核对耗材名称、有效日期、型号，开启时注意勿污染材料内面、避免跨越无菌区域，开启后及时记录，并张贴所用材料二维码。打开各种材料和物品，根据需要依次递送给术者，所有操作严格遵守无菌原则。

四、专科护理

1. 体位管理

确保手术床平整，协助患者仰卧，解开患者衣扣，将其衣服背面往其腰腹部牵拉平整，勿垫在臀部，以防术中浸湿。将患者的裤子褪至膝关节以下，充分暴露患者的腹股沟部皮肤，并注意保护患者隐私及保暖。嘱患者双手自然放松，放在身体两侧，勿放在胸腹部或腹股沟位置，以防术中影响X线透射，双腿自然伸直放松，略微展开，勿并拢，术中保持安静勿随意移动，以免影响手术穿刺、进管等操作。

2. 特殊耗材准备

见表4-1-3。

表4-1-3 右心导管检查术中特殊耗材准备

耗材名称	数量	用途
6F股动脉鞘	1条	置入股静脉
6F MPA造影导管	1条	右心导管检查
6F PIG造影导管（必要时）	1条	心腔内造影
150cm J头导丝	1条	导引导管进入心腔
6F漂浮导管（必要时）	1条	右心导管检查
一氧化碳	1瓶	漂浮导管气囊用

3. 消毒及铺巾

消毒患者双侧腹股沟，用消毒液以穿刺口为中心向周围涂擦，上平脐，下至大腿中部，两侧至大腿外侧中线，用两个消毒刷分别涂擦一遍，穿刺进针前再次以碘伏消毒。铺巾时既要显露穿刺口，又要尽量减少穿刺口周围皮肤的暴露。遵循先近后远的原则，避免污染术者胸前无菌区域。

4. 生命体征监测

严密监测患者生命体征，紧跟术程，关注心电、压力和影像动态，协助术者测量上下腔静脉、右心房、右心室及肺动脉的压力和肺毛细血管楔压，记录并打印压力波形，取相应部位血标本及时行血气分析。血氧饱和度结果主要用于判断患者是否存在分流以及分流方向、分流量和分流水平。当右心房的血氧比腔静脉血氧高9%以上时，可认为患者为左向右分流，主要见于房间隔缺损、肺静脉异位引流入右心房、冠状动脉右心房瘘等，而右心室血氧大于右心房血氧5%以上主要见于室间隔缺损等，肺动脉血氧高于右心室血氧3%以上主要见于动脉导管未闭。

5. 伊洛前列素溶液雾化吸入的护理

准备雾化机及雾化用含嘴，吸取药物后注入雾化机的容器中，开始雾化前先给予患者中低流量吸氧，向患者说明药物使用注意事项，指导患者掌握雾化期间的吸气、呼气方法，嘱患者尽量将药物雾化气体吸入体内，以达试验效果，待患者掌握后开始雾化，并即刻计时。雾化期间确保仪器使用正常，药物雾化气量充足，患者吸气、呼气方法正确，协助患者托扶雾化容器，观察患者用药反应。雾化吸入时间在4～10分钟，雾化完成后擦拭患者口周唾液，协助其调至舒适体位，嘱咐术者冲洗管道后记录右心系统各部位的压力，取血行血气分析，并与吸药前对比，以判断药物试验对患者肺动脉压力有无影响。

6. 一氧化碳用法

使用漂浮导管时，需要用一氧化碳充盈导管球囊。协助术者抽取一氧化碳气体，可使用输液延长管连接一氧化碳瓶与术者手术台上的注射器，取气后及时关闭一氧化碳开关，妥善放置一氧化碳瓶。

7. 切口护理

手术结束后拔出鞘管，协助术者按压穿刺口15～20分钟后予加压包扎，严密观察患者有无心率慢、血压低、面色苍白等血管迷走神经反射的表现，若有应及时予补液、升压等处理。嘱患者卧床12小时，穿刺侧肢体制动8小时。穿刺侧肢体可原地平移，但勿屈曲。嘱患者在床上大小便，若有不适及时告知医护人员。

五、并发症的观察和处理

右心导管检查是微创介入检查，无须穿刺动脉，且发展至今，技术已非常成熟，安全性高，并发症发生率极低，常见的并发症为穿刺部位出血、血肿，术中一过性心律失常等。术中穿刺操作得当，术后按压部位准确，按压时间足够，可避免穿刺部位并发症。

（黄晓燕、张玉华、詹惠敏）

第二节　经皮房间隔缺损封堵术的护理

一、概述

（一）相关知识简介

房间隔缺损（atrial septal defect，ASD）是指左右心房之间的间隔发育不全或卵圆孔未闭合造成两侧血流相通的先天性心脏病（congenital heart disease，CHD），占所有先天性心脏病的6%~10%，且多见于女性。根据其解剖特点，ASD主要分为继发孔型、原发孔型。小孔径的继发孔型ASD（缺损直径<3mm）患儿在1岁半内可自然闭合，而缺损直径8mm以上者几乎不能自然闭合，且缺损直径会随患者年龄增长而变大。缺损较大的ASD患者存在显著的左向右分流，可导致右心室容量负荷过重，肺血流量增加，听诊时可在胸骨左缘第二肋间听到2~3级收缩期吹风样喷射性杂音，患者可出现疲乏、运动不耐受、易发生肺部感染等肺高压或右心衰竭的临床表现。对于缺损较大的ASD患者，尤其成年ASD患者，经超声心动图检查如发现有右心室容量负荷升高，即使无症状也应尽早关闭ASD。治疗方法可选择外科手术及经皮微创介入封堵术，近年来，经皮ASD封堵术由于创伤小、对左右心室功能的负面影响小、住院时间短、感染率低、并发症少等优点，已成为解剖条件合适的继发孔型ASD的首选治疗方法。

（二）ASD封堵术的适应证

根据我国的实际情况，综合国内外相关指南和专家共识，经皮ASD封堵术可用于以下患者。

（1）年龄≥2岁且体重≥10kg的继发孔型ASD患者。

（2）右心室容量负荷过重且无肺动脉高压或左心疾病的继发孔型ASD患者。

（3）ASD边缘与冠状窦、上下腔静脉及肺静脉开口距离≥5mm，与房室瓣距离≥7mm的患者。

（4）4mm≤缺损直径≤36mm的双孔型左向右分流ASD患者。

（5）ASD合并肺动脉瓣狭窄或动脉导管未闭等，年龄<2岁，有血流动力学意义，且符合上述介入标准的继发孔型ASD患者。

注：ASD伴重度肺动脉高压形成双向分流的患者，以及艾森门格综合征患者不推荐应用该手术。

（三）ASD封堵术的简要手术步骤

（1）患者取平卧位，常规消毒双侧腹股沟，铺无菌巾，局部麻醉（儿童患者全麻）后穿刺右侧股静脉，置入6F股动脉鞘，注射肝素钠3000U。

（2）沿J头交换导丝送入MPA造影导管行右心导管检查，送到肺动脉后撤出导丝，分别测量肺动脉、右心室、右心房压力，测压后送入导丝，退出MPA造影导管。

（3）用J头交换导丝建立右股静脉—右心房—房间隔缺损—左心房—左肺静脉轨道，送入MPA造影导管，退出交换导丝，记录肺静脉压力。

（4）经床旁B超确定房间隔缺损的大小，选择合适的封堵器，装载封堵器，充分排气。

（5）送入交换导丝，退出MAP造影导管，沿导丝送入输送鞘及封堵器，先打开左心房侧伞盘，往回轻拉输送鞘，后撤封堵器使其贴住房间隔，再依次打开封堵器腰部和右心房侧伞盘。

（6）在X线透视和B超监测下进行观察，如封堵器形态、位置良好，无残余分流且不影响房室瓣活动，轻推拉封堵器后其形态、位置无变化，则逆时针旋转输送钢缆，释放封堵器。

（7）撤出输送鞘管，压迫穿刺点止血，包扎，完成手术。

二、术前护理评估

（一）环境评估

导管室要求环境安全、宽敞清洁、光线明亮、温湿度适宜，空气消毒机正常运行，屏蔽设施完好。

（1）手术前一天晚上以空气净化机净化、消毒导管室空气。使用消毒液擦拭室内所有物品，包括手术床、加药治疗台、手术用长车等。

（2）保持室内温度22～25℃，湿度55%～60%。

（3）控制导管室人员，严防交叉感染。室内人员包括手术主刀医生1人、助手1～2人、跟台护士1人、跟台放射技师1人，总人数不超过5人。

（二）患者评估

（1）评估患者的病情、意识、合作程度，充分了解患者存在的危险因素，全麻患者术前禁食禁饮8小时以上。

（2）评估当日手术通知单和患者手术知情同意书是否一致，是否具备手术手术主刀医生、患者及患者家属签署的全名，且签署时间具体到分钟。

（3）评估患者一般检查是否完善，包括血常规、血生化、凝血指标、肝炎标志物、艾滋病（AIDS）抗体、梅毒螺旋体抗体，以及心电图、胸部X线、超声心动图。

（4）评估患者的生命体征、吸烟史、过敏史、家族史、既往史。

（5）评估患者的皮肤准备，如手术区域皮肤是否完整，有无备皮，有无皮疹及过敏。

（6）评估带入管道（包括中心静脉通道、外周静脉通道、胃管、导尿管及其他各种引流管）有无堵塞、折叠，以及引流物的颜色、性状和量。

三、一般护理

（一）常规准备

1. 物品准备

见表4-2-1。

表4-2-1　ASD封堵术中常用物品准备

物品名称	数量
无菌手术包	1个
18号穿刺针	1个
带手柄刀片	1个
无菌手套	2～3副
无菌手术衣	2～3件
无菌注射器	5mL的2个，10mL的3个，30mL的1个
压力套件	1套
碘伏消毒液	20～30mL
弹力胶布	长度20cm，2～3条
绷带（必要时）	1卷
输液恒速泵	1～2台

2. 药品准备

见表4-2-2。

表4-2-2　ASD封堵术中常用药品准备

药品名称及配制方法	用量、用法（遵医嘱）	用途
0.9%氯化钠注射液500mL＋肝素钠注射液3000U（2袋）	1袋500mL，倒入治疗盆中	冲管
	1袋500mL，悬挂，接压力换能器连接管	冲管及测压
盐酸利多卡因注射液1支（10mL/0.2g）＋0.9%氯化钠注射液10mL，1∶1配制，或用原液	10～20mL，皮下注射	局部麻醉
肝素钠注射液1支（2mL/12 500U）＋0.9%氯化钠注射液10.5mL，配成1000U/mL	3000U，静脉注射	抗凝
硫酸阿托品注射液，原液	0.5～1mg/次，静脉注射	提升心率
重酒石酸间羟胺注射液1支（1mL/10mg）＋0.9%氯化钠注射液9mL，配成1mg/mL	1～2mg/次，静脉注射	升压

3. 仪器设备准备

包括DSA机、心电监护记录仪、血流动力学监测仪、恒速泵、除颤仪、简易呼吸囊、血压血氧仪、中心吸氧吸痰装置、超声心动图机。儿童患者备麻醉机或呼吸机。

（二）常规护理

1. 核查

（1）与病房护士规范交接。核对患者身份，包括病区、床号、姓名、住院号、年龄、性别、疾病种类、手术名称、手术方式、手术日期、手术医生。

（2）向患者及家属做好术前宣教，简要告知手术过程及手术所需时间。确认患者穿好病号服，脱除内衣裤，卸去身上所有饰物及义齿，排空大小便，更换导管室室内鞋，戴无菌口罩及帽子进入导管室。

2. 常规监护

连接心电监护仪，心电连接线注意避开胸腹部X线透射区域，以免干扰手术进程。绑袖带测外周血压，必要时监测血氧饱和度。常规建立左上肢静脉通道并确保通畅。

3. 用物开启

（1）开启无菌手术包，合理摆放包内各种物品，如利多卡因局麻药、无菌纱布、治疗巾、止血钳等。按需向治疗盆内倒入0.9%氯化钠注射液500mL及肝素钠注射液3000U。

（2）协助术者穿手术衣。开启耗材前与术者核对耗材名称、有效日期、型号，开启时注意勿污染材料内面、避免跨越无菌区域，干启后及时记录，并张贴所用材料二维码。打开各种材料和物品，根据需要依次递送给术者，所有操作严格遵守无菌原则。

四、专科护理

1. 体位管理

确保手术床平整，注意患者安全，防其跌倒，协助其平卧，嘱其双手自然放松，放在身体两侧，双腿自然伸直放松，略微展开，术中勿随意移动，以免影响手术操作。及时予以保暖。告知患者相关手术环节和注意事项，做好心理护理，缓解患者的紧张情绪，取得其信任和配合。解开患者衣扣，将患者后背衣服拉高至腰部以上，以防术中浸湿；协助患者将裤子褪至膝关节以下，充分暴露腹股沟部，并注意保护患者隐私。儿童患者双手上举至头顶，并适当约束其双手及双腿。

2. 特殊耗材准备

见表4-2-3。

表4-2-3　ASD封堵术中特殊耗材准备

耗材名称	数量	用途
穿刺针	1个	穿刺股静脉
6F股动脉鞘	1条	作为导丝、导管入口
9F股动脉鞘	1条	通过长鞘
6F MPA造影导管	1条	进行右心导管检查
直径0.035in、长260cm的J头导丝和/或加硬导丝	1条	导引导管进入心腔
输送长鞘	1条	输送封堵器
输送钢缆	1条	装载封堵器
ASD封堵器	1个	封堵ASD

3. 预防院内感染

术前半小时遵医嘱静脉滴注亢生素。遵循无菌操作原则，把关术中感染控制，正确及时地开启相关耗材，连接压力换能器，注意管道连接要紧密，充分排气并校零。冲管，压力连接线适当固定，勿碰触、污染手术中的无菌大单。

4. 消毒及铺巾

对患者双侧腹股沟进行消毒，以穿刺口为中心向周围涂擦消毒液，上平脐，下至大腿中部，两侧至大腿外侧中线，用两个消毒刷分别涂擦一遍，穿刺进针前再次以碘伏消毒。铺巾时既要显露穿刺口，又要尽量减少穿刺口周围皮肤的暴露。遵循先近后远的原则，避免污染术者胸前无菌区域。

5. 心电、压力监测

严密监测患者生命体征，外周血压监测每10分钟1次，紧跟术程，关注心电、压力和影像动态，正确及时打印术中各项压力监测结果，做好记录，发现异常及时通知医生做出相应处理。儿童患者常选择全麻完成手术，术中按全麻患者进行护理。

6. 疼痛护理

手术过程中严密观察患者反应，注意倾听其主诉，若有异常及时协助医生处理。做好患者的心理护理，以减轻其疼痛。

7. 人文关怀

（1）做好患者的心理护理。手术采用局麻，患者意识清醒，而手术过程需要患者全程配合，因此充分的沟通交流是手术顺利进行的保障。

（2）要常在床旁安抚患者，重视患者主诉，及时处理。严密观察患者生命体征及面色、口唇颜色等的变化。

8. 切口护理

协助术者按压穿刺口15～20分钟后进行加压包扎。严密观察患者有无心率慢、血压低、面色苍白等血管迷走神经反射的表现，若有应遵医嘱及时予补液、升压等处理。注意患者双侧足背动脉搏动情况，尤其是儿童患者，按压时间长会影响下肢血运，可导致足背动脉搏动减弱甚至消失。

9. 术后宣教

嘱患者术后卧床12小时，穿刺侧肢体制动8小时。穿刺侧肢体可原地平移，但不能屈曲。嘱患者饮食宜清淡易消化，多喝水，并在床上大小便，如有不适及时告知医护人员。

五、并发症的观察及处理

1. 封堵器移位和脱落

发生率为0.2%～0.62%。患者可有心悸、胸闷或心律失常等不适。术中应操作规范，选择合适的封堵器。ASD较大者，应在超声心动图判断明确后再释放封堵器。如术中发生封堵器脱落，可根据封堵器脱落后堵塞的位置选择抓捕器抓出封堵器，或行外科手术取出封堵器。

2. 心律失常

术中操作刺激心脏，可导致各种心律失常的发生，包括室上性心动过速、窦性心动过缓和室性早搏等，一般不需特殊处理，停止刺激后心律将恢复。如封堵器左右心房盘面伞打开后患者出现窦性心动过缓、房室传导阻滞，应收回封堵器，调整位置后再打开，或更换封堵器，或放弃封堵治疗。

3. 头痛或偏头痛

发生率可达15%。患者可出现听力下降、耳鸣、恶心、呕吐等不适。可能与封堵器过大，术后封堵器表面不能完全内皮化，或术后抗凝治疗药物使用不当造成微小血栓进入脑部有关。除规范药物治疗外，对头痛剧烈者可外科取出封堵器并修补ASD。

4. 空气栓塞

在右心导管测压以及封堵过程中，由于心房压力低，如果排气不充分，空气可经导管或输送鞘进入右心房或左心房，导致空气栓塞。平躺时右冠状动脉开口较左冠状动脉开口高，因而右冠状动脉空气栓塞最为常见，表现为术中心电图出现一过性ST段抬高、QRS波形态改变，或窦性心动过缓、房室传导阻滞等异常心律。患者可出现胸闷、脸色苍白、出汗、恶心、呕吐等症状。对于高度怀疑空气栓塞的患者，应立即停止操作，快速评估气道稳定性、呼吸情况，予对症支持治疗，包括嘱患者连续用力咳嗽、高流量吸氧、安抚患者情绪，必要时予阿托品、阿拉明提高心率、血压，加快补液等。

5. 心脏穿孔/心脏压塞

发生率为0.5%~1.5%，是ASD封堵术中的严重并发症，多为导丝或导管穿破心房或肺静脉所致，患者可出现胸闷、冒汗、血压下降等症状，一旦怀疑发生心脏压塞，应立即行X线透视查看心影，行床旁B超检查，加快补液，如积液量少可予观察生命体征，中大量心包积液应立即行心包穿刺引流处理。配合医生对心前区进行消毒，开启150cm J头导丝、PIG造影导管、造影包、若干50mL注射器、输血器等物件，做好心包减压并及时补充血容量。严重心脏压塞推荐联系外科开胸探查。

6. 股动静脉瘘或假性动脉瘤形成

该并发症较常见，多发生在手术结束撤管之后，主要由穿刺和止血按压不当造成。表现为穿刺口局部疼痛，周围出现肿胀和瘀血。必要时可借助超声检查。可采用弹力绷带加压包扎修复，注意观察血肿范围、质地软硬及末梢血液循环等情况；嘱患者术肢制动8～12小时，协助护理其生活。

（黄晓燕、张玉华、詹惠敏）

第三节　经皮卵圆孔未闭封堵术的护理

一、概述

（一）相关知识简介

卵圆孔是房间隔中部的裂隙，是胎儿时期血运的重要通道，胎儿出生后，随着婴儿的生长，卵圆孔瓣膜粘连僵直，活动减弱，纤维组织增生使孔道逐渐关闭，卵圆孔一般在人出生后1年达到解剖上的关闭，若3岁以上卵圆孔仍未关闭称为卵圆孔未闭（patent foramen ovale，PFO）。PFO是临床上常见的先天性心脏病，约四分之一的成人存在，但仅2%的患者会出现临床症状。PFO引发的临床综合征包括隐源性卒中（cryptogenic stroke，CS）、短暂性脑缺血发作（transient ischemic attack，TIA）、偏头痛（migraine）、睡眠呼吸暂停综合征、心肌梗死等。尤其CS和偏头痛与PFO之间的关系越来越受到临床重视。PFO引起CS的原因可能是长隧道型PFO、PFO合并房间隔膨出瘤等形成的原位血栓，通过卵圆孔流向左心再到达脑部引起卒中，而PFO引发偏头痛可能与静脉的微小栓子通过卵圆孔直接进入动脉，引起动脉短暂闭塞，导致大脑细胞缺血缺氧有关，或者是血管活性物质5-羟色胺通过卵圆孔进入动脉后在脑动脉中与相应的神经元受体结合并作用于三叉神经节细胞，从而触发偏头痛。

临床上诊断PFO主要通过经胸超声心动图（transthoracic echocardiography，TTE）、经食管超声心动图（transesophageal echocardiography，TEE）及经胸超声心动图声学造影（contrast trasthoracic echocardiography，cTTE）检查。其中TEE是PFO诊断的首选方法和金标准，特异性高达95%以上。根据TEE测量的PFO的开放直径，可将PFO分为大PFO（≥4.0mm）、中PFO（2.0～3.9mm）和小PFO（<2.0mm）三种类型。而cTTE可了解PFO患者有无右向左分流（right-left shunt，RLS）并测算微泡数量。其将RLS分为四级：0级（无RLS），左心腔内没有微泡；1级（少量RLS），左心腔内<10个微泡/帧；2级（中量RLS），

左心腔内10～30个微泡/帧；3级（大量RLS），左心腔内>30个微泡/帧，或左心腔几乎充满微泡，心腔浑浊。cTTE检查虽影响因素较多，但诊断RLS的特异性高达97%～100%。可根据PFO是否为复杂PFO、PFO开放孔径的大小、有无RLS及RLS分级程度，以及患者的年龄、有无卒中和偏头痛史等决定是否尽早行PFO封堵术。越来越多的研究显示，PFO封堵后，部分患者的偏头痛症状可以得到缓解，PFO介入封堵还可有效预防卒中事件的再发。

（二）PFO封堵术的适应证

根据《常见先天性心脏病经导介入治疗指南（2021版）》及《卵圆孔未闭预防性封堵术中国专家共识》，推荐以下患者行PFO封堵术。

（1）年龄在16～60岁（合并明确CS者，年龄可适当放宽）。

（2）血栓栓塞性脑梗死伴PFO，未发现其他卒中发病机制者。

（3）CS或TIA合并PFO者，具有1个或多个PFO的解剖学高危因素：房间隔膨出瘤，希阿里氏网，下腔静脉瓣>10mm，大PFO（>4mm），长隧道型PFO（长度≥8mm），发泡试验显示中大量右向左分流。

（4）CS或TIA合并PFO者，具有1个或多个临床高危因素：下肢深静脉血栓，反复肺栓塞，呼吸睡眠暂停，发泡试验显示中大量右向左分流。

（5）PFO伴发泡试验显示中大量右向左分流，具有长期（1年以上）先兆性偏头痛病史，经神经内科药物治疗无效或效果不佳，手术意愿强烈者。

（6）PFO伴发泡试验显示中大量右向左分流，具有体循环其他部位矛盾性栓塞临床症状及影像学证据，排除其他来源栓塞可能者。

（7）合并PFO的特殊职业从业者（如潜水员、空乘人员、飞行员等）。

不推荐以下患者行PFO封堵术：

（1）可以找到明确原因的脑栓塞，如心源性脑栓塞、动脉夹层、动脉粥样硬化等。

（2）中度及以上肺动脉高压或PFO为特殊通道者。

（3）无任何临床症状且发泡试验显示不伴中大量右向左分流者。

（4）PFO合并急性脑卒中2周以内者。

（三）PFO封堵术的禁忌证

（1）正在进行抗血小板或抗凝治疗，如3个月内有严重出血情况，明显的视网膜病，有其他颅内出血病史，明显的颅内疾病。

（2）下腔静脉或盆腔静脉血栓形成导致完全梗阻，全身或局部感染，败血症，心腔内血栓形成。

（3）4周内的大面积脑梗死。

（四）PFO封堵术的简要手术步骤

（1）患者取平卧位，常规消毒双侧腹股沟，铺无菌巾，局部麻醉（儿童患者全麻）后穿刺右侧股静脉，置入6F股动脉鞘，注射肝素钠3000U。

（2）沿J头交换导丝送入MPA造影导管，送到肺动脉后撤出导丝，行右心导管检查，分别测量肺动脉、右心室、右心房压力，测压后送入导丝，退出MPA造影导管。

（3）用J头交换导丝建立右股静脉—右心房—卵圆孔—左心房—左肺静脉轨道，送入MPA造影导管，退出交换导丝，记录肺静脉压力。

（4）经床旁B超确定卵圆孔的大小，选择合适的封堵器，装载封堵器，充分排气。

（5）送入交换导丝，退出MAP造影导管，沿导丝送入输送长鞘及封堵器，先打开左心房侧伞盘，往回轻拉输送长鞘，后撤封堵器使其贴住房间隔，再依次打开封堵器腰部和右心房侧伞盘。

（6）在X线透视和B超监测下进行观察，如封堵器形态、位置良好，无残余分流且不影响房室瓣活动，轻力推拉封堵器后其形态、位置无变化，则逆时针旋转输送钢缆，释放封堵器（图4-3-1、图4-3-2）。

（7）撤出输送长鞘，压迫穿刺点止血，包扎，完成手术。

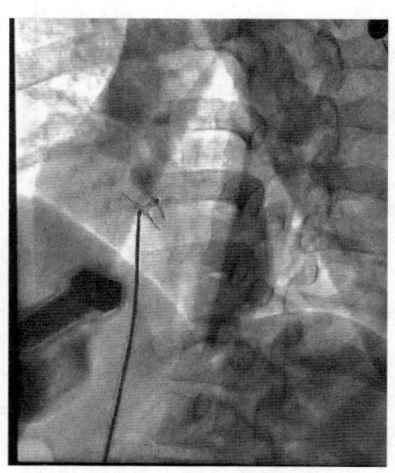
图4-3-1　PFO封堵器释放前

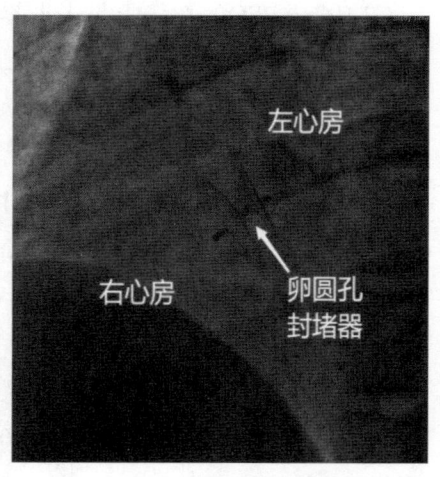
图4-3-2　PFO封堵器释放后

二、术前护理评估

（一）环境评估

导管室要求环境安全、宽敞清洁、光线明亮、温湿度适宜，空气消毒机正常运行，屏蔽设施完好。

（1）手术前一天晚上以空气净化机净化、消毒导管室空气。使用消毒液擦拭室内所有物品，包括手术床、加药治疗台、手术用长车等。

（2）保持室内温度22～25℃，湿度55%～60%。

（3）控制导管室人员，严防交叉感染。室内人员包括手术主刀医生1人、助手1～2人、跟台护士1人、跟台放射技师1人，总人数不超过5人。

（二）患者评估

（1）评估患者的病情、意识、合作程度，充分了解患者存在的危险因素。全麻患者术前禁食禁饮8小时以上。

（2）评估当日手术通知单和患者手术知情同意书是否一致，手术知情同意书是否具备手术主刀医生、患者及患者家属签署的全名，且签署时间具体到分钟。

（3）评估患者一般检查是否完善，包括血常规、血生化、凝血指标、肝炎标志物、艾滋病（AIDS）抗体、梅毒螺旋体抗体、心电图、胸部X线、心脏B超。

（4）评估患者的生命体征、吸烟史、过敏史、家族史、既往史。

（5）评估患者的皮肤准备，如手术区域皮肤是否完整，有无备皮，有无皮疹及过敏。

（6）评估带入管道（包括中心静脉通道、外周静脉通道、胃管、导尿管及其他各种引流管）有无堵塞、折叠，以及引流物的颜色、性状和量。

三、一般护理

（一）常规准备

1. 物品准备

见表4-3-1。

表4-3-1　PFO封堵术中常用物品准备

物品名称	数量
无菌手术包	1个
18号穿刺针	1个
带手柄刀片	1个
无菌手套	2～3副
无菌手术衣	2～3件
无菌注射器	5mL的2个，10mL的3个，30mL的1个
压力套件	1套
碘伏消毒液	20～30mL
弹力胶布	长度20cm，2～3条
绷带（必要时）	1卷
输液恒速泵	1～2台

2. 药品准备

见表4-3-2。

表4-3-2　PFO封堵术中常用药品准备

药品名称及配制方法	用量、用法（遵医嘱）	用途
0.9%氯化钠注射液500mL＋肝素钠注射液3000U（2袋）	1袋500mL，倒入治疗盆中	冲管
	1袋500mL，悬挂，接压力换能器连接管	冲管及测压
盐酸利多卡因注射液1支（10mL/0.2g）＋0.9%氯化钠注射液10mL，1：1配制，或用原液	10～20mL，皮下注射	局部麻醉
肝素钠注射液1支（2mL/12 500U）＋0.9%氯化钠注射液10.5mL，配成1000U/mL	3000U，静脉注射	抗凝
硫酸阿托品注射液，原液	0.5～1mg/次，静脉注射	提升心率
重酒石酸间羟胺注射液1支（1mL/10mg）＋0.9%氯化钠注射液9mL，配成1mg/mL	1～2mg/次，静脉注射	升压

3. 仪器设备准备

包括DSA机、心电监护记录仪、血流动力学监测仪、恒速泵、除颤仪、简易呼吸囊、血压血氧仪、中心吸氧吸痰装置、超声心动图机。儿童患者备麻醉机或呼吸机。

（二）常规护理

1. 核查

（1）与病房护士规范交接。核对患者身份，包括病区、床号、姓名、住院号、年龄、性别、疾病种类、手术名称、手术方式、手术日期、手术医生。

（2）向患者及家属做好术前宣教，简要告知手术过程及手术所需时间。确认患者穿好病号服，脱除内衣裤，卸去身上所有饰物及义齿，排空大小便，更换导管室室内鞋，戴无菌口罩及帽子进入导管室。

2. 常规监护

连接心电监护仪，心电连接线注意避开胸腹部X线透射区域，以免干扰手术进程。绑袖带测外周血压，必要时监测血氧饱和度。常规建立左上肢静脉通道并确保通畅。

3. 用物开启

（1）开启无菌手术包，合理摆放包内各种物品，如利多卡因局麻药、无菌纱布、治疗巾、止血钳等。按需向治疗盆内倒入0.9%氯化钠注射液500mL及肝素钠注射液3000U。

（2）协助术者穿手术衣。开启耗材前与术者核对耗材名称、有效日期、型号，开启时注意勿污染材料内面及避免跨越无菌区域，开启后及时记录，并张贴所用材料二维码。打开各种材料和物品，根据需要依次递送给术者，所有操作严格遵守无菌原则。

四、专科护理

1. 体位管理

确保手术床平整，注意患者安全，防其跌倒，协助其平卧，嘱其双手自然放松，放在身体两侧，双腿自然伸直放松，略微展开，术中勿随意移动，以免影响手术操作。及时予以保暖。告知患者相关手术环节和注意事项，做好心理护理，缓解患者的紧张情绪，取得其信任和配合。解开患者衣扣，将患者后背衣服拉高至腰部以上，以防术中浸湿；协助患者将裤子褪至膝关节以下，充分暴露患者的腹股沟部，并注意保护患者隐私。儿童患者双手上举至头顶，并适当约束其双手及双腿。

2. 特殊耗材准备

见表4-3-3。

表4-3-3　PFO封堵术中特殊耗材准备

耗材名称	数量	用途
穿刺针	1个	穿刺股静脉
6F股动脉鞘	1条	作为导丝、导管入口
9F股动脉鞘	1条	通过长鞘
6F MPA造影导管	1条	右心导管检查
直径0.035in、长260cm的J头导丝	1条	导引导管进入心腔
输送长鞘	1条	输送封堵器
输送钢缆	1条	装载封堵器
PFO封堵器	数个	封堵卵圆孔
6F PIG造影导管	1条	心包穿刺备用
150cm J头导丝	1条	心包穿刺备用
抓捕器（直径15～20mm）	1条	备用

3. 预防院内感染

术前半小时遵医嘱静脉滴注抗生素。遵循无菌操作原则，把关术中感染控制，正确及时地开启相关耗材，连接压力换能器，注意管道连接要紧密，充分排气并校零。冲管，压力连接线适当固定，勿碰触、污染手术中的无菌大单。

4. 消毒及铺巾

对患者双侧腹股沟进行消毒，以穿刺口为中心向周围涂擦消毒液，上平脐，下至大腿中部，两侧至大腿外侧中线，用两个消毒刷分别涂擦一遍，穿刺进针前再次以碘伏消毒。铺巾时既要显露穿刺口，又要尽量减少穿刺口周围皮肤的暴露。遵循先近后远的原则，避免污染术者胸前无菌区域。

5. 心电、压力监测

严密监测患者生命体征，外周血压监测每10分钟1次，紧跟术程，关注心电、压力和影像动态，正确及时打印术中各项压力监测结果，做好记录，发现异常及时通知医生做出相应处理。儿童患者常选择全麻完成手术，术中按全麻患者进行护理。

6. 疼痛护理

手术过程中严密观察患者的反应，注意倾听其主诉，若有异常及时协助医生处理。做好患者的心理护理，以减轻其疼痛。

7. 人文关怀

（1）做好患者的心理护理。手术采用局麻，患者意识清醒，而手术过程需要患者全程配合，因此充分的沟通交流是手术顺利进行的保障。

（2）常在床旁安抚患者，重视患者主诉，及时处理。严密观察患者生命体征及面色、口唇颜色等的变化。

8. 切口护理

协助术者按压穿刺口15～20分钟后进行加压包扎。严密观察患者有无心率慢、血压低、面色苍白等血管迷走神经反射的表现，若有应遵医嘱及时予补液、升压等处理。注意患者双侧足背动脉搏动情况，尤其是儿童患者，按压时间长影响下肢血运，可导致足背动脉搏动减弱甚至消失。

9. 术后宣教

嘱患者术后卧床12小时，穿刺侧肢体制动8小时。穿刺侧肢体可原地平移，但不能屈曲。嘱患者饮食宜清淡易消化，多喝水，在床上大小便，如有不适及时告知医护人员。

五、并发症的观察及处理

1. 心脏穿孔（心脏压塞）

发生率为0.5%～1.0%，患者可出现胸闷、冒汗、血压下降等症状。术中操作时导丝或导管穿破左心耳，导致出血可引起心脏压塞。术后发生心脏穿孔一般与封堵器过大磨蚀心房壁或主动脉壁有关。术中、术后如发现心包积液，应立即行床边超声心动图检查，确认是否有心包积液及积液量的大小，积液量小可加强观察患者生命体征的变化，积液为中大量时应立即行心包穿刺，抽取积液，解除压塞。配合医生对心前区进行消毒，开启150cm J头导丝、PIG造影导管、造影包、若干50mL注射器、输血器等物件，做好心包减压并及时补充血容量。严重心脏压塞推荐联系外科开胸探查。

2. 空气栓塞

术中导管和/或输送鞘管排气不充分，管道内残留的气体进入右心房或左心房，可导致空气栓塞，患者表现为心电图ST段抬高或心动过缓、房室传导阻滞，出现胸闷、出汗、恶心、呕吐等不适。一旦发现空气栓塞应立即停止操作，嘱患者连续咳嗽，予对症支持治疗、安抚患者情绪、加快输液速度等措施。

3. 心律失常（房颤）

常在术后30天内发生。可能与封堵器刺激局部心肌或机械牵拉三尖瓣附近的心肌组织有关，多为一过性或阵发性，可予抗心律失常药物治疗，一般危害不大。

4. 残余分流

与封堵器选择不当或封堵器的设计与PFO不完全吻合，或患者存在未发现的小型ASD、微小肺动静脉瘘相关。若术后6个月内原有PFO相关症状复发或不缓解，可行cTTE检查，如发现残余分流，行TEE明确诊断。

（黄晓燕、欧阳俏、詹惠敏）

第四节　经皮室间隔缺损封堵术的护理

一、概述

（一）相关知识简介

室间隔缺损（ventricular septal defect，VSD）是指左右心室间隔发育不全形成异常交通，在心室水平产生左向右分流的先天性心脏病，占所有先天性心脏病的20%～30%。VSD可单独存在，也可与其他复杂的先天性心脏病并存。单纯性VSD根据其缺损部位分为膜周部VSD、漏斗部VSD以及肌部VSD，其中膜周部VSD占75%～80%，可细分为单纯膜部型、嵴下型、隔瓣下型三种类型，漏斗部VSD分为嵴内型、干下型两种类型。

室间隔缺损时，左心室血液会通过缺损部位流入右心室，产生左向右分流，导致右心室容量负荷增加，肺循环血流量增加，回心血流量增加，左心房、左心室容量负荷增加，左心室代偿性肥厚，最终导致左心衰竭。而长期过多的肺循环血量，可导致肺循环阻力增加，压力增高，长期的肺动脉高压可导致右心房、右心室增大，最终导致右心衰竭，甚至形成双向分流或者右向左分流，出现艾森门格综合征。小型VSD（缺损直径<5mm）患者可无明显症状，于胸骨左缘第3～4肋间听诊可闻及Ⅳ～Ⅵ级全收缩期杂音伴震颤；中型VSD（缺损直径5～10mm）患者可出现劳力性呼吸困难，除在胸骨左缘第3～4肋间可闻及Ⅳ～Ⅵ级全收缩期杂音伴震颤外，还可在心尖区闻及舒张中期反流性杂音；大型VSD（缺损直径>

10mm）患者因右向左分流而呈现面色青紫、呼吸困难，甚至无法存活。

目前诊断VSD简单有效的方法是经胸超声心动图检查，无法闭合的VSD患者一经确诊应积极手术治疗，手术方法有开胸或微创手术修补法及经皮微创VSD介入封堵术。近年来随着医疗技术的发展和器械的不断研发，对于解剖部位合适的VSD，经皮VSD封堵术已成为重要的治疗手段。

（二）VSD封堵术的适应证

（1）患者年龄≥3岁，体重≥10kg的膜周部VSD。

（2）膜周部VSD，缺损直径为3～14mm，有临床症状或有左心室超负荷表现。

（3）VSD上缘与主动脉瓣的距离≥2mm，后缘与三尖瓣的距离≥2mm，无主动脉瓣反流及主动脉右冠瓣脱垂。

（4）肌部VSD，患者年龄≥3岁，缺损直径>3mm，有临床症状或有左心室超负荷表现。

（5）VSD外科修补术后残余分流且符合上述介入标准，创伤性VSD或心肌梗死后室间隔穿孔且符合上述介入标准。

VSD解剖位置不适合、封堵器影响瓣膜功能者，以及有重度肺动脉高压伴双向分流、产生艾森门格综合征者不推荐行VSD封堵术。

（三）VSD封堵术的简要手术步骤

（1）患者取平卧位，常规消毒双侧腹股沟，铺无菌巾，局部麻醉（儿童患者全麻）后穿刺右侧股静脉及股动脉，分别置入6F股动脉鞘，注射肝素钠3000U。

（2）沿J头交换导丝经股静脉送入MPA造影导管，送到肺动脉后撤出导丝，行右心导管检查，分别测量肺动脉、右心室、右心房压力，测压后送入导丝，退出MPA造影导管。

（3）经股动脉沿J头导丝送入PIG造影导管行左心导管检查，分别测量主动脉、左心室压力，并行升主动脉及左心室造影。

（4）用直径0.032in、长260cm的交换导丝送入切去头端的PIG导管或JR4导管，建立右股动脉—主动脉—左心室—室间隔缺损—右心室—上腔静脉或肺动脉的轨道；经股静脉送入抓捕器，通过下腔静脉—右心房—右心室—上腔静脉或肺动脉抓捕260cm的导丝后原路径拉出导丝至股静脉外，建立完整的输送轨道（股静脉—下腔静脉—右心房—右心室—室间隔—左心室—主动脉—股动脉）。

（5）根据造影影像结合超声心动图判断VSD缺损部位以及缺损直径，选择型号合适的输送长鞘及封堵器，装载封堵器，输送长鞘充分排气。

（6）沿导丝经股静脉送入输送长鞘及封堵器，先打开左心室侧伞盘，往回轻拉输送长鞘，后撤封堵器使其贴住室间隔，再依次打开封堵器腰部和右心室侧伞盘。

（7）再次行升主动脉造影及超声心动图检查，确认封堵器形态、位置良好，无残余分流且不影响房室瓣活动。轻力推拉封堵器后其形态、位置无变化时，逆时针旋转输送钢缆，释放封堵器。

（8）封堵器释放后，在X线透视下观察封堵器，如无移位、无脱落，则撤出鞘管，压迫穿刺点止血，包扎，完成手术。

二、术前护理评估

（一）环境评估

导管室要求环境安全、宽敞清洁、光线明亮、温湿度适宜，空气消毒机正常运行，屏蔽设施完好。

（1）手术前一天晚上以空气净化机净化、消毒导管室空气。使用消毒液擦拭导管室所有物品，包括手术床、加药治疗台、手术用长车等。

（2）保持导管室温度22～25℃，湿度55%～60%。

（3）控制导管室人员，严防交叉感染。室内人员包括手术主刀医生1人、助手1～2人、跟台护士1人、跟台放射技师1人，总人数不超过5人。

（二）患者评估

（1）评估患者的病情、意识、合作程度，充分了解患者存在的危险因素，全麻患者术前禁食禁饮8小时以上。

（2）评估当日手术通知单和患者手术知情同意书是否一致，手术知情同意书是否具备手术主刀医生、患者及患者家属签署的全名，且签署时间具体到分钟。

（3）评估患者的一般检查是否完善，包括血常规、血生化、凝血指标、肝炎标志物、艾滋病（AIDS）抗体、梅毒螺旋体抗体，以及心电图、胸部X线、超声心动图。

（4）评估患者的生命体征、吸烟史、过敏史、家族史、既往史。

（5）评估患者的皮肤准备，如手术区域皮肤是否完整，有无备皮，有无皮疹及过敏。

（6）评估带入管道（包括中心静脉通道、外周静脉通道、胃管、导尿管及其他各种引流管）有无堵塞、折叠，以及引流物的颜色、性状和量。

三、一般护理

（一）常规准备

1. 物品准备

见表4-4-1。

表4-4-1　VSD封堵术中常用物品准备

物品名称	数量
无菌手术包	1个
18号穿刺针	1个
带手柄刀片	1个
无菌手套	2～3副
无菌手术衣	2～3件
无菌注射器	5mL的2个，10mL的3个，30mL的1个
三联三通	1个
压力换能器	1个
高压注射器套件	1套
碘伏消毒液	20～30mL
弹力胶布	长度20cm，2～3条
绷带	1卷
输液恒速泵	1～2台

2. 药品准备

见表4-4-2。

表4-4-2　VSD封堵术中常用药品准备

药品名称及配制方法	用量、用法（遵医嘱）	用途
0.9%氯化钠注射液500mL＋肝素钠注射液3000U（2袋）	1袋500mL，倒入治疗盆中	冲管
	1袋500mL，悬挂，接压力换能器连接管	冲管及测压
盐酸利多卡因注射液1支（10mL/0.2g）＋0.9%氯化钠注射液10mL，1∶1配制，或用原液	10～20mL，皮下注射	局部麻醉
肝素钠注射液1支（2mL/12 500U）＋0.9%氯化钠注射液10.5mL，配成1000U/mL	3000U，静脉注射	抗凝
硫酸阿托品注射液，原液	0.5～1mg/次，静脉注射	提升心率
重酒石酸间羟胺注射液1支（1mL/10mg）＋0.9%氯化钠注射液9mL，配成1mg/mL	1～2mg/次，静脉注射	升压
造影剂，原液（注射前稀释）	50～100mL，高压注射	主动脉及左心室造影
地塞米松磷酸钠注射液，原液	5～10mg/次，静脉注射	抗过敏
甲泼尼龙琥珀酸钠注射剂1支（40mg）＋0.9%氯化钠注射液10mL	儿童按体重给药（推荐0.5mg/kg），静脉注射	抗过敏

3. 仪器设备准备

包括DSA机、心电监护仪、血流动力学监测仪、恒速泵、除颤仪、简易呼吸囊、血压血氧仪、血气分析仪、中心吸氧吸痰装置、超声心动图机。儿童患者备麻醉机或呼吸机。

（二）常规护理

1. 核查

（1）与病房护士规范交接。核对患者身份，包括病区、床号、姓名、住院号、年龄、性别、疾病种类、手术名称、手术方式、手术日期、手术医生。

（2）向患者及家属做好术前宣教，简要告知手术过程及手术所需时间。确认患者穿好病号服，脱除内衣裤，卸除身上所有饰物及义齿，排空大小便，更换导管室室内鞋，戴无菌口罩及帽子进入导管室。

2. 常规监护

连接心电监护仪，连接线注意避开胸腹部X线透射区域，以免干扰手术进程。绑袖带测外周血压，必要时监测血氧饱和度。常规左上肢建立静脉通道并确保静脉通道通畅。

3. 用物开启

（1）开启无菌手术包，合理摆放包内各种物品，如利多卡因局麻药、无菌纱布、治疗巾、止血钳等。按需向治疗盆内倒入0.9%氯化钠注射液500mL及肝素钠注射液3000U。

（2）协助术者穿手术衣。开启耗材前与术者核对耗材名称、有效日期、型号，开启时注意勿污染材料内面、避免跨越无菌区域，开启后及时记录，并张贴所用材料二维码。打开各种材料和物品，根据需要依次递送给术者，所有操作严格遵守无菌原则。

四、专科护理

1. 体位管理

确保手术床平整，注意患者安全，防其跌倒，协助其平卧，嘱患者双手自然放松，放在身体两侧，双腿自然伸直放松，略微展开，术中勿随意移动，以免影响手术操作。予及时保暖。告知患者相关手术环节和注意事项，做好心理护理，缓解患者的紧张情绪，取得其信任和配合。解开患者衣扣，将患者后背衣服拉高至腰部以上，以防术中浸湿；协助患者将裤子褪至膝关节以下，充分暴露患者的腹股沟部，注意保护患者隐私。儿童患者双手上举至头顶，并适当约束其双手及双腿。

2. 特殊耗材准备

见表4-4-3。

表4-4-3 VSD封堵术中特殊耗材准备

耗材名称	数量	用途
6F股动脉鞘	2条	置入股静脉及股动脉
6F MPA造影导管	1条	右心导管检查
6F PIG造影导管	1～2条	左心导管检查及造影
6F JR4造影导管	1条	建立输送轨道
150cm J头导丝	1条	导引导管进入心腔
直径0.032in、长260cm的交换导丝	1条	建立输送轨道
抓捕器	1条	抓捕导丝建立轨道
输送长鞘	1条	输送封堵器
输送钢缆	1条	装载封堵器
VSD封堵器	1个	封堵VSD

3. 预防院内感染

术前半小时遵医嘱静脉滴注抗生素。遵循无菌操作原则，把关术中感染控制，正确及时开启相关耗材，连接压力换能器，注意管道连接要紧密，充分排气并校零。冲管，压力连接线适当固定，勿碰触、污染手术中的无菌大单。

4. 消毒及铺巾

对患者双侧腹股沟进行消毒，用消毒液以穿刺口为中心向周围涂擦，上平脐，下至大腿中部，两侧至大腿外侧中线，用两个消毒刷分别涂擦一遍，穿刺进针前再次以碘伏消毒。铺巾时既要显露穿刺口，又要尽量减少穿刺口周围皮肤的暴露。遵循先近后远的原则，避免污染术者胸前无菌区域。

5. 心电、压力监测

术中严密监测患者生命体征，尤其是心率、心律、血压、血氧、呼吸的变化。协助术者测量右心房、右心室、肺动脉、主动脉及左心室的压力，记录并打印压力波形。儿童患者留取相应部位的血标本进行血气分析。关注心电、压力和影像动态，发现异常及时通知医生做出相应处理。儿童患者常选择全麻完成手术，术中按全麻患者护理。

6. 疼痛护理

手术过程中严密观察患者反应，注意倾听其主诉，若有异常及时协助医生处理。做好患者的心理护理，以减轻其疼痛。

7. 人文关怀

（1）做好患者的心理护理。手术采用局麻，患者意识清醒，而手术过程需要患者全程配合，因此充分的沟通交流是手术顺利进行的保障。

（2）常在床旁安抚患者，重视患者主诉，及时处理。严密观察患者生命体征及面色、口唇颜色等的变化。

8. 切口护理

协助术者按压穿刺口15～20分钟后进行加压包扎。严密观察患者有无心率慢、血压低、面色苍白等血管迷走神经反射的表现，若有应遵医嘱及时予补液、升压等处理。注意患者双侧足背动脉搏动情况，尤其是儿童患者。按压时间长会影响下肢血运，导致足背动脉搏动减弱甚至消失。

9. 术后宣教

嘱患者术后卧床12小时，穿刺侧肢体制动8小时。穿刺侧肢体可原地平移，但不能屈曲。嘱患者饮食宜清淡易消化，多喝水，在床上大小便，如有不适及时告知医护人员。

五、并发症的观察及处理

1. 封堵器移位和脱落

该并发症极少发生，可能是封堵器过小或放置位置不当引起的。封堵器一旦脱落，可尝试用抓捕器抓捕后经鞘管取出，若抓捕困难或无法取出，则应及时转外科用手术方式取出并修补VSD。

2. 三尖瓣反流

术中建立轨道时损伤三尖瓣腱索，或释放封堵器时伞盘阻挡三尖瓣附件，可导致三尖瓣反流。术中发现三尖瓣反流时应调整或收回封堵器右心室伞盘，再释放封堵器。

3. 主动脉瓣反流

术前仔细评估主动脉瓣与VSD缺损边缘的距离，不应小于2mm。术中操作应轻柔，避免暴力推送输送长鞘，在释放封堵器前再次行升主动脉造影以评估主动脉瓣情况。

4. 房室传导阻滞和左束支传导阻滞

此并发症与患者体重过低，或封堵器过大，压迫缺损周围的组织，引起心肌水肿、炎症反应有关。故术中选择比缺损直径大1～2mm的封堵器为宜。若术中封堵器张开后患者即出现完全性左束支传导阻滞或三度房室传导阻滞，应放弃封堵。术后早期发生完全性左束支传导阻滞或三度房室传导阻滞，可使用糖皮质激素及营养心肌药物治疗以消除心肌水肿，药物治疗无效者尽早转外科取出封堵器并修补VSD。

5. 残余分流

残余分流是VSD封堵术后最常见的并发症，少量残余分流可自行愈合，超过2mm的残余分流且分流速度＞3m/s者，应转外科取出封堵器并修补VSD。

6. 溶血

VSD术后发生溶血的概率为4.7%～7%，且多发生在封堵术后早期，尤其存在残余分流的患者更易发生溶血，发生后可予糖皮质激素及水化、碱化尿液治疗，药物治疗无效者应外科手术取出封堵器并修补VSD。

（黄晓燕、丁卡娜、詹惠敏）

第五节　经皮动脉导管未闭封堵术的护理

一、概述

（一）相关知识简介

动脉导管是胎儿时期肺动脉与主动脉之间的正常血流通道，胎儿出生后，肺脏功能激活，用于进行气体交换，动脉导管因废用而闭合，且多在胎儿出生后15～20小时闭合，出生后4周退化为动脉导管韧带。若2岁以后动脉导管仍未闭合且伴有血液经此分流，称为动脉导管未闭（patent ductus arteriosus，PDA）。PDA是最常见的先天性心脏病之一，占先天性心脏病的20%左右，女性多于男性。动脉导管未闭可单独存在，但有5%～10%的患者合并室间隔缺损、主动脉缩窄、肺动脉瓣狭窄等其他心血管畸形。

患者动脉导管未闭时，血液从压力高的主动脉经未闭合的动脉导管流向肺动脉，使肺循环血流量增多，回流至左心房和左心室的血液增多，可导致左心室容量负荷过重，左心室肥大。PDA管径较粗者，大量左向右分流可引起肺动脉高压，至晚期肺动脉压接近或超过主动脉压时，左向右分流减少、停止甚至出现右向左分流。分流量小者可无症状，分流量大者可出现乏力、劳累后心悸、气喘、胸闷、咳嗽、咯血、发育不良等，胸骨左缘第二肋间听诊有响亮的连续性机器声样杂音，可出现周围血管体征，包括脉压增宽、水冲脉、毛细血管搏动和周围动脉枪击声。当出现右向左分流时，患者会发绀（下半身较上半身明显）、杵状指（趾），以及右心衰竭的临床表现。成人的大直径（≥10mm）PDA可发展为艾森门格综合征。

对于有血流动力学意义的PDA，一经诊断应积极手术治疗，手术治疗又包括介入封堵术和外科手术两种。而封堵术因创伤小、住院时间短、感染率低、并发症少等优点，已成为PDA的首选治疗方法。

（二）PDA封堵术的适应证

（1）患者体重≥4kg。

（2）2mm≤PDA直径≤10mm，超大直径（>10mm）者，视情况而定。

（3）PDA合并左心房和/或左心室扩大。

（4）患者存在肺动脉高压，但肺动脉压力＜体循环压力的2/3或肺循环血管阻力＜体循环血管阻力的2/3。

（5）患者存在肺动脉高压，且肺动脉压力≥体循环压力的2/3或肺循环血管阻力≥体循环血管阻力的2/3，但仍然为左向右分流。

（三）PDA封堵术的简要手术步骤

（1）暴露右侧股动脉、股静脉。局部麻醉后穿刺股动脉和股静脉。

（2）分别置入6F股动脉鞘，注射肝素钠3000U。

（3）分别送入PIG导管、MPA2导管，测量升主动脉压力、降主动脉压力、肺动脉压力。

（4）行降主动脉造影，测量动脉导管缺口、肺动脉端口的直径。

（5）建立右股静脉—右心房—肺动脉—PDA—降主动脉—股动脉通道，留置交换导丝。

（6）选择合适的输送长鞘及封堵器。在透视下释放封堵器堵闭PDA，再次行主动脉造影，确认封堵器位置良好，无明显残余分流（图4-5-1）。

（7）撤除输送系统，压迫止血，手术完成。

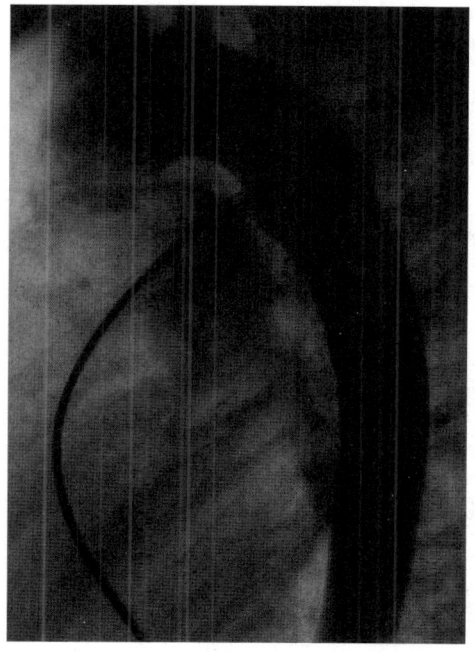

图4-5-1　PDA封堵器释放图

二、术前护理评估

（一）环境评估

（1）手术前一天晚上以空气净化机净化、消毒导管室空气。使用消毒液擦拭手术间所有物品，包括手术床、加药治疗台、手术用长车等。

（2）保持导管室温度22～25℃，湿度55%～60%。

（3）控制导管室人员，严防交叉感染。室内人员包括手术主刀医生1人、助手2～3人、跟台护士1人、跟台放射技师1人，总人数不超过6人。

（二）患者评估

（1）评估患者的病情、意识、合作程度。全麻患者术前禁食禁饮8小时以上。

（2）手术知情同意书必须由手术主刀医生、患者及患者家属签署全名，且签署时间要具体到分钟。

（3）患者完善一般检查，包括血常规、血生化、凝血指标、肝炎标志物、艾滋病（AIDS）抗体、梅毒螺旋体抗体，以及心电图、胸部X线、主动脉增强CT、主动脉核磁共振检查。

（4）评估患者的生命体征、吸烟史、过敏史、家族史、既往史。

（5）评估患者的皮肤准备，如手术区域皮肤是否完整，有无备皮，有无皮疹及过敏。

（6）评估带入管道（包括中心静脉通道、外周静脉通道、胃管、导尿管及其他各种引流管）有无堵塞、折叠，以及引流物的颜色、性状和量。

三、一般护理

（一）常规准备

1. 物品准备

见表4-5-1。

表4-5-1 PDA封堵术中常用物品准备

物品名称	数量
无菌手术包	1个
18号穿刺针	1个
带手柄刀片	1个
无菌手套	2～3副
无菌手术衣	2～3件
无菌注射器	5mL的2个，10mL的3个，30mL的1个
三联三通	1个
压力换能器	1个
高压注射器套件	1套
碘伏消毒液	20～30mL
弹力胶布	长度20cm，2～3条
绷带	1卷
输液恒速泵	1～2台

2. 药品准备

见表4-5-2。

表4-5-2 PDA封堵术中常用药品准备

药品名称及配制方法	用量、用法（遵医嘱）	用途
0.9%氯化钠注射液500mL＋肝素钠注射液3000U（2袋）	1袋500mL，倒入治疗盆中	冲管
	1袋500mL，悬挂，接压力换能器连接管	冲管及测压
盐酸利多卡因注射液1支（10mL/0.2g）＋0.9%氯化钠注射液10mL，1:1配制，或用原液	10～20mL，皮下注射	局部麻醉
肝素钠注射液1支（2mL/12 500U）＋0.9%氯化钠注射液10.5mL，配成1000U/mL	3000U，静脉注射	抗凝
硫酸阿托品注射液，原液	0.5～1mg/次，静脉注射	提升心率
重酒石酸间羟胺注射液1支（1mL/10mg）＋0.9%氯化钠注射液9mL，配成1mg/mL	1～2mg/次，静脉注射	升压
造影剂，原液（注射前稀释）	50～100mL，高压注射	主动脉造影
地塞米松磷酸钠注射液，原液	5～10mg/次，静脉注射	抗过敏
甲泼尼龙琥珀酸钠注射剂1支（40mg）＋0.9%氯化钠注射液10mL	儿童按体重给药（推荐0.5mg/kg），静脉注射	抗过敏

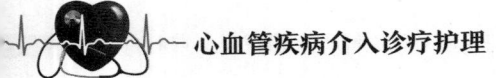

3. 仪器设备准备

包括DSA机、心电监护仪、血流动力学监测仪、恒速泵、除颤仪、简易呼吸囊、血压血氧仪、血气分析仪、中心吸氧吸痰装置、超声心动图机。儿童患者备麻醉机或呼吸机。

（二）常规护理

1. 核查

（1）与病房护士规范交接。核对患者身份，包括病区、床号、姓名、住院号、年龄、性别、疾病种类、手术名称、手术方式、手术日期、手术医生。

（2）向患者及家属做好术前宣教，简要告知手术过程及手术所需时间。确认患者已脱除内衣裤、活动心电监护仪，卸除身上所有饰物及义齿，排空大小便，着病号服，更换导管室室内鞋，戴无菌口罩及帽子进入导管室。

2. 常规监护

连接心电监护仪，连接线注意避开胸腹部X线透射区域，以免干扰手术进程，必要时监测血氧饱和度。常规建立左上肢静脉通道并确保通畅。

3. 用物开启

（1）开启无菌手术包，合理摆放包内各种物品，如无菌纱布、治疗巾、止血钳。

（2）协助术者穿手术衣。开启耗材前与术者核对耗材名称、有效日期、型号，开启时注意勿污染材料内面、避免跨越无菌区域，开启后及时记录，并张贴所用材料二维码。打开各种材料和物品，根据需要依次递送给术者，所有操作严格遵守无菌原则。

四、专科护理

1. 体位管理

确保手术床平整，注意患者安全，防其跌倒，协助其平卧。嘱患者双手自然放松，放在身体两侧，双腿自然伸直放松，略微展开，术中勿随意移动，以免影响手术操作。予及时保暖。告知患者相关手术环节和注意事项，做好心理护理，缓解患者的紧张情绪，取得其信任和配合。解开患者衣扣，将患者后背衣服拉高至腰部以上，以防术中浸湿；协助患者将裤子褪至膝关节以下，充分暴露患者的腹股沟部，并注意保护患者隐私。儿童患者双手上举至头顶，并适当约束其双手及双腿。

2. 特殊耗材准备

见表4-5-3。

表4-5-3 PDA封堵术中特殊耗材准备

耗材名称	数量	用途
6F股动脉鞘	2条	置入股静脉及股动脉
6F MPA造影导管	1条	右心导管检查
6F PIG造影导管	1～2条	左心导管检查及造影
150cm直头导丝	1条	导引导管通过PDA
直径0.035in、长260cm的加硬导丝	1条	建立输送轨道
输送长鞘	1条	输送封堵器
输送钢缆	1条	装载封堵器
PDA封堵器	1个	封堵PDA

3. 预防院内感染

术前半小时遵医嘱静脉滴注抗生素。遵循无菌操作原则，把关术中感染控制，正确及时开启相关耗材，连接压力换能器，注意管道连接要紧密，充分排气并校零。冲管，压力连接线适当固定，勿碰触、污染手术中的无菌大单。

4. 消毒及铺巾

对患者双侧腹股沟进行消毒，用消毒液以穿刺口为中心向周围涂擦，上平脐，下至大腿中部，两侧至大腿外侧中线，用两个消毒刷分别涂擦一遍，穿刺进针前再次以碘伏消毒。铺巾时既要显露穿刺口，又要尽量减少穿刺口周围皮肤的暴露。遵循先近后远的原则，避免污染术者胸前无菌区域。

5. 疼痛护理

手术过程中经股动脉输送系统导入易致股动脉入路疼痛，故术前评估应包括血管走行有无扭曲、成角等，操作中切口处要予利多卡因充分麻醉。用药期间严密监测患者的呼吸及血氧饱和度变化，若有异常及时处理。做好患者的心理护理，以减轻其疼痛。

6. 心电、压力监测

严密监测患者生命体征，外周血压监测每10分钟1次，紧跟术程，关注心电、压力和影像动态，正确及时打印术中各项压力波形，做好记录，发现异常及时通知医生做出相应处理。儿童患者常选择全麻完成手术，术中按全麻患者护理。

7. 人文关怀

手术采用局麻，患者意识清醒，而手术过程需要患者全程配合，因此充分的沟通交流是手术顺利进行的保障。在行左心室造影时要做好解释工作，取得患者

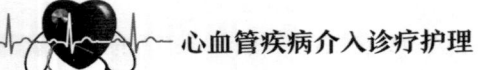

配合，嘱患者勿移动身体，造影完成后告知患者正常呼吸，并嘱其勿移动身体，严防封堵器释放过程中因患者移动造成移位或脱落等危险。

8. 切口护理

协助术者按压穿刺口15～20分钟后进行加压包扎。严密观察患者有无心率慢、血压低、面色苍白等血管迷走神经反射的表现，若有，应及时予以处理。

9. 术后宣教

嘱患者术后卧床24小时，穿刺侧肢体制动8小时。穿刺侧肢体可平移，但不能屈曲。嘱患者饮食宜清淡易消化，多喝水，在床上大小便，若有不适及时告知医护人员。

五、并发症的观察及处理

1. 封堵器脱落

主要发生于大型PDA或年龄小的患者。术中推送封堵器切忌旋转动作以免发生脱载。一旦发生封堵器脱落，可酌情通过抓捕器或异物钳将其取出，难以取出时推荐急诊外科手术取出封堵器并关闭PDA。

2. 残余分流

术后早期封堵器内部有少量残余分流是正常现象，术中可以观察10～15分钟，等封堵伞充分展开及微血栓形成后分流即可消失。如果是由于封堵器移位导致的分流，且残余分流明显或影响到正常心血管结构，则推荐外科手术取出封堵器并关闭PDA。

3. 左肺动脉狭窄

主要由封堵器突入肺动脉过多造成，与PDA解剖形态有关。术中应对其形态有充分的了解，根据解剖形态选择合适的封堵器有助于避免此并发症。轻度左肺动脉狭窄可严密观察，若狭窄较重则推荐外科手术取出封堵器并关闭PDA。

4. 降主动脉狭窄

主要发生在婴幼儿，系封堵器过多突入降主动脉所致。轻度狭窄（跨狭窄处压差<10mmHg）可严密观察，如狭窄较重则推荐外科手术治疗。

5. 溶血

机械性溶血主要是残余分流量大、流速快造成的，多发生在术后24小时内，部分患者可通过使用糖皮质激素得到控制，如果经保守治疗无效或者溶血进行性加重，推荐外科手术取出封堵器并关闭PDA。

6. 三尖瓣损伤

经股静脉途径手术可能会对三尖瓣及其腱索造成一定的潜在损伤。导管通过时若遇到阻力，可能是被三尖瓣阻挡，此时应送入导丝，拉直导管后再尝试调整导管方向重新建立轨道。三尖瓣损伤轻者，可随诊观察，损伤严重者推荐尽早外科处理。

7. 血小板减少

多发生于巨大PDA封堵术后，为消耗性血小板减少。建议应用糖皮质激素、止血芳酸及升血小板药物治疗，必要时输注血小板，多可恢复。

8. 一过性高血压

多见于大型PDA封堵术后，可能与术后动脉系统血容量突然增加、反射性动脉血管收缩有关。建议应用硝酸甘油或硝普钠静脉滴注治疗。

9. 血栓栓塞

若发现有肢体末端发绀、苍白、发凉等栓塞征象，即刻给予肝素治疗或予尿激酶溶栓，如治疗无效，推荐用导管法或行外科手术取栓。

（黄晓燕、潘媚媚、詹惠敏）

第六节　经皮左心耳封堵术的护理

一、概述

（一）相关知识简介

心房颤动（atrial fibrillation，AF）是一种常见的快速性心律失常，简称房颤。2014年《中国心血管病报告》指出，中国30～85岁人群中房颤发生率为0.77%，其中60岁以上的人有1%出现房颤。随着人口老龄化的加剧和房颤诊断、筛查手段的改进，房颤发病率还会进一步提高。而房颤最严重的并发症是血栓栓塞事件，其可导致患者残疾，甚至死亡。其中缺血性脑卒中是房颤患者最常见的并发症，据统计，房颤患者发生缺血性脑卒中的总体风险为20%～30%。同时，房颤患者通常并发有其他基础病，如高血压、糖尿病、心力衰竭、冠心病等，从而增加患者缺血性脑卒中和其他系统血栓栓塞事件的风险。过去，房颤患者除应用抗心律失常药物治疗外，还口服抗凝药物预防和治疗栓塞事件，但抗凝治疗存在一定的出血风险，且患者可能不依从、不耐受抗凝药物治疗，因此降低了抗凝治疗预防脑卒中的价值。近年来，随着医学技术的发展及医疗器械的研制，大量循证医学证据发现，房颤患者90%以上左心房的血栓位于左心耳（left atrial appendage，LAA），所以，对非瓣膜病性房颤患者行左心耳封堵，可预防绝大多数患者的血栓形成及脱落引起的血栓栓塞事件，从而大大降低房颤患者脑卒中的风险。

左心耳封堵术（left atrial appendage closure，LAAC）是一种通过导管经患者静脉送入预装的左心耳封堵器，穿过房间隔到达左心房，再到左心耳，以覆盖或堵塞的方式隔绝左心耳与左心房的血流交通，从而达到预防左心耳血栓形成或脱落的治疗方法。

（二）LAAC的适应证

LAAC适用于血栓风险评分≥2分的非瓣膜性房颤患者，同时具有以下情况之一。

（1）不适合长期规范抗凝治疗。

（2）在长期规范抗凝治疗的基础上仍发生脑卒中或栓塞。

（3）存在高出血风险，出血风险评分≥3分。

（4）需要合并应用抗血小板药物治疗。

（5）不愿意长期接受抗凝治疗。

（6）左心耳解剖结构适合封堵，且左心房、左心耳内无血栓或疑似血栓。

（三）LAAC的禁忌证

（1）左心房内径＞65mm。

（2）TEE发现左心耳内有血栓或重度自发显影。

（3）严重的二尖瓣瓣膜疾病或中大量心包积液。

（4）低危脑卒中风险（血栓风险评分≤1分）。

（5）凝血功能障碍。

（6）近期有活动性出血。

（7）除房颤外同时合并其他需要继续应用华法林抗凝的疾病。

（8）需要接受外科开胸手术者。

（四）LAAC的简要手术步骤

LAAC开展初期，患者常需全麻，且需在TEE指导下行房间隔穿刺及左心耳测量、封堵器定位后完成释放。随着操作者技术不断娴熟，临床病例不断增多，目前LAAC的操作简化，患者只需局麻，术前完成TEE检查，术中一般不需TEE指引。

（1）消毒，铺巾，局部麻醉后穿刺患者右侧股静脉，必要时再穿刺右侧桡动脉，用于术中监测动脉血压，测量左心房、左心室压。

（2）在X线透射下，注射少量造影剂确认穿刺部位后行房间隔穿刺，尽量使穿刺点与左心耳保持在同一轴线，穿刺成功后测量左心房压，若压力小于12mmHg，可快速补液使左心房、左心耳充盈，以便于测量左心耳颈部直径。

（3）房间隔穿刺成功后经静脉注入肝素钠80～100U/kg以实现肝素化。

（4）经穿刺导管送入260cm加硬导丝至左上肺静脉，退换左心耳封堵系统长鞘至左上肺静脉，退长导丝，经长鞘送入PIG导管至左上肺静脉，后退并逆时针旋转导管使PIG导管进入左心耳内。

（5）选择右前斜30°＋头位或足位20°行左心耳造影，在PIG导管的保护下边造影边缓慢推进长鞘至左心耳内。

（6）退PIG导管，根据左心耳造影选取合适型号的左心耳封堵器。

（7）在体外用生理盐水对左心耳封堵系统进行充分排气后经长鞘送至左心耳内，固定推送杆，缓慢后退长鞘及输送系统外鞘使封堵器自膨胀封堵在左心耳颈部。

（8）经造影提示封堵器位于左心耳颈部，左心耳内无明显残余血流后，再次造影确认封堵器位置良好，无明显残余左心耳内血流，推拉试验证实封堵器稳定则释放封堵器。

（9）撤去长鞘后压迫止血。

（10）术后用低分子量肝素抗凝72小时，静脉应用抗生素3天。

二、术前护理评估

（一）环境评估

导管室要求环境安全、宽敞清洁、光线明亮、温湿度适宜，空气消毒机正常运行，屏蔽设施完好。

（1）手术前一天晚上以空气净化机净化、消毒导管室空气。使用消毒液擦拭室内所有物品，包括手术床、加药治疗台、手术用长车等。

（2）保持室内温度22～25℃，湿度55%～60%。

（3）控制导管室人员，严防交叉感染。室内人员包括手术主刀医生1人、助手1～2人、跟台护士1人、跟台放射技师1人，总人数不超过5人。

（二）患者评估

（1）评估患者的病情、意识、合作程度。充分了解患者存在的危险因素，是否合并冠心病、糖尿病、高血压、血脂异常、肾功能不全、心力衰竭、脑梗死等疾病，积极处理并发症。

（2）患者手术知情同意书必须由手术主刀医生、患者及患者家属签署全名，且签署时间要具体到分钟。

（3）患者完善一般检查，包括查血常规、凝血指标、肝肾功能、电解质、血肌酐、尿常规、尿蛋白等，完善心脏彩超、TEE或心脏CTA检查，确认左心房及左心耳无血栓。

（4）评估患者的生命体征、吸烟史、过敏史、家族史、用药史。

（5）评估患者的皮肤准备，如手术区域皮肤是否完整，有无备皮，有无皮疹及过敏。

（6）评估带入管道（包括中心静脉通道、外周静脉通道、胃管、导尿管及其他各种引流管）有无堵塞、折叠，以及引流物的颜色、性状和量。

三、一般护理

（一）常规准备

1. 物品准备

见表4-6-1。

表4-6-1　左心耳封堵术中常用物品准备

物品名称	数量
无菌手术包	1个
18号穿刺针	1个
带手柄刀片	1个
无菌手套	2～3副
无菌手术衣	2～3件

续表

物品名称	数量
无菌注射器	5mL的2个，10mL的3个
三联三通	1个
压力换能器	1个
输液管	1条
高压注射器套件	1套
碘伏消毒液	30～40mL
弹力胶布	长度20cm，2～3条
绷带（必要时）	1卷
高压连接管	1条
输液恒速泵	1～2个

2. 药品准备

见表4-6-2。

表4-6-2　左心耳封堵术中常用药品准备

药品名称及配制方法	用量、用法（遵医嘱）	用途
0.9%氯化钠注射液500mL＋肝素钠注射液3000U（2袋）	1袋500mL，倒入治疗盆中	冲管
	1袋500mL，悬挂，接压力换能器连接管	冲管及测压
盐酸利多卡因注射液1支（10mL/0.2g）＋0.9%氯化钠注射液10mL，1∶1配制，或用原液	10mL，皮下注射	局部麻醉
肝素钠注射液1支（2mL/12 500U）＋0.9%氯化钠注射液10.5mL，配成1000U/mL	房间隔穿刺后按患者体重给药	抗凝
造影剂，原液（注射前稀释）	50～100mL，高压注射	造影
硫酸阿托品注射液，原液	1mg/次，静脉注射	提升心率
重酒石酸间羟胺注射液1支（1mL/10mg）＋0.9%氯化钠注射液9mL，配成1mg/mL	1～2mg/次，静脉注射	升压
地塞米松磷酸钠注射液，原液	5～10mg/次，静脉注射	抗过敏
硫酸鱼精蛋白注射液1支（5mL/50mg），取2mL＋0.9%氯化钠注射液8mL，配成2mg/mL（必要时）	5～10mg/次，静脉注射	止血

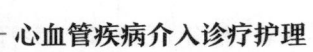

心血管疾病介入诊疗护理

3. 仪器设备准备

包括DSA机、高压注射泵、心电监护仪、吸氧装置、临时起搏器、血气分析仪、超声心动图机、抢救车、除颤仪、简易呼吸囊、ACT检测仪、呼吸机等。

（二）常规护理

1. 核查

（1）与病房护士规范交接。核对患者身份，包括病区、床号、姓名、住院号、年龄、性别、疾病种类、手术名称、手术方式、手术日期、手术医生。

（2）向患者及家属做好术前宣教，简要告知手术过程及手术所需时间。确认患者已脱除内衣裤、活动心电监护仪，卸除身上所有饰物及义齿，排空大小便，着病号服，更换导管室室内鞋，戴无菌口罩及帽子进入导管室。

2. 常规监护

连接心电监护仪，心电连接线注意避开胸腹部X线透射区域，以免干扰手术进程，全麻患者予血氧饱和度监测。常规建立左上肢静脉通道并确保通畅。

3. 用物开启

（1）开启无菌手术包，合理摆放包内各种物品，按需向治疗盆内倒入0.9%氯化钠注射液500mL及肝素钠注射液3000U。

（2）协助术者穿手术衣。开启耗材前与术者核对耗材名称、有效日期、型号，开启时注意勿污染材料内面、避免跨越无菌区域，开启后及时记录，并张贴所用材料二维码。打开各种材料和物品，根据需要依次递送给术者，所有操作严格遵守无菌原则。

四、专科护理

1. 体位管理

确保手术床平整，协助患者仰卧，解开衣扣，将其衣服背面往其腰腹部牵拉平整，勿垫在臀部，以防术中浸湿。将患者的裤子褪至膝关节以下，充分暴露患者的腹股沟部皮肤，并注意保护患者隐私及保暖。嘱患者双手自然放松，放在身体两侧，勿放在胸腹部或腹股沟位置，以防术中影响X线透射，双腿自然伸直放松，略微展开，勿并拢，术中保持安静勿随意移动，以免影响手术穿刺、进管等操作。

2. 特殊耗材准备

见表4-6-3。

表4-6-3　左心耳封堵术中特殊耗材准备

耗材名称	数量	用途
6F股动脉鞘	1条	置入股静脉
8.5F SL1长鞘	1条	进房间隔穿刺针
6F PIG造影导管	1条	左心房造影
直径0.035in、长260cm的J弯加硬导丝	1条	导引导管进入动脉
房间隔穿刺针	1条	穿刺房间隔
导引鞘	1条	导引封堵器进入左心耳
环柄注射器	1个	冲管
50mL螺口针筒	1个	吸取造影剂
左心耳封堵器	1个	封堵左心耳

3. 消毒及铺巾

对患者双侧腹股沟进行消毒，用消毒液以穿刺口为中心向周围涂擦，上平脐，下至大腿中部，两侧至大腿外侧中线，用两个消毒刷分别涂擦一遍，穿刺进针前再次以碘伏消毒。铺巾时既要显露穿刺口，又要尽量减少穿刺口周围皮肤的暴露。遵循先近后远的原则，避免污染术者胸前无菌区域。

4. 严密监测患者生命体征

紧跟术程，关注心电、压力和影像动态，协助术者测量左心房、左心室的压力，记录并打印压力波形，左心房平均压保持在12mmHg以上为宜，术前术中充分输液，以保证充足的血容量，维持左心房、左心室的充盈，以便准确测量左心耳的大小，选择尺寸合适的封堵器。密切关注患者的意识、反应及肢体活动情况，警惕脑卒中的发生。

5. 术中密切监测ACT

在房间隔穿刺完成后即补充足量肝素，按每千克体重100U肝素钠注射。在穿刺静脉给药后，每30分钟测量1次ACT水平（对于单纯封堵，由于完成速度较快，可在给肝素钠后10～15分钟进行第一次测量），术中ACT水平建议控制在250～300秒。

6. 密切注意心功能

对于进行左心耳封堵术的患者，应密切注意心功能，包括心房颤动、心率变化，避免因左心耳封堵术导致心脏结构功能受损，继而造成不良结局。

7. 切口护理

术前常规应用抗生素，避免手术导致感染性心内膜炎等相关感染性疾病；协助术者按压穿刺口15～20分钟后进行加压包扎，并严密观察患者有无心率慢、血

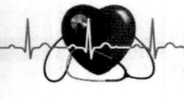

压低、面色苍白等血管迷走神经反射的表现，若有，应及时遵医嘱予以处理。

8. 术后宣教

（1）嘱患者术后卧床24小时，穿刺侧肢体制动12小时。穿刺侧肢体可平移，但不能屈曲。嘱患者饮食宜清淡易消化，多喝水，在床上大小便，若有双下肢麻木及头晕等不适及时告知医护人员。

（2）术后1个月复查经食管心脏彩超，避免封堵器表面血栓形成，或封堵器脱落相关并发症。3个月内禁止做MRI。

（3）术后患者卧床饮食需避免呛咳。

（4）患者需在规定时间内配合术区加压包扎及卧床。患者可遵医嘱进行下肢活动，家属可给予下肢局部按摩以降低下肢静脉血栓形成风险。

（5）术后可能需加用抗凝药3个月，告知患者口服抗凝药及降压药的重要性及其副作用，应遵医嘱按时服药。

五、并发症的观察及处理

1. 心包积液与心脏压塞

该并发症与术中操作不当有关，如：术中房间隔穿刺时刺破心房或主动脉根部；送加硬导丝或导管至左心房或肺静脉时用力过猛，穿透左心房或肺静脉；封堵器牵拉或回收过程中操作不当撕裂或划破左心耳；封堵器选择过大，释放后撑破左心耳；等等。术中操作应轻柔缓慢，左心耳测量准确，选择型号尺寸合适的封堵器。严密观察患者生命体征的变化，尤其是动态血压，如患者在上述操作过程中出现胸闷、憋气、血压下降、面色青紫等应高度警惕心脏压塞，并立即停止操作，及时用X线透视心影，进行床边超声心动图检查以明确是否有心包积液，如有则采取相应的紧急抢救措施。

2. 封堵器脱落

封堵器脱落可能与封堵器选择不当、左心耳颈部过大、封堵器装置不稳固等有关。当封堵器脱落至左心房或左心室内引起二尖瓣功能障碍或左心室流出道阻塞时，患者可出现心悸、胸闷、室性心律失常，甚至死亡。术中需准确评估左心耳各径线大小，严格遵守封堵器释放原则，一旦发生封堵器脱落，应根据脱落位置，或选择经导管取出，或送至外科开胸取出，并切除左心耳。

3. 空气栓塞

在LAAC中，空气栓塞发生率为5%，可能是由于术中各种导管冲洗不充分，管道内残存气体，送导管进入左心房后将气体注入心腔，气体随血流进入其他脏器，从而引起相应部位的空气栓塞，患者可出现头痛、呕吐、胸痛、呼吸困难等症状。一旦发生空气栓塞，应立即停止操作，保持患者仰卧，高流量吸入氧气，并予高压氧治疗。

4. 血栓形成

术中封堵器表面和左心房内出现血栓，可能与患者术前未抗凝或抗凝药物治疗不充分，术中导管肝素化盐水冲洗不彻底，肝素钠注射液使用不及时或用量不足，未及时监测ACT，未根据ACT值追加补充肝素，术前或术中患者左心房或左心耳内存在血栓而未及时发现有关。术中一旦发现血栓形成应立即停止操作，测量ACT，保持ACT在250秒以上，并及时使用足量肝素。术后加强使用抗凝药治疗至少6周。

（黄晓燕、陈玫、詹惠敏）

第七节　经导管主动脉瓣植入术的护理

一、概述

（一）相关知识简介

经导管主动脉瓣植入术（transcatheter aortic valve implantation，TAVI），又称经导管主动脉瓣置换术（transcatheter aortic valve replacement，TAVR），是通过患者的动静脉系统或左心室心尖，利用介入导管将人工心脏瓣膜输送至主动脉瓣区后打开，以在功能上替代原有主动脉瓣（本节主要讨论经股动脉TAVI）。因此，TAVI是一种针对高龄、高风险患者的微创主动脉瓣替代方法。自2002年首例成功以来，TAVI已成为老年主动脉瓣狭窄（aortic stenosis，AS）患者的一线治疗手段。我国于2010年10月3日开展了首例TAVI。自2017年两款国产瓣膜上市以来，我国TAVI进入快速、全面发展阶段。中国医师办会心血管内科医师分会结构性心脏病专业委员会及中华医学会心血管病学分会结构性心脏病学组于2015年底发布了我国首个TAVR指导性文件《经导管主动脉瓣置换术中国专家共识》，其对TAVR（TAVI）在我国的推广起到了积极引导作用。在西方国家，AS是老年人群常见心脏疾病，其发病率随年龄增长逐渐增高，在65岁以上人群中约

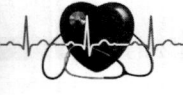

占2%，在85岁以上人群中约占4%。调查研究显示，相对于西方国家，我国TAVI候选患者具有二叶式主动脉瓣（bicuspid aortic valve，BAV）比例较高、主动脉瓣钙化程度较高、主动脉瓣反流（aortic regurgitation，AR）多于AS、风湿性病因比例高、股动脉内径较细等特点。

（二）TAVI的适应证

（1）重度AS：超声心动图示跨主动脉瓣血流速度＞4m/s，或跨主动脉瓣平均压力差＞40mmHg，或主动脉瓣口面积＜1cm²，或有效主动脉瓣口面积指数＜0.5cm²/m²；低流速、低压差者经多巴酚丁胺负荷试验、多普勒超声评价或者其他影像学手段评估判断为重度AS者。

（2）患者有如下症状：气促、胸痛、晕厥，NYHA心功能分级Ⅲ级以上，且该症状明确为AS所致。

（3）解剖学上适合TAVI，包括瓣膜钙化程度、主动脉瓣环内径、主动脉窦内径及高度、冠状动脉开口高度、入路血管内径等指标。

（4）纠治AS后的预期寿命超过12个月。

（5）外科手术极高危（无年龄要求），或中高危且年龄＞70岁。

（三）TAVI的简要手术步骤

由于目前国内绝大多数患者使用自膨胀的瓣膜，下文主要阐述经股动脉入路植入自膨式瓣膜的操作要点。

（1）血管入路的建立：在瓣膜入路血管的对侧穿刺股动脉，置入动脉鞘，放置PIG导管至主动脉根部，供测压与造影。经颈静脉入路放置临时起搏导管于右心室心尖部。从对侧股动脉（辅路）置入造影导管至腹主动脉或主路分支，对入路股动脉（主路）进行血管造影，在DSA引导下穿刺入路股动脉，穿刺针进入点应在股动脉前壁的中间且在股动脉分支以上。血管穿刺成功后，可预先放置动脉缝合装置，随后置入动脉鞘。入路血管需放置引导鞘管（16～22F），在超硬导丝的支撑、引导下缓慢将引导鞘管推进至腹主动脉水平以上。

（2）导丝进入左心室：选用直头导丝或直头亲水涂层导丝跨过主动脉瓣进入左心室，沿导丝置入PIG导管行左心室造影及测压，造影后经PIG导管送入加硬导丝至左心室。

（3）球囊扩张：球囊扩张应在右心室快速起搏下进行，起搏的频率应以动脉收缩压＜60mmHg、脉压差＜20mmHg为宜，一般为180次/分。当起搏后血压达到目标血压时，快速充分地扩张球囊，再快速抽瘪球囊，随后停止起搏。球囊预扩张有利于输送系统通过瓣口、稳定血流动力学，还可协助选择人工瓣膜型号、预测瓣膜堵塞冠状动脉的风险。所选用球囊直径不宜超过自体瓣环直径。

（4）释放瓣膜：瓣膜释放前，应将由辅路送入的PIG导管放置在无冠状窦的最低点作为参考。调整DSA投照角度，使得3个窦底在同一平面，术前多层螺旋CT可为此提供角度。瓣膜释放后的最佳深度为0.6mm。由于多数情况下瓣膜释放过程中瓣膜会向下移位，故起始释放深度要略高于此深度，并在释放过程中根据瓣膜移位情况随时调整瓣膜的深度。瓣膜释放过程中可根据PIG导管、瓣膜钙化影等标记或反复多次造影确认瓣膜深度，瓣膜深度的调整可通过推拉输送系统或超硬导丝来完成。瓣膜释放过程应缓慢，瓣膜支架从竖直状态逐渐展开到锚定状态时瓣膜容易发生移位，此过程中可辅以快速起搏（一般频率140～180次/分，起搏时间10～20秒），从而降低瓣膜移位的可能。若使用二代可回收人工瓣膜，对瓣膜位置或瓣膜选择不满意，可回收瓣膜重新操作。

（5）入路处理：在手术结束前应常规地从辅路股动脉行血管造影，以排除入路血管并发症。入路血管的止血可采用外科缝合、血管缝合器缝合等方法。

二、术前护理评估

（一）环境评估

导管室环境要求安全、宽敞清洁、光线明亮、温湿度适宜，空气消毒机正常运行，屏蔽设施完好。有条件者可在层流手术间进行手术。

（1）手术前一天晚上以空气净化机净化、消毒导管室空气。使用消毒液擦拭导管室所有物品，包括手术床、加药治疗台、手术用长车等。

（2）保持室内温度22～25℃，湿度55%～60%。

（3）控制导管室人员，严防交叉感染。室内人员包括手术主刀医生1人、助手2～3人、跟台护士2人、跟台放射技师1人、食管超声科医生1人、麻醉师1人、瓣膜装载工程师1～2人，总人数不超过11人。

（二）患者评估

（1）评估患者的术前检查，包括血常规、肝肾功能、凝血酶谱、血型、心肌酶谱、电解质、心电图、胸部X线、超声心动图、心肺功能、CT、外周血管

CTA、冠状动脉造影，并做好术前配血。

（2）仔细评估患者主动脉瓣瓣环大小、主动脉瓣膜钙化情况、主动脉弓角度、冠状动脉开口高度，详细评估患者动静脉入路血管管径、弹性，有无钙化迂曲、附壁血栓等。做好患者及家属的解释工作，简要介绍手术过程。

（3）评估患者有无建立静脉通道，静脉通道位置应避开桡动脉穿刺点，并确保通畅。评估患者有无备皮（包括脐以下膝以上、胸腹部、双上肢及腋部），检查备皮范围、备皮质量是否符合手术要求，适当扩大备皮范围，以便术中突发意外急需开胸或ECMO置管时需要。

（4）多维度全面评估患者的吸烟史、用药史、过敏史、既往史，全面了解患者病情及基础情况，明确患者可能存在的风险因素，以指导术中用药及操作，规避手术风险，降低不良事件的发生率。

（5）评估患者双桡动脉及双足背动脉搏动情况。

（6）评估患者有无禁食、禁饮6小时以上，以防麻醉意外。术晨暂停低分子量肝素及胰岛素，口服药仅服用阿司匹林及氯吡格雷。

（7）术前常规留置导尿管。评估患者带入管道（包括中心静脉通道、外周静脉通道、胃管、导尿管及其他各种引流管）有无堵塞、折叠，以及引流物的颜色、性状和量。

三、一般护理

（一）常规准备

1. 物品准备

见表4-7-1。

表4-7-1　TAVI术中常用物品准备

物品名称	数量
一次性无菌手术包	1个
18号穿刺针	1个
带手柄刀片	1个
无菌手套	6副
无菌手术衣	6件
无菌治疗巾	5块

续表

物品名称	数量
无菌止血钳	4把
无菌纱布	适量
无菌注射器	5mL的2个，10mL的4个，30mL的1个
压力套件	双份
无菌仪器套	3个
碘伏消毒液	40～60mL
弹力胶布	长度20cm，2～3条
绷带	1卷
加压输液袋	1～2个
高压连接管	1条
输液恒速泵	多个
瓣膜冲洗碗及槽（3个碗，1个大槽）	1套
冰冻无菌生理盐水500mL	3袋
手术用长车	2辆（1辆放术中用品，1辆用于准备和冲洗瓣膜）

2. 药品准备

见表4-7-2。

表4-7-2　TAVI术中常用药品准备

药品名称及配制方法	用量、用法（遵医嘱）	用途
0.9%氯化钠注射液1000mL＋肝素钠注射液6000U	1000mL，倒入治疗盆中	冲管
盐酸利多卡因注射液3支（每支10mL/0.2g）＋0.9%氯化钠注射液30mL，1∶1配制，或用原液	50mL，皮下注射	局部麻醉
肝素钠注射液1支（2mL/12 500U）＋0.9%氯化钠注射液10.5mL，配成1000U/mL	按患者体重准备，动脉注射和/或静脉注射	抗凝
造影剂，原液（注射前稀释）	200～300mL，高压注射	造影
硫酸阿托品注射液，原液	1mg/次，静脉注射	提升心率
重酒石酸间羟胺注射液1支（1mL/10mg）＋0.9%氯化钠注射液9mL，配成1mg/mL	1～2mg/次，静脉注射	升压
地塞米松磷酸钠注射液，原液	5～10mg/次，静脉注射	抗过敏

续表

药品名称及配制方法	用量、用法（遵医嘱）	用途
硫酸鱼精蛋白注射液1支（5mL/50mg），取2mL＋0.9%氯化钠注射液8mL，配成2mg/mL（必要时）	5～10mg/次，静脉注射	止血
硝酸甘油注射液1支（1mL/5mg）＋0.9%氯化钠注射液49mL，配成100μg/mL	100～200μg/次，动脉注射	扩张血管
注射用硝普钠（粉剂）1支（50mg）＋0.9%氯化钠注射液50mL	用量视血压情况增减，避光恒速泵输入	降压
羟乙基淀粉130/0.4电解质注射液	500～1000mL，静脉滴注	增加血容量
盐酸多巴胺注射液200mg＋0.9%氯化钠注射液30mL	5μg/（kg·min），恒速泵输入	升压
麻醉用药	麻醉师用	全身麻醉

3. 仪器设备准备

包括DSA机、心电监护仪、血流动力学监测仪、除颤仪、中心吸氧吸痰装置、血氧监测仪、临时起搏器、ACT检测仪、简易呼吸囊、输液排泵、麻醉呼吸机，必要时备血管内超声成像系统（IVUS）、主动脉内球囊反搏仪、ECMO机、心脏彩超机等，且均保持功能状态。合理摆放各种仪器设备。

（二）常规护理

1. 核查

（1）与病房护士规范交接。核对患者身份，包括病区、床号、姓名、住院号、年龄、性别、疾病种类、手术名称、手术方式、手术日期、手术医生。

（2）向患者及家属做好术前宣教，简要告知手术过程及手术所需时间。确认患者已脱除内衣裤、活动心电监护仪，卸除身上所有饰物及义齿，排空大小便，并注意保护患者受压部位皮肤，可于骶尾部贴安普贴或垫水垫。

2. 常规监护

选择左上肢粗直血管建立静脉通道，予患者血氧饱和度监测、心电监测，心电连接线注意避开胸腹部X线透射区域，以免干扰手术进程。

3. 用物开启

（1）开启无菌手术包，合理摆放包内各种物品，按需向治疗盆内倒入0.9%氯化钠注射液1000mL及肝素钠注射液6000U。保证手术台上有足量的盐酸利多卡因注射液、无菌纱布、治疗巾、止血钳。

（2）术者按外科洗手法进行手卫生，协助术者按外科穿衣法穿手术衣。开启耗材前与术者核对耗材名称、有效日期、型号，开启时注意勿污染材料内面、避免跨越无菌区域，开启后及时记录，并张贴所用材料二维码。打开各种材料和物品，根据需要依次递送给术者，所有操作严格遵守无菌原则。

四、专科护理

1. 体位管理

手术时间较长，应确保手术床平整，患者臀部垫吸水布或水垫以防骶尾部皮肤压红。协助患者仰卧，解开衣扣，将其衣服背面往其腰腹部牵拉，勿垫在臀部，以防术中浸湿。将患者的裤子褪至膝关节以下，充分暴露患者的腹股沟部，并注意保护患者隐私及保暖。予患者粘贴除颤电极贴，心尖部贴在患者左腋中线第五肋间，心底部贴在患者右肩胛部，以备术中紧急除颤用。

2. 特殊耗材准备

见表4-7-3。

表4-7-3　TAVI术中特殊耗材准备

耗材名称	数量	用途
7F撕开鞘	1条	颈内静脉穿刺
6F股动脉鞘	3条	穿刺股动脉及颈静脉（2次，1次留置中心静脉管，1次留置临时起搏导管）
9F股动脉鞘	1条	转换20F血管鞘过渡用
20F血管鞘	1条	输送系统用
150cm直头导丝	1条	跨主动脉瓣进入左心室
150cm J头导丝	1条	送PIG造影导管
260cm J头导丝	1条	输送器材
260cm加硬导丝	1条	输送器材
特硬导丝	1条	输送瓣膜
颈静脉穿刺包	1个	留置颈静脉管
临时起搏导管	1条	释放瓣膜时超速抑制
6F直头PIG造影导管	1条	主动脉造影
6F弯头PIG造影导管	1条	左心室测压、辅助特硬导丝
6F JL4造影导管	1条	冠状动脉造影

续表

耗材名称	数量	用途
6F JR4造影导管	1条	冠状动脉造影
6F AL1、6F AL2造影导管	各1条	支撑150cm直头导丝跨主动脉瓣
外周球囊（直径18mm、20mm、22mm、23mm、25mm，长度40mm）	选择其中型号合适的1个	扩张主动脉瓣
主动脉瓣膜支架（21mm、23mm、26mm、29mm）	选择其中型号合适的1个	置换主动脉瓣
冠状动脉PCI耗材	1套	冠状动脉PCI用
血管缝合器	2把	缝合股动脉
心包穿刺耗材	1套	紧急心包穿刺用

3. 预防院内感染

术前半小时遵医嘱静脉滴注抗生素。术者按外科洗手穿衣法进行术前准备。连接高压注射器压力装置，管道连接紧密后充分排气并校零，用无菌仪器套套住靠近手术区域的连接管线。

4. 监测有创动脉血压

协助麻醉师行桡动脉穿刺后监测有创动脉血压，接着推注麻醉药物，行气管插管呼吸机辅助呼吸，对颈部皮肤消毒后行颈静脉穿刺并留置中心静脉管，输注液体补充患者血容量，泵入麻醉药物维持患者麻醉状态，并不时测量中心静脉压。再次穿刺颈静脉后留置鞘管，送入临时起搏导管至右心室以备术中释放瓣膜时右心室起搏超速抑制心率用。

5. 消毒及铺巾

对患者双侧腹股沟进行消毒，用消毒液以穿刺口为中心向周围涂擦，上平脐，下至大腿中部，两侧至大腿外侧中线，用两个消毒刷分别涂擦一遍，共消两遍。穿刺进针前再次以碘伏消毒。铺巾时既要显露穿刺口，又要尽量减少穿刺口周围皮肤的暴露。遵循先近后远的原则，避免污染术者胸前无菌区域。也可做好胸前区皮肤的消毒，以备术中紧急心包穿刺用。

6. 协助术者准备和冲洗瓣膜

在清洁手术长车上铺无菌大单，开启TAVI专用的无菌碗3个、大槽1个，每个碗内分别倒入无菌生理盐水500mL，大槽内倒入术前冰冻好的无菌生理盐水1500mL并加入肝素钠2000U。接着协助冲洗者穿无菌手术衣、戴无菌手套，开启输送装置及瓣膜，然后将瓣膜在每个碗里冲洗2分钟，一共冲洗6分钟，尽可能洗尽瓣膜上残留的戊二醛，冲洗完成后将瓣膜放入大槽内的冰盐水中降温，以便瓣膜支架的记忆金属受冷变软，利于压缩后装载在输送装置上。

7. 加强术中监护

持续心电监护，密切观察患者生命体征，包括心率、心律、动脉血压、血氧饱和度、中心静脉压等，特别要注意临时起搏器感知及起搏功能是否正常。同时使用精密尿袋监测尿量，记录每小时尿量，特别是大量出血或尿量少的患者，以避免出现急性肾损伤，增加患者术后病死率。

8. 右心室起搏超速抑制降压的护理

（1）超速抑制：在心脏传导系统中，高频率的兴奋对低频率的兴奋会产生一种直接抑制作用，称为超速抑制。

（2）右心室起搏超速抑制降压原理：心脏节律性收缩，心率越快，心脏舒张的时间越少，心房、心室舒张的容积相应缩小，导致回心血量减少，每搏排血量减少，血压下降。瓣膜释放前右心室放置起搏导管，连接起搏器，将起搏心率调节至140～180次/分，降低左心室射血分数，收缩压可在1秒钟内降至60～70mmHg，有利于瓣膜对位准确，并稳定释放。

（3）优点：能与术者口令下达的同时将血压降到目标值，同步释放瓣膜，1秒钟内恢复释放前血压，时效性强。

（4）操作步骤：检查临时起搏器功能；连接右心室起搏导管，调节起搏心率至140～180次/分；按医嘱试运行，确保起搏状态良好；听医生口令，启动临时起搏器，心电监护显示超速抑制心率、低血压状态时释放瓣膜；瓣膜释放后及时停止临时起搏器，观察心律、心率及血压至恢复正常。

9. 加强转运风险管控，保障患者安全

患者术后转运交接是围手术期管理的重要组成部分，特别是危重患者，因术后病情危重、病情变化快及不可预见的各种意外，更需加强转运风险管控。应主要注意以下几个方面：①填写转运交接本（内容包括患者信息、伤口信息、留置管道信息、使用药品信息、皮肤信息、特殊环节信息），并通知心脏监护病房，提前做好准备；②备好急救用品，如便携式监护仪、转运氧气瓶、转运呼吸机、转运应急箱；③直接使用患者的病床进行转运，可以减少一次搬运过程；④过床前将便携式监护仪的心电、血压导线等连接至患者身上，确认静脉通道、各类管道（导尿管、腹腔引流管、呼吸机管道）长度，预留足够长度，避免搬动过程中因牵拉而意外拔出；⑤过床后，检查各类管道固定情况，避免受压、打折、牵拉；⑥出发前联系好运送电梯，缩短转运途中耗时。

五、并发症的观察及处理

1. 局部血管并发症

TAVI术中血管入路操作多，加之术中使用肝素，因此血管并发症发生率较高，包括穿刺部位的出血、血肿以及导管路径中的医源性损伤出血圈。有研究显示，入路血管并发症发生率为16.2%。TAVI术后早期要注意控制血压，以减少局部入路血管的出血。要及时发现手术操作部位出血、血肿及血管夹层、心脏压塞。如患者出现恶心、心率增快等，应及时排除心脏压塞的可能。若患者意识淡漠或烦躁不安、腹痛、血压下降、血红蛋白降低，应考虑胸腹腔内出血的可能，并及时报告医生。床旁超声和CT检查是诊断上述并发症的有效手段。穿刺部位出血、血肿一般源于压迫不够、体位不当和过早活动等。此外，长时间穿刺部位血管压迫亦要注意防止远端肢体缺血，因此需定期观察压迫部位远端动脉搏动。

2. 冠状动脉阻塞

TAVI术中引起的冠状动脉阻塞常累及冠状动脉左主干开口，需及时进行处理。术者行TAVI治疗前，需对患者主动脉根部的解剖及瓣膜情况进行充分评估，早期预见潜在的冠状动脉阻塞风险。对于高危患者，术中可预先在冠状动脉内建立导丝轨道，若出现阻塞，可及时进行冠状动脉内球囊扩张或支架植入来补救。因此，TAVI的成功实施，既需要冠状动脉介入技术的支持，也需要具备冠状动脉旁路移植术的能力。

3. 肾脏功能损害

术前充分水化、术中减少不必要的造影、停用肾毒性药物及术后严密监测肾功能变化，必要时采取紧急透析治疗，均能减少及预防急性肾损伤的发生。术后应留置导尿管，手术当天记录每小时尿量，第2天隔4小时开放1次导尿管；查看尿液颜色，每天检查尿常规、肾功能；维持血压正常，确保肾动脉正常灌注；采用水化疗法减轻造影剂对肾脏的损伤，晶体液为主要补充液体；手术当天液体出入量要维持正平衡，逐渐趋于平衡；每天清洁会阴或尿道口，并进行消毒，以避免尿路感染。

4. 脑卒中

对于存在高血压、脑血管疾病危险因素的患者，TAVI围手术期应给予对症镇静、抗血小板治疗。目前，用于减少TAVI所致脑血管事件的机械保护装置已初步应用于临床，如肝素血栓滤网。脑血管事件致死、致残率极高，事件发生后的处理措施很难改善患者的预后，因此，对于脑血管事件仍应以预防为主。

5. 血液系统功能障碍

术前与术后长期予阿司匹林及氯吡格雷抗凝治疗虽然降低了栓塞并发症的发生概率，但也会对血液系统造成影响。术后需定期复查血常规、肝功能、血凝四项，观察患者是否存在血尿、血痰、牙龈出血、消化道出血等症状；指导患者科学饮食，多食用高能量、高蛋白食品；叮嘱患者定期清洁皮肤，保持床铺整洁，帮助患者拍背或翻身，动作应轻柔，避免造成皮下血肿；血红蛋白降低者予静脉注射去白红细胞，血小板减少患者予丙种球蛋白，并静脉注射血小板，暂停服用抗凝药物。

6. 瓣周漏

瓣周漏为常见并发症，目前尚不能完全消除，但已有相应预防措施，选择可回收瓣膜及具有裙边设计的瓣膜均可减少瓣周漏。然而，术前根据多层螺旋CT、超声心动图等影像学结果，对主动脉瓣瓣环尺寸及根部形态进行准确评估，植入位置高低合适、尺寸合适的瓣膜仍是减少瓣周漏发生的关键。术后需密切监测瓣膜的工作与反流情况，每天做超声心动图检查，评价主动脉瓣关闭及心功能情况；注意术后血压、心率的变化，听心音，探查是否存在杂音、心包积液、心音遥远。

7. 低心排血量综合征

术后低心排血量综合征的发生与术前禁饮食、心室肥厚、长时间心力衰竭、术中失血、麻醉及心脏无输出等密切相关。术后应动态检测患者的血流动力学情况，包括动脉压、心排血量、中心静脉压、体肺循环阻力及肺毛细血管楔压等。血压较低者，予静脉滴注多巴胺，以增强心肌收缩力、维持心功能；外周阻力较高者，予以小剂量静脉滴注硝普钠，以减轻心脏后负荷。纠正低心排血量综合征的关键在于术后早期补液，补液应先胶体后晶体，术后3小时内每小时补液800mL。据患者尿量、血气分析、外周动脉搏动、末梢皮肤温度与颜色调整补液量。补液时，根据患者血压、心率、尿量、中心静脉压的变化调整补液量与补液速度。术后监测患者体温，使体温维持在36～37℃，以降低心肌耗氧量，并要注意保暖，以促进周围组织灌注，减少乳酸产生。

8. 低氧血症与肺部感染

术后应密切监测患者的呼吸频率、氧饱和度、双肺呼吸音、血气分析、胸部平片，予以持续吸氧，必要时采用无创通气及呼吸机辅助呼吸。鼓励患者咳痰、深呼吸，帮助患者拍背、翻身。术后当天患者可适当进行床上活动。及早下地活动可加快血液循环，避免出现下肢深静脉血栓。若患者无法下地活动，应每天进行肢体按摩。因切口疼痛无法咳痰或活动的患者，可予以镇痛药物或自控式镇痛泵镇痛，以有效减轻疼痛。术后常规给予患者氨溴索联合异丙托溴铵雾化吸入治疗，每天3次。术后查细菌培养并进行药敏试验，根据细菌培养与药敏试验结果进行抗感染治疗。

（黄晓燕、娄正毅、吉桂珍）

第八节　经皮球囊肺动脉瓣成形术的护理

一、概述

（一）相关知识简介

肺动脉瓣狭窄（pulmonary stenosis，PS）是常见的先天性心脏病（CHD）之一，其狭窄部位见于瓣膜部、漏斗部、肺动脉干及肺动脉分支，可呈单纯性，也可合并其他心血管畸形，其中以单纯性PS最常见，占CHD的6%～9%。正常情况下，右心室与肺动脉之间无明显压差，而肺动脉瓣狭窄时，两者之间就会产生压差。通过心脏超声心动图评估得出的压差，可将肺动脉瓣狭窄分为轻、中、重三度，轻度狭窄跨瓣压差<40mmHg，中度狭窄跨瓣压差为40～70mmHg，重度狭窄跨瓣压差≥70mmHg。当肺动脉瓣狭窄时右心室流出道阻力升高，右心室后负荷增加，血流受阻，可导致右心室肥大，甚至导致右心衰竭，患者可有体循环瘀血体征，如发绀、气促、疲乏、水肿等。

经皮球囊肺动脉瓣成形术（percutaneous balloon pulmonary valvuloplasty，PBPV）是在全麻或局麻下行股静脉插管，并监测心电图、血氧饱和度及动脉血压，根据患者年龄及狭窄程度选择型号合适的球囊扩张狭窄的肺动脉瓣，通过球囊扩张，撕开粘连的肺动脉瓣瓣叶交界组织而不损坏瓣叶，从而改善瓣膜的开放而不导致瓣膜反流，以达到治疗目的，是目前临床上治疗单纯肺动脉瓣狭窄的首选方法。

（二）PBPV的适应证

（1）心功能尚好的单纯性肺动脉瓣狭窄，右心室收缩压>60mmHg，跨肺动脉瓣压差≥40mmHg。

（2）青少年及成人患者的跨肺动脉瓣压差≥30mmHg，同时合并劳力性呼吸困难、心绞痛、晕厥等症状。

（三）PBPV的简要手术步骤

（1）患者平卧于手术台上，患儿采用基础麻醉，成人采用局部麻醉，常规消毒、铺巾，穿刺右股静脉，成功后置入6F鞘管，注入肝素钠2000U，插入6F PIG导管，经股静脉、下腔静脉、右心房、三尖瓣口进入右心室，测定右心室压力后，在左侧位行右心室造影，测定肺动脉瓣狭窄程度。

（2）选用6F MPA1导管，沿260cm的超滑导丝经股静脉、下腔静脉、右心房、三尖瓣口进入右心室，再经肺动脉瓣进入肺动脉，测定肺动脉压力；将260cm的加硬导丝保留至左下肺动脉，退出导管和鞘管。

（3）根据肺动脉瓣的狭窄程度选定球囊，将球囊送至肺动脉瓣，定位于肺动脉瓣口，以3～4个大气压扩张球囊，可见腰征，然后将球囊完全扩张，腰征消失，抽瘪球囊，复测肺动脉压力后退出球囊，换用6F PIG导管进入右心室，复测右心室压力可见下降。拔除鞘管，压迫止血后送患者安返病房。

二、术前护理评估

（一）环境评估

（1）手术前一天晚上以空气净化机净化、消毒导管室空气。使用消毒液擦拭室内所有物品，包括手术床、加药治疗台、手术用长车等。

（2）保持室内温度22～25℃，湿度55%～60%。

（3）控制导管室人员，严防交叉感染。室内人员包括手术主刀医生1人、助手1人、跟台护士1人、跟台放射技师1人，总人数不超过4人。

（二）患者评估

（1）评估患者的病情、意识、合作程度。

（2）手术知情同意书必须由手术主刀医生、患者及患者家属签署全名，且签署时间要具体到分钟。

（3）患者完善一般检查，包括血常规、血生化、凝血指标、肝炎标志物、艾滋病（AIDS）抗体、梅毒螺旋体抗体，以及心电图、胸部X线、超声心动图。

（4）评估患者的生命体征、吸烟史、过敏史、家族史、既往史。

（5）评估患者的皮肤准备，如手术区域皮肤是否完整，有无备皮，有无皮疹及过敏。

（6）评估带入管道（包括中心静脉通道、外周静脉通道、胃管、导尿管及其他各种引流管）有无堵塞、折叠，以及引流物的颜色、性状和量。

三、一般护理

（一）常规准备

1. 物品准备

见表4-8-1。

表4-8-1　经皮球囊肺动脉瓣成形术中常用物品准备

物品名称	数量
无菌手术包	1个
18号穿刺针	1个
带手柄刀片	1个
无菌手套	2副
无菌手术衣	2件
无菌注射器	5mL的2个，10mL的3个，50mL的1个
三联三通	1个
螺纹注射器	1个
压力换能器	1个
高压注射器套件（必要时）	1套
碘伏消毒液	20～30mL
弹力胶布	长度20cm，2～3条

2. 药品准备

见表4-8-2。

表4-8-2 经皮球囊肺动脉瓣成形术中常用药品准备

药品名称及配制方法	用量、用法（遵医嘱）	用途
0.9%氯化钠注射液500mL＋肝素钠注射液3000U（2袋）	1袋500mL，倒入治疗盆中	冲管
	1袋500mL，悬挂，接压力换能器连接管	冲管及测压
盐酸利多卡因注射液1支（10mL/0.2g）＋0.9%氯化钠注射液10mL，1∶1配制，或用原液	20mL，皮下注射	局部麻醉
肝素钠注射液1支（2mL/12 500U）＋0.9%氯化钠注射液10.5mL，配成1000U/mL	2000U，静脉注射	抗凝
造影剂，原液（必要时。注射前稀释）	50～100mL，高压注射	心室造影及充盈球囊
硫酸阿托品注射液，原液	1mg/次，静脉注射	提升心率
重酒石酸间羟胺注射液1支（1mL/10mg）＋0.9%氯化钠注射液9mL，配成1mg/mL	1～2mg/次，静脉注射	升压
地塞米松磷酸钠注射液，原液	5～10mg/次，静脉注射	抗过敏
注射用甲泼尼龙琥珀酸钠1支（40mg）＋0.9%氯化钠注射液10mL	儿童按体重给药（推荐0.5mg/kg），静脉注射	抗过敏
盐酸多巴胺注射液200mg＋0.9%氯化钠注射液30mL	5μg/（kg·min），恒速泵输入	升压

3. 仪器设备准备

包括DSA机、高压注射泵、心电监护仪、血压血氧监测仪、中心吸氧吸痰装置、抢救车、除颤仪、简易呼吸囊、输液恒速泵。儿童患者备麻醉机或呼吸机等。

（二）常规护理

1. 核查

（1）与病房护士规范交接。核对患者身份，包括病区、床号、姓名、住院号、年龄、性别、疾病种类、手术名称、手术方式、手术日期、手术医生。

（2）向患者及家属做好术前宣教，简要告知手术过程及手术所需时间。确认患者已脱除内衣裤、活动心电监护仪，卸除身上所有饰物及义齿，排空大小便。

2. 常规监护

术前建立静脉通道，连接心电监护仪，心电连接线注意避开胸腹部X线透射区域，以免干扰手术进程。儿童患者采取全麻方式，予中高流量面罩吸氧及血氧饱和度监测。

3. 用物开启

协助术者穿手术衣。开启耗材前与术者核对耗材名称、有效日期、型号，开启时注意勿污染材料内面、避免跨越无菌区域，开启后及时记录，并张贴所用材料二维码。打开各种材料和物品，根据需要依次递送给术者，所有操作严格遵守无菌原则。

四、专科护理

1. 体位管理

协助患者仰卧，解开患者衣扣，将其衣服背面往其腰腹部牵拉，勿垫在臀部，以防术中浸湿。将患者的裤子褪至膝关节以下，充分暴露患者的腹股沟部，并注意保护患者隐私及保暖。儿童患者双手上举至头顶，并适当约束其双手及双腿。

2. 特殊耗材准备

见表4-8-3。

表4-8-3　经皮球囊肺动脉瓣成形术中特殊耗材准备

耗材名称	数量	用途
6F股动脉鞘	1条	置入股静脉
6F MPA造影导管	1条	右心导管检查
6F PIG造影导管	1条	右心室造影和测压
150cm J头导丝	1条	导引导管进入心腔
直径0.035in、长260cm的超滑交换导丝	1条	导引导管进入心腔
直径0.035in、长260cm的加硬导丝	1条	导引导管进入心腔
儿童患者准备肺动脉球囊，成人患者准备二尖瓣球囊	1套	扩张狭窄的肺动脉瓣
与球囊导管相匹配的大血管鞘	1条	通过球囊导管
压力泵	1个	扩张球囊

3. 消毒及铺巾

对患者双侧腹股沟进行消毒，用消毒液以穿刺口为中心向周围涂擦，上平脐，下至大腿中部，两侧至大腿外侧中线，用两个消毒刷分别涂擦一遍，穿刺进针前再次以碘伏消毒。铺巾时既要显露穿刺口，又要尽量减少穿刺口周围皮肤的暴露。遵循先近后远的原则，避免污染术者胸前无菌区域。

4. 严密监测患者生命体征

术中严密监测患者生命体征，尤其是心率、心律、血压、血氧、呼吸的变化。协助术者测量右心房、右心室及肺动脉压力，记录并打印压力波形，计算跨瓣压力阶差。听取患者主诉，询问患者有无不适症状，观察患者面色及出汗情况。球囊扩张狭窄的肺动脉瓣时影响肺的血流灌注，患者会有呼吸减慢、血氧饱和度下降的表现，及时提醒医生抽去球囊内液体，同时做好患者的解释工作，使其理解并配合手术顺利进行。

5. 突发情况处理

当患者因扩张球囊阻塞流出道出现晕厥时，配合术者立即回收球囊；如出现血压下降，可遵医嘱给予盐酸多巴胺注射液静脉滴注维持血压；当患者出现面色苍白、血压下降、恶心、呕吐等血管迷走神经反射的表现时，可遵医嘱应用盐酸多巴胺注射液、硫酸阿托品注射液等药物。

6. 疗效评价

扩瓣后再次测量右心室及肺动脉压力，计算跨瓣压力阶差，如下降超过50%为治疗效果满意。记录并打印压力波形。

五、并发症的观察及处理

1. 心律失常

（1）房性、室性心律失常，包括房早、房速、室早及短阵室速，常为一过性，多因术中导管刺激所致，将导管撤离心房壁或心室壁即可消失。

（2）心动过缓，多因球囊扩张引起，及时抽瘪球囊即可消失，必要时可静脉注射硫酸阿托品注射液0.5～1mg。

（3）房室传导阻滞，可见于婴幼儿及儿童患者，多因为球囊过长、过大，扩张时引起右心室及流出道内膜下缺血而影响传导功能，停止操作可恢复正常，术中选择合适的球囊是避免此并发症的关键。

2. 心脏压塞及心脏穿孔

多位于右心室流出道，术中操作应轻柔，避免导丝穿破心脏血管。避免使用直径过大的球囊，以免发生心脏压塞及穿孔，一旦发生，可行心包引流或紧急外科手术。

3. 肺动脉瓣关闭不全

多因选用直径过大的球囊造成，轻中度肺动脉瓣关闭不全无血流动力学影响，可随访观察，多数会逐渐好转或消失。

4. 三尖瓣关闭不全

成人可选用30～40mm的球囊，避免导丝及导管穿过腱索或乳头肌，不应使用过长的球囊，以免发生三尖瓣关闭不全。如术后发生轻中度三尖瓣关闭不全且无症状，可随访观察。重度者应酌情保守治疗或择期外科手术。

（丁卡娜、张玉华、黄小梅）

第九节　经皮球囊二尖瓣成形术的护理

一、概述

（一）相关知识简介

二尖瓣狭窄（mitral stenosis，MS）是指二尖瓣开口狭窄，血流不能顺畅地从左心房流入左心室，从而引起左心房压力增高，进而引起肺淤血致肺动脉阻力增高，甚至心力衰竭的病症。引起二尖瓣狭窄最主要的病因是溶血性链球菌感染累及二尖瓣，造成二尖瓣炎症并形成赘生物，致使二尖瓣前后瓣膜交界处粘连或融合，从而导致二尖瓣瓣口狭窄。依据二尖瓣瓣口面积可将二尖瓣狭窄分为轻、中、重度，正常的二尖瓣瓣口面积为4～6cm^2，轻度狭窄时为1.5～2cm^2，中度狭窄时为1～1.5cm^2，重度狭窄时瓣口面积＜1cm^2。当二尖瓣瓣口狭窄时，左心房压力增高，可使肺静脉及肺毛细血管压升高，从而引发患者劳力性呼吸困难、咳嗽、发绀等临床表现。药物治疗及外科手术治疗曾是治疗二尖瓣狭窄的主要方法，经皮球囊二尖瓣成形术（percutaneous ballon mitral valvuloplasty，PBMV）出现以后，已成为治疗二尖瓣重度狭窄的常用治疗方法。

（二）PBMV的适应证

（1）有症状的中重度二尖瓣狭窄（二尖瓣瓣口面积≤1.5cm^2），瓣膜形态良好，且无左心房血栓。

（2）无症状的重度二尖瓣狭窄（二尖瓣瓣口面积≤1cm^2），瓣膜形态良好且无禁忌证。

（3）无症状的中重度二尖瓣狭窄（二尖瓣瓣口面积<1.5cm²），患者休息或运动时有肺动脉高压的证据，且计划怀孕或不适合心脏外科手术的二尖瓣狭窄或有新发房颤。

（4）有症状的轻度二尖瓣狭窄（二尖瓣瓣口面积>1.5cm²），运动时有显著的二尖瓣狭窄的血流动力学证据。

（5）中重度二尖瓣狭窄（二尖瓣瓣口面积≤1.5cm²），心衰症状严重（NYHA分级Ⅲ/Ⅳ），瓣膜结构尚可，外科手术风险高。

（6）二尖瓣球囊扩张术后或外科手术后再狭窄，瓣膜形态良好且无禁忌证。

（7）二尖瓣狭窄合并二尖瓣反流，或主动脉瓣狭窄或主动脉瓣反流，左心室舒张期内径<55mm。

（8）患者无风湿活动。

（三）PBMV的禁忌证

（1）左心房存在血栓。

（2）二尖瓣狭窄伴中重度二尖瓣反流，或合并严重的主动脉瓣疾病，或严重的三尖瓣狭窄、三尖瓣反流。

（3）二尖瓣狭窄合并严重的冠状动脉疾病。

（4）二尖瓣狭窄合并严重的二尖瓣瓣膜钙化或二尖瓣前后瓣膜交界处钙化。

（四）PBMV的简要手术步骤

1. 心导管检查

消毒、铺巾后局麻下穿刺患者股静脉、股动脉或桡动脉，经股静脉行右心导管检查，测量肺动脉压、肺毛细血管楔压、心排血量等，并测量多部位血氧饱和度。经股动脉或桡动脉送入PIG导管行左心导管检查，测量左心室舒张末压、左心房压、左心室压，计算二尖瓣跨瓣压差，必要时行主动脉或左心室造影，以观察瓣膜情况。

2. 房间隔穿刺

左右心导管检查后，经股静脉送入150cm的J头导丝至上腔静脉，沿导丝送入SL1长鞘至上腔静脉，撤出导丝，经长鞘送入房间隔穿刺针，在X线透视下调整穿刺针方向，以右心房卵圆窝位置为穿刺点行房间隔穿刺。穿刺成功后注入肝素钠注射液，按患者每千克体重50～100U给药。

3. 球囊扩张

（1）选择球囊：球囊直径（mm）＝患者身高（cm）/10＋10，可作为球囊扩张终点的直径。

（2）球囊扩张：送圈套导丝至左心房，然后以14F房间隔扩张器扩张股静脉入口及房间隔穿刺口，撤出扩张器后，再沿圈套导丝送入球囊导管至左心房、左心室，经球囊导管侧孔注入少量稀释的碘造影剂将球囊前部充盈，然后轻轻回拉球囊导管，将球囊卡在二尖瓣瓣口，快速注入稀释的碘造影剂，直至球囊导管腰部完全充盈，再快速回抽球囊内液体，同时回撤球囊导管至左心房，以避免长时间阻断血流。

（3）扩张后效果评价：心尖区舒张期杂音减轻或消失，左心房平均压≤11mmHg，二尖瓣跨瓣压差≤8mmHg，心脏超声提示瓣口面积≥1.5cm^2。

（4）停止扩张标准：瓣膜交界处完全分离，瓣口面积＞1cm^2/m^{2}体表面积，或瓣口面积≥1.5cm^2，出现二尖瓣反流或反流增加25%以上。

4. 穿刺口止血

退出所有导管及鞘管后按压穿刺口20～30分钟以止血。桡动脉穿刺者以桡动脉止血器压迫止血。送患者安返病房。

二、术前护理评估

（一）环境评估

（1）手术前一天晚上以空气净化机净化、消毒导管室空气。使用消毒液擦拭导管室所有物品，包括手术床、加药治疗台、手术用长车等。

（2）保持室内温度22～25℃，湿度55%～60%。

（3）控制导管室人员，严防交叉感染。室内人员包括手术主刀医生1人、助手1～2人、跟台护士1人、跟台放射技师1人，总人数不超过5人。

（二）患者评估

（1）评估患者的病情、意识、合作程度。

（2）患者手术知情同意书必须由手术主刀医生、患者及患者家属签署全名，且签署时间要具体到分钟。

（3）评估患者有无完成常规心电图、胸部X线及相关实验室检查。详细查看患者超声心动图，评价二尖瓣瓣膜形态、功能、瓣口大小。房颤患者术前心室率控制在≤100次/分，并行经食管超声心电图检查确认左心房尤其是左心耳无血栓。

（4）评估患者的生命体征、吸烟史、过敏史、家族史、既往史。评估患者是否为孕妇。

（5）评估患者有无备皮，术前需行双侧腹股沟、会阴部皮肤准备。评估手术区域皮肤是否完整，有无皮疹及过敏。

（6）评估患者有无建立静脉通道，静脉通道位置应避开桡动脉穿刺点，并确保静脉输注通畅。

三、一般护理

（一）常规准备

1. 物品准备

见表4-9-1。

表4-9-1　经皮球囊二尖瓣成形术中常用物品准备

物品名称	数量
无菌手术包	1个
18号穿刺针	1个
带手柄刀片	1个
无菌手套	2~3副
无菌手术衣	2~3件
无菌注射器	5mL的2个，10mL的3个
三联三通	1个
螺纹注射器	1个
压力换能器	1个
输液管	1条
高压注射器套件（通常需双压力套件）	1套
碘伏消毒液	30~40mL
弹力胶布	长度20cm，2~3条
弹力绷带	1卷
输液恒速泵	1~2个

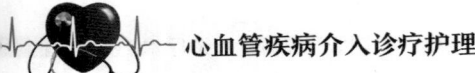

2. 药品准备

见表4-9-2。

表4-9-2 经皮球囊二尖瓣成形术中常用药品准备

药品名称及配制方法	用量、用法（遵医嘱）	用途
0.9%氯化钠注射液500mL＋肝素钠注射液3000U（2袋）	1袋500mL，倒入治疗盆中	冲管
	1袋500mL，悬挂于输液架上	
盐酸利多卡因注射液1支（10mL/0.2g）＋0.9%氯化钠注射液10mL，1∶1配制，或用原液	20mL，皮下注射	局部麻醉
肝素钠注射液1支（2mL/12 500U）＋0.9%氯化钠注射液10.5mL，配成1000U/mL	房间隔穿刺后按患者体重给药	抗凝
造影剂，原液（注射前稀释）	50～100mL，高压注射	心室造影及充盈球囊
硫酸阿托品注射液，原液	1mg/次，静脉注射	提升心率
重酒石酸间羟胺注射液1支（1mL/10mg）＋0.9%氯化钠注射液9mL，配成1mg/mL	1～2mg/次，静脉注射	升压
地塞米松磷酸钠注射液，原液	5～10mg/次，静脉注射	抗过敏
盐酸多巴胺注射液200mg＋0.9%氯化钠注射液30mL	5μg/（kg·min），恒速泵输入	升压

3. 仪器设备准备

包括DSA机、高压注射泵、心电监护仪、吸氧装置、临时起搏器、抢救车、除颤仪、简易呼吸囊、ACT检测仪、呼吸机等。

（二）常规护理

1. 核查

（1）与病房护士规范交接。核对患者身份，包括病区、床号、姓名、住院号、年龄、性别、疾病种类、手术名称、手术方式、手术日期、手术医生。

（2）向患者及家属做好术前宣教，简要告知手术过程及手术所需时间。确认患者已脱除内衣裤、活动心电监护仪，卸除身上所有饰物及义齿，排空大小便。

2. 常规监护

常规建立左上肢静脉通道，静脉通道需避开桡动脉穿刺口，有心衰的患者或孕妇予以低流量（2L/min）鼻导管吸氧及血氧饱和度监测。连接心电监护仪，心电连接线注意避开胸腹部X线透射区域，以免干扰手术进程。

3. 用物开启

（1）开启无菌手术包，合理摆放包内各种物品，按需向治疗盆内倒入0.9%氯化钠注射液500mL及肝素钠注射液3000U。

（2）协助术者穿手术衣。开启耗材前与术者核对耗材名称、有效日期、型号，开启时注意勿污染材料内面、避免跨越无菌区域，开启后及时记录，并张贴所用材料二维码。打开各种材料和物品，根据需要依次递送给术者，所有操作严格遵守无菌原则。

四、专科护理

1. 体位护理

确保手术床平整，协助患者仰卧，解开患者衣扣，以利于术中情况紧急时施救。穿刺桡动脉患者，穿刺侧上肢稍外展并使用托手板支撑，与身体成45°夹角，手臂固定在托手板上，暴露患者肘关节以下部位皮肤。对于穿刺股动脉者，协助其将裤子褪至膝关节以下，充分暴露患者的腹股沟处皮肤，并注意保护患者隐私及保暖。嘱患者双手自然放松，放在身体两侧，勿放在胸腹部或腹股沟位置，以防术中影响X线透射，双腿自然伸直放松，略微展开，勿并拢，术中保持安静勿随意移动，以免影响手术穿刺、进管等操作。

对于怀孕患者，注意做好X线防护。在患者颈部、腰腹部垫铅垫，并将铅垫环绕患者颈部及腰腹部一周，以妥善防护患者甲状腺、性腺及腹中胎儿。术中尽量减少X线透视。妊娠晚期子宫对腹部大血管的压迫易造成回心血量减少，出现仰卧位低血压综合征，引起子宫胎盘血流的急剧减少，因此术中体位管理可在不妨碍DSA机球管使用的情况下适当垫高患者头颈部。操作者手法要娴熟，尽量缩短手术时间，以减少患者平躺仰卧时间。

2. 特殊耗材准备

见表4-9-3。

表4-9-3　经皮球囊二尖瓣成形术中特殊耗材准备

耗材名称	数量	用途
5F、6F桡动脉鞘	各1条	置入桡动脉
6F股动脉鞘	1条	置入股静脉
10F或12F血管鞘	1条	交换6F股动脉鞘，进球囊导管

续表

耗材名称	数量	用途
5F、6F PIG造影导管	各1条	左心室造影及测压
6F MPA造影导管	1条	右心导管检查
150cm J头导丝	1条	导引导管进入动脉
直径0.035in、长260cm的超滑交换导丝	1条	导引导管进入动脉
型号合适的球囊导管套件（含扩张条、标尺、50mL注射器、圈套导丝、球囊导管，直径包括24mm、26mm、28mm）	1套	扩张狭窄的二尖瓣
房间隔穿刺针	1个	穿刺房间隔
房间隔穿刺鞘	1个	穿过房间隔，建立通道
压力泵	1个	扩张球囊

3. 消毒及铺巾

离心形消毒患者整个左上肢，做好桡动脉或肱动脉穿刺的准备。消毒患者双侧腹股沟，以穿刺口为中心向周围涂擦消毒液，上平脐，下至大腿中部，两侧至大腿外侧中线，用两个消毒刷分别涂擦一遍，穿刺进针前再次以碘伏消毒。铺巾时既要显露穿刺口，又要尽量减少穿刺口周围皮肤的暴露。遵循先近后远的原则，避免污染术者胸前无菌区域。

4. 监测患者生命体征

术中严密监测患者生命体征，尤其是心率、心律、血压、血氧、呼吸。监测、记录并打印左心房压及左心室压波形，计算跨瓣压差。协助术者取多处血液标本，行血气分析，尤其要注意各部位血氧饱和度，及时汇报给术者。

5. 特殊情况处理

球囊扩张前后，因各种器材需通过二尖瓣到达左心室，输送耗材的过程中因刺激、牵拉甚至损伤二尖瓣瓣膜或附件，尤其在球囊扩张二尖瓣瓣口时阻断血流从左心房流向左心室，可引起患者心慌、胸闷甚至晕厥等不适，应向患者解释手术过程及可能引起的不适感，以缓解患者紧张恐惧的情绪。如手术过程中出现血压下降，排除心脏压塞及其他并发症后，可静脉推注重酒石酸间羟胺注射液和/或恒速泵泵入盐酸多巴胺注射液以维持血压。若患者出现面色苍白、血压下降、恶心、呕吐等血管迷走神经反射症状，可使用盐酸多巴胺注射液及硫酸阿托品注射液等药物维持患者血压及心率。

五、并发症的观察及处理

二尖瓣球囊扩张术并发症包括大出血、心脏压塞、心房颤动、严重二尖瓣关闭不全、血栓栓塞以及孕妇死亡（病死率1%）、围产儿死亡（病死率6%～17%）、早产及胎儿出生低体重等，常见的有以下几种。

1. **穿刺血管损伤**

包括穿刺部位压迫不当产生的出血、血肿、假性动脉瘤、动静脉瘘等。穿刺部位出血严重者可导致腹膜后血肿，患者表现为低血压、面色苍白、腹股沟区疼痛、局部张力高，甚至腰背部、腹部疼痛，一旦确诊需立即输血和压迫止血，必要时予外科手术治疗。

2. **心脏压塞**

术中房间隔穿刺位置不当，操作手法粗暴可引起心包积液，中到大量心包积液可引发心脏压塞，患者主要表现为突然出现烦躁、意识淡漠、大汗淋漓、气急、血压明显下降（收缩压常<90mmHg）、心率变慢、奇脉。术中需密切观察患者生命体征，一旦确诊为心脏压塞，应紧急在超声引导下行心包穿刺引流。

3. **二尖瓣关闭不全**

二尖瓣关闭不全导致反流发生的原因主要是术中扩瓣时损伤腱索或导致二尖瓣瓣叶撕裂。轻度反流患者无症状，反流量大者可出现气促、胸闷、呼吸困难等症状，应积极予强心利尿治疗，药物治疗无效者需转外科行二尖瓣置换术。

4. **血栓栓塞**

栓塞事件在房颤患者中发生率较高，如患者出现腰痛、血尿考虑肾栓塞，肢体软弱和缺血性疼痛考虑肢体动脉栓塞，剧烈疼痛、腹肌紧张考虑肠系膜动脉栓塞，突然出现胸痛、休克、心力衰竭、严重心律失常等考虑冠状动脉栓塞，突然出现意识和精神改变、失语、吞咽困难、瞳孔大小不对称、肢体功能障碍甚至抽搐、昏迷应高度怀疑脑血管栓塞，突然咳嗽、呼吸困难、咯血或胸痛则考虑为肺循环栓塞，一旦发生栓塞症状应立即协助医生紧急处理。

（黄晓燕、娄正毅、詹惠敏）

第十节　经导管缘对缘二尖瓣修复术的护理

一、概述

（一）相关知识简介

二尖瓣反流（mitral regurgitation，MR）逐渐成为心脏瓣膜病中最常见的疾病，而二尖瓣反流是二尖瓣关闭不全的结果，是二尖瓣组织结构发生异常后，左心室收缩时，二尖瓣无法完全闭合，导致血液反流入左心房，从而引发一系列临床症状。患者可有心悸、胸闷、疲乏、头晕、劳力性呼吸困难、面色苍白、下肢水肿，甚至心力衰竭、感染性心内膜炎、心源性休克、猝死等临床表现。完整的二尖瓣包括前叶、后叶、瓣环、腱索、乳头肌和左心室心肌。靠近左心耳侧为外侧，二尖瓣前叶和后叶从外侧到内侧可分为A1、A2、A3和P1、P2、P3区域。根据二尖瓣瓣叶有无明显病理改变可将二尖瓣反流分为原发性和继发性两种。原发性MR常累及二尖瓣瓣叶、瓣环和腱索，与瓣环扩张、瓣叶脱垂或腱索断裂有关，常见于先天性畸形、退行性疾病、炎症性疾病、心内膜炎、外伤、化疗等患者。继发性MR常见于各种类型的心肌病，如缺血性心肌病、扩张型心肌病、肥厚型心肌病、限制型心肌病，以及心房颤动患者，是由于左心室和/或左心房重构导致二尖瓣在收缩期关闭不全引起的。

根据超声心动图的评估，二尖瓣反流的程度可分为轻度（MR1＋）、中度（MR2＋）、中重度（MR3＋）、重度（MR4＋）以及极重度（MR5＋）。过往对二尖瓣反流的治疗主要是药物治疗及外科手术治疗。近年来经导管缘对缘修复（transcatheter edge-to-edge repair，TEER），又称经导管二尖瓣钳夹术（mitral clip），因创伤小、恢复快、治疗效果好等优点在全球得到迅猛发展。其手术原理是采用二尖瓣夹合装置，经股静脉或心尖路径（本节只讨论经股静脉二尖瓣钳夹术）置入夹子，在经食管超声心电图及X线影像引导下夹住二尖瓣反流区域的前叶（主要是A2区域）和后叶（主要是P2区域），使心脏舒张期二尖瓣反流瓣口从单孔变成双孔或多孔，从而达到减少或消除二尖瓣反流的效果。

（二）TEER的适应证

（1）原发性MR行TEER需同时满足以下几点：①中重度或以上MR；②有临床症状，或无临床症状但左心室射血分数LVEF≤60%或左心室收缩末期内径LVESD≥40mm，二尖瓣瓣口面积>4cm^2，反流主要位于A2、P2区，且该二区无明显钙化或瓣中裂；③外科手术高危或无法行外科手术，且术前经心内科团队充分评估；④预期寿命>1年；⑤解剖结构适合行TEER。

（2）继发性MR行TEER需同时满足以下几点：①中重度或以上MR；②经药物治疗或心脏再同步化治疗（CRT）等器械辅助治疗仍有心力衰竭症状；③LVEF为20%~50%，LVESD≤70mm，二尖瓣瓣口面积>4cm^2，反流主要位于A2、P2区，且该二区无明显钙化或瓣中裂；④肺动脉收缩压≤70mmHg；⑤患者预期寿命>1年；⑥解剖结构适合行TEER。

（三）TEER的简要手术步骤

经股静脉途径，且手术全程在经食管超声心动图（TEE）指引下完成。

（1）穿刺：患者平卧于手术台上，全身静脉复合麻醉，气管插管后经食管插入超声管备用；穿刺左桡动脉监测主动脉压力，常规消毒铺巾后穿刺右股静脉，并置入血管缝合器。在TEE引导下在距离二尖瓣瓣环平面4~4.5cm的位置进行房间隔穿刺，穿刺成功后确认无心包积液，然后根据患者体重，按100U/kg静注肝素钠注射液，并监测活化凝血时间，使其维持在250~300秒。

（2）器械准备：包括固定装置、可调弯指引导管、输送系统及夹合器，所用器械应在使用前体外充分排气。将夹合器装载在输送系统上，然后在体外调试，以确保进入患者体内后无残留气体。

（3）可调弯指引导管的应用：予14~20F的血管扩张鞘扩张右股静脉后送可调弯指引导管至右心房，再通过房间隔到达左心房后拔出指引导管的内鞘，用固定装置将可调弯指引导管固定在体外，以防移位。

（4）送入输送系统：在TEE指引及X线透视下将输送系统缓慢送至左心房，调整可调弯指引导管及夹合器输送系统至二尖瓣前叶和后叶区域，打开夹合器并缓慢将夹合器跨过二尖瓣瓣口至瓣叶下方。

（5）捕获及夹合瓣膜：缓慢可撤夹合器输送系统，当二尖瓣前后瓣叶均落在夹合器两个臂之间时，放下带有倒刺的捕获系统，稳固捕获前后瓣叶，关闭夹合器的两臂。

（6）评估夹合效果：通过TEE评估夹合效果，观察夹合器位置及方向是否准确，二尖瓣前后瓣叶是否充分捕获，MR减轻程度是否达到预期效果，测量平均跨瓣压差是否＜5mmHg，左心房压力有无明显下降，肺静脉血流有无明显改善。如果评估结果满意则准备释放夹合器，如果不满意则打开夹合器重新调整位置或更换器械规格型号再重新捕获并夹合瓣膜。

（7）释放夹合器并再次评估夹合效果：TEE评估效果满意后释放夹合器，然后小心退出输送系统，再次通过TEE评估夹合效果，效果满意后撤出指引导管，结束手术。

（8）穿刺口止血：用血管缝合器缝合股静脉穿刺口后予纱布覆盖，弹力胶布加压包扎，送患者返回重症监护室继续观察治疗。

二、术前护理评估

（一）环境评估

导管室要求环境安全、宽敞清洁、光线明亮、温湿度适宜，空气消毒机正常运行，屏蔽设施完好，并配备麻醉机和成像清晰、有实时三维成像功能的TEE探头及机器，术间显示屏可将超声心动图图像实时显示在屏幕上供术者术中观看及指导操作。有条件者可在层流手术间进行手术。

（1）手术前一天晚上以空气净化机净化、消毒导管室空气。使用消毒液擦拭室内所有物品，包括手术床、加药治疗台、手术用长车等。

（2）保持室内温度22～25℃，湿度55%～60%。

（3）控制导管室人员，严防交叉感染。室内人员包括手术主刀医生1人、助手2～3人、跟台护士2人、跟台放射技师1人、食管超声科医生1人、麻醉师1人、夹合器及输送器材装载工程师1～2人，总人数不超过11人。

（二）患者评估

（1）评估患者是否完善术前检查及检验，包括血常规、肝肾功能、凝血酶谱、血型、心肌酶谱、电解质、心电图、胸部X线、超声心动图、心肺功能、CT、外周血管CTA、冠状动脉造影，并做好术前配血。

（2）评估患者是否停用抗凝药，需在术前3天停用华法林，术前12小时停用低分子量肝素，手术当日停用口服抗凝药。

（3）评估患者有无建立静脉通道，静脉通道位置应避开桡动脉穿刺点，并确保静脉输注通畅。评估患者有无备皮（包括脐以下膝以上、胸腹部、双上肢及腋部），检查备皮范围、备皮质量是否符合手术要求，适当扩大备皮范围，以便术中突发意外急需开胸或ECMO置管时需要。

（4）多维度全面评估患者的吸烟史、用药史、过敏史、既往史，全面了解患者病情及基础情况，明确患者可能存在的危险因素，以指导术中用药及操作，规避手术风险，降低不良事件的发生率。

（5）评估患者双桡动脉及双足背动脉的搏动情况。

（6）评估患者有无禁食、禁饮6小时以上，以防麻醉意外。

三、一般护理

（一）常规准备

1. 物品准备

见表4-10-1。

表4-10-1 TEER术中常用物品准备

物品名称	数量
一次性无菌手术包	1个
18号穿刺针	1个
带手柄刀片	1个
无菌手套	6副
无菌手术衣	6件
无菌治疗巾	5块
无菌止血钳	4把
无菌纱布	适量
无菌注射器	5mL的2个，10mL的4个，30mL的1个，50mL的1个
高压注射器	1套
压力套件	2套
无菌仪器套	3个
碘伏消毒液	40～60mL
弹力胶布	长度20cm，2～3条

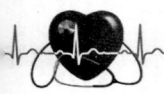

续表

物品名称	数量
绷带	1卷
加压输液袋	2～3个
高压连接管	1条
输液恒速泵	多个
输液架	2个
输液管	2～3条

2. 药品准备

见表4-10-2。

表4-10-2　TEER术中常用药品准备

药品名称及配制方法	用量、用法（遵医嘱）	用途
0.9%氯化钠注射液1000mL＋肝素钠注射液6000U	1000mL，倒入治疗盆中	冲管
0.9%氯化钠注射液500mL＋肝素钠注射液3000U，2袋	连接输液管，加压袋输注	冲管、测压、冲洗输送装置
0.9%氯化钠注射液1000mL＋肝素钠注射液6000U	倒入冲洗碗内	输送装置冲洗、排气
盐酸利多卡因注射液3支（每支10mL/0.2g）＋0.9%氯化钠注射液30mL，1：1配制，或用原液	50mL，皮下注射	局部麻醉
肝素钠注射液1支（2mL/12 500U）＋0.9%氯化钠注射液10.5mL，配成1000U/mL	按患者体重给药，静脉注射	抗凝
造影剂，原液（注射前稀释）	200～300mL，高压注射	造影
硫酸阿托品注射液，原液	1mg/次，静脉注射	提升心率
重酒石酸间羟胺注射液1支（1mL/10mg）＋0.9%氯化钠注射液9mL，配成1mg/mL	1～2mg/次，静脉注射	升压
地塞米松磷酸钠注射液，原液	5～10mg/次，静脉注射	抗过敏
硫酸鱼精蛋白注射液1支（5mL/50mg），取2mL＋0.9%氯化钠注射液8mL，配成2mg/mL	5～10mg/次，静脉注射	止血
羟乙基淀粉130/0.4电解质注射液	500～1000mL，静脉滴注	增加血容量
盐酸多巴胺注射液200mg＋0.9%氯化钠注射液30mL	5μg/（kg·min），恒速泵输入	升压
麻醉用药	麻醉师用	全身麻醉

3. 仪器设备准备

包括DSA机、心电监护仪、血流动力学监测仪、除颤仪、中心吸氧吸痰装置、血氧监测仪、临时起搏器、简易呼吸囊、活化凝血时间检测仪、血气分析仪、输液排泵、麻醉呼吸机、三维食管超声心动图仪器，必要时备ECMO机。所有仪器设备均保持功能状态，并合理摆放。

（二）常规护理

1. 核查

（1）与病房护士规范交接。核对患者身份，包括病区、床号、姓名、住院号、年龄、性别、疾病种类、手术名称、手术方式、手术日期、手术医生。

（2）向患者及家属做好术前宣教，简要告知手术过程及手术所需时间。确认患者已脱除内衣裤、活动心电监护仪，卸除身上所有饰物及义齿，排空大小便，并注意保护患者受压部位皮肤，可于骶尾部贴安普贴或垫水垫。

2. 常规监护

选择左上肢粗直血管建立静脉通道，予患者血氧饱和度监测、心电监测，心电连接线注意避开胸腹部X线透射区域，以免干扰手术进程。

3. 用物开启

（1）开启无菌手术包，合理摆放包内各种物品，按需向治疗盆内倒入0.9%氯化钠注射液1000mL及肝素钠注射液6000U。保证手术台上有足量的盐酸利多卡因注射液、无菌纱布、治疗巾、止血钳。

（2）协助术者按外科穿衣法穿手术衣。开启耗材前与术者核对耗材名称、有效日期、型号，开启时注意勿污染材料内面、避免跨越无菌区域，开启后及时记录，并张贴所用材料二维码。打开各种材料和物品，根据需要依次递送给术者，所有操作严格遵守无菌原则。

四、专科护理

1. 体位管理

手术时间较长，应确保手术床平整，患者臀部垫吸水布或水垫，以防骶尾部皮肤压红。协助患者仰卧，解开衣扣，将其衣服背面往其腰腹部牵拉，勿垫在臀部，以防术中浸湿。将患者的裤子褪至膝关节以下，充分暴露患者的腹股沟部，并注意保护患者隐私及保暖。予患者粘贴除颤电极贴，心尖部贴在患者左腋中线

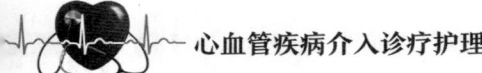

第五肋间，心底部贴在患者右肩胛部，以备术中紧急除颤用。

2. 特殊耗材准备

见表4-10-3。

表4-10-3　TEER术中特殊耗材准备

耗材名称	数量	用途
颈静脉穿刺包	1个	留置颈静脉管
6F血管鞘	2条	穿刺股静脉及颈静脉
压力换能器	2个	测量桡动脉、左心房、左心室压
150cm J头导丝	1条	送PIG造影导管
260cm加硬导丝	1条	输送器材
特硬导丝	1条	输送夹合器
房间隔穿刺针	1个	房间隔穿刺
8.5F SL1长鞘	1个	进房间隔穿刺针
血管扩张器（16F、18F、20F）	选其中之一	扩张血管入路开口
6F弯头PIG造影导管	1条	左心室测压、辅助特硬导丝
6F JL4造影导管	1条	冠状动脉造影
6F JR4造影导管	1条	冠状动脉造影
可调控指引导管	1条	导引输送系统
输送系统	1套	输送夹合器
夹合器	1~2个	夹合二尖瓣
血管缝合器	1~2把	缝合股静脉
心包穿刺耗材	1套	紧急心包穿刺用
小桌板（不需灭菌）	1个	放输送承托架
承托架（需灭菌）	1个	承托输送系统
无菌治疗盆、碗	1套	冲洗夹合器及输送装置
50mL螺纹注射器	1个	冲洗输送装置
手术用长车	2辆	1辆放术中用品，1辆用于冲洗输送装置和夹合器

3. 预防院内感染

术前半小时遵医嘱静脉滴注抗生素。术者按外科洗手穿衣法进行术前准备。连接高压注射器压力装置，管道连接紧密后充分排气并校零，并用无菌仪器套套住靠近手术区域的连接管线。

4. 配合麻醉师操作

协助麻醉师行桡动脉穿刺后监测有创动脉血压，接着推注麻醉药物，行气管插管呼吸机辅助呼吸，再消毒颈部皮肤，行颈静脉穿刺并留置中心静脉管，输注液体补充患者血容量，泵入麻醉药物维持患者麻醉状态，并不时测量中心静脉压。

5. 消毒及铺巾

消毒患者双侧腹股沟，用消毒液以穿刺口为中心向周围涂擦，上平脐，下至大腿中部，两侧至大腿外侧中线。用两个消毒刷分别涂擦一遍，穿刺进针前再次以碘伏消毒。铺巾时既要显露穿刺口，又要尽量减少穿刺口周围皮肤的暴露。遵循先近后远的原则，避免污染术者胸前无菌区域。也可做好胸前区皮肤的消毒以备术中紧急心包穿刺用。

6. 熟悉手术步骤

术中医护默契配合至关重要，术前多学科团队成员（包括导管室护士）需要熟悉患者病情，参与术前讨论，手术护士需提前与手术医生沟通并了解新开展手术的方式，详细掌握具体步骤及术中所需介入耗材和器械的型号、性能及用途，及时准确地按顺序传递给手术医生。

7. 协助术者准备、冲洗输送装置及夹合器

首先在清洁手术长车上铺无菌大单，开启无菌专用盆，盆内倒入无菌常温生理盐水1000mL并加入肝素钠6000U。然后协助冲洗者穿无菌手术衣、戴无菌手套，开启可调控导管、输送装置及夹合器，接着准备输液架，悬挂两袋500mL的生理盐水（每袋加入肝素钠3000U），开两条输液管，一端接肝素生理盐水，一端接输送装置（冲洗者接，勿污染，调节器放置在靠近输送装置端以避免污染），然后以加压袋将液体加压（压力＞200mmHg），灌注冲洗输送装置，术中钳夹时要持续灌注冲洗，严防空气进入体内，防止器械内血栓形成。

8. 术中按全麻护理

密切观察患者生命体征，持续监测心电图、动脉血压及血氧饱和度。妥善固定各类导管。术中穿刺房间隔，置入加硬导丝至左上肺静脉，通过加硬导丝置入24F可控性引导导管至左心房时，患者极易发生心脏压塞，需密切观察患者心率、心律、血压、血氧饱和度及心电图的变化，同时关注患者有无烦躁、心率增快、呼吸加快、面色苍白、大汗等心脏压塞的表现。术中导管或导丝表面可能因抗凝不足形成血栓，根据患者体重给予肝素，根据肝素半衰期监测ACT，维持

ACT在250～300秒，依据ACT调整肝素用量，以防止过度抗凝或血栓形成。

五、并发症的观察及处理

1. 心脏压塞

心脏压塞为二尖瓣钳夹术最严重的并发症。术中穿刺房间隔、术后抗凝治疗极易导致心脏压塞，需严密观察患者神志，若患者心率增快、血压进行性下降，X线透视心影增大、心脏跳动受限，超声心动图发现心包积液，则极有可能发生了心脏压塞。一旦发生，需给予紧急处置，立即备心包穿刺包，迅速配合医生紧急行心包穿刺，遵医嘱加压补充液体，应用血管活性药物，急查血常规、血气分析，配血，必要时输血；观察并记录患者生命体征、症状改善情况，记录心包积液的量、色和性质。紧急处理后如继续出血，血压难以维持，则需协助做好外科手术准备。

2. 栓塞

栓塞包括血栓栓塞和空气栓塞，栓子可能来自导管或导丝表面形成的血栓，或因操作不慎注入气泡，造成肺栓塞、空气栓塞、脑血管栓塞等。栓塞可能引起急性心肌梗死、系统性气栓塞和脑卒中。术后观察患者神志、心率、心律、血压、血氧饱和度变化，关注患者有无胸闷胸痛、头痛头晕、肢体麻木等。患者卧床期间要预防下肢深静脉血栓的发生，指导和协助患者进行膝关节屈伸、踝泵运动。术后遵医嘱予抗凝、抗血小板聚集治疗，监测患者纤溶功能，关注D-二聚体指标。

3. 与夹合器相关的并发症

（1）夹合器单叶脱落：夹合器单叶脱落是指单侧瓣叶从夹合器中脱落，而对侧瓣叶固定良好，这是TEER的常见并发症之一，发生率约为4%。一旦发生需置入第2枚夹合器。故术中应在TEE指引下评估夹合器捕捉瓣叶的位置是否良好，瓣叶夹合的长度是否足够。

（2）夹合器脱落造成栓塞：术中应确保夹合器充分捕获两个瓣叶且固定良好，然后释放夹合器，以避免夹合器脱落造成栓塞事件。

（3）夹合器血栓形成：术中房间隔穿刺后应立即使用肝素钠注射液，按患者体重每千克100U给药，用药后严密监测ACT，保持ACT值在250～300秒，以防操作过程中夹合器表面血栓形成。术后继续予阿司匹林肠溶片及氯吡格雷片口服1～3个月。

（4）二尖瓣瓣叶损伤：TEER术中发生瓣叶损伤的概率为2%左右，可有瓣叶撕裂、瓣叶穿孔、腱索断裂等。患者如有严重的二尖瓣脱垂、瓣叶退行性变或钙化等，则术中易出现瓣叶损伤。术中应选择合适位置进行钳夹，以免损伤瓣叶及附件。需放置2枚以上夹合器的患者更易出现瓣叶损伤。瓣叶或附件损伤可致二尖瓣反流增加，故一旦发生应积极处理，可转外科手术或放置多枚夹合器。

（黄晓燕、娄正毅、詹惠敏）

第十一节　经皮腔内室间隔心肌消融术的护理

一、概述

（一）相关知识简介

梗阻性肥厚型心肌病（obstructive hypertrophic cardiomyopathy，OHCM）是一种遗传性心脏病，主要表现为室间隔不均匀性显著肥厚，导致左心室流出道梗阻，心脏泵血功能异常，致全身脏器供血不足，患者可出现乏力、心悸、胸痛、呼吸困难、晕厥、血栓栓塞、心力衰竭甚至猝死。心脏超声心动图或心脏核磁共振检查示左心室舒张末期任意部位室壁厚度≥15mm可确诊为肥厚型心肌病，根据血流动力学特点可将肥厚型心肌病分为梗阻性及非梗阻性，梗阻性的特点是室间隔高度肥厚，且肥厚心肌向左心室腔内尤其左室流出道突出，以致心室收缩时血液被肥厚心肌阻挡，出现左心室流出道与主动脉之间的压力阶差，如静息时或激发后左心室流出道压力阶差（left ventricular outflow tract pressure gradient，LVOTPG）＞30mmHg可诊断为梗阻性肥厚型心肌病。目前OHCM的治疗方法主要为药物治疗，但只能部分缓解症状，且死亡率达1.7%～4%，其中50%为猝死。

1995年，英国医生Sigwart首次提出采用经皮腔内室间隔心肌消融术（percutaneous transluminal septal myocardial ablation，PTSMA）治疗OHCM，即通过导管将无水酒精注入左前降支的一支或多支间隔支中，造成相应肥厚部分的心肌梗死，使室间隔基底部变薄，从而达到减轻左心室流出道压力阶差和心肌梗阻的方法。该方法可改善患者的血流动力学状况及临床症状，极大地提高患者的生活质量。PTSMA是一种创伤性的治疗手段，需要人为地造成心肌梗死，可能引起一过性三度房室传导阻滞、室颤等严重的并发症。科学护理是提高手术成功率和减少并发症的重要因素。

（二）PTSMA的适应证

（1）患者经药物治疗3个月后静息状态或轻度活动后仍有临床症状，或有严重药物不良反应。

（2）患者无严重症状，但有猝死的风险，或有运动后晕厥史。

（3）经胸心脏超声心动图示静息状态下LVOTPG≥50mmHg，或激发后LVOTPG≥70mmHg。

（4）室间隔舒张期厚度≥15mm，梗阻位于室间隔基底部。

（5）冠状动脉造影显示至少有1支室间隔支血管适合消融治疗。

（三）PTSMA的简要手术步骤

（1）确定梗阻相关心肌。术前应用常规超声根据二尖瓣前叶收缩期前向活动与室间隔的接触点，应用脉冲多普勒探测出左心室流出道流速加速点，相应水平肥厚的室间隔即可确定为梗阻相关心肌。

（2）确定靶血管。术中行冠状动脉造影，根据间隔支发出部位及术前冠状动脉血流显像拟定的靶血管，引导导丝进入靶血管间隔支，球囊加压，向远端靶血管注入声学造影剂，并用超声实时监测判断造影剂显影范围与梗阻相关心肌是否匹配，若显影范围与梗阻心肌范围吻合则确定该间隔支为支配梗阻相关心肌的靶血管，同时需除外其他部位显影。

（3）无水酒精注入消融。球囊持续加压试栓堵，若左心室流出道压力阶差下降50%以上，则向该支血管远端注入无水酒精，球囊继续加压5～10分钟。

（4）再次行冠状动脉造影证实消融靶血管仅剩残端，再次行血流动力学检查，如无异常，则结束手术送患者安返病房。

二、术前护理评估

（一）环境评估

（1）手术前一天晚上以空气净化机净化、消毒导管室空气。使用消毒液擦拭导管室所有物品，包括手术床、加药治疗台、手术用斗车等。

（2）保持室内温度22～25℃，湿度55%～60%。

（3）控制导管室人员，严防交叉感染。室内人员包括手术主刀医生1人、助手1人、跟台护士1人、跟台放射技师1人，总人数不超过4人。

（二）患者评估

（1）评估患者的病情、意识、合作程度。

（2）手术知情同意书必须由手术主刀医生、患者及患者家属签署全名，且签署时间要具体到分钟。

（3）患者完善一般检查，包括血常规、血生化、凝血指标、肝炎标志物、艾滋病（AIDS）抗体、梅毒螺旋体抗体，以及心电图、胸部X线、超声心动图。

（4）评估患者的生命体征、吸烟史、过敏史、家族史、既往史。

（5）评估患者的皮肤准备，如手术区域皮肤是否完整，有无备皮，有无皮疹及过敏。

（6）评估带入管道（包括中心静脉通道、外周静脉通道、胃管、导尿管及其他各种引流管）有无堵塞、折叠，以及引流物的颜色、性状和量。

三、一般护理

（一）常规准备

1. 物品准备

见表4-11-1。

表4-11-1 经皮腔内室间隔心肌消融术中常用物品准备

物品名称	数量
无菌手术包	1个
18号穿刺针（股动脉穿刺时）	1个
带手柄刀片	1个
无菌手套	2副
无菌手术衣	2件
无菌注射器	5mL的3个，10mL的2个
高压注射器套件	1套

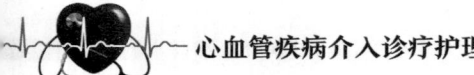

续表

物品名称	数量
碘伏消毒液	40～60mL
弹力胶布（股动脉穿刺时）	长度20cm，2～3条
绷带（股动脉穿刺时）	1卷
心包穿刺用物	1套

2. 药品准备

见表4-11-2。

表4-11-2 经皮腔内室间隔心肌消融术中常用药品准备

药品名称及配制方法	用量、用法（遵医嘱）	用途
0.9%氯化钠注射液500mL＋肝素钠注射液3000U	500mL，倒入治疗盆中	冲管
盐酸利多卡因注射液1支（5mL/0.1g）＋0.9%氯化钠注射液5mL，1:1配制，或用原液	10mL，皮下注射	局部麻醉
肝素钠注射液1支（2mL/12 500U）＋0.9%氯化钠注射液10.5mL，配成1000U/mL	按患者体重给药，动脉注射	抗凝
造影剂，原液（注射前稀释）	50～100mL，高压注射	造影
硫酸阿托品注射液，原液	1mg/次，静脉注射	提升心率
重酒石酸间羟胺注射液1支（1mL/10mg）＋0.9%氯化钠注射液9mL，配成1mg/mL	1～2mg/次，静脉注射	升压
硝酸甘油注射液1支（1mL/5mg）＋0.9%氯化钠注射液49mL，配成100µg/mL	100～200µg/次，动脉注射	扩张血管
地塞米松磷酸钠注射液，原液	5～10mg/次，静脉注射	抗过敏
盐酸吗啡注射液1支（1mL/10mg）＋0.9%氯化钠注射液9mL，配成1mg/mL	3～4mg/次，静脉注射	镇痛
盐酸多巴胺注射液200mg＋0.9%氯化钠注射液30mL	5µg/（kg·min），必要时恒速泵静脉输入	升压
肾上腺素注射液	遵医嘱	心搏骤停时用

3. 仪器设备准备

包括DSA机、心电监护仪、中心吸氧吸痰装置、超声心动图机、临时起搏器、抢救车、除颤仪、简易呼吸囊、恒速泵等。

（二）常规护理

1. 核查

（1）与病房护士规范交接。核对患者身份，包括病区、床号、姓名、住院号、年龄、性别、疾病种类、手术名称、手术方式、手术日期、手术医生。

（2）向患者及家属做好术前宣教，简要告知手术过程及手术所需时间。确认患者已脱除内衣裤、活动心电监护仪，卸除身上所有饰物及义齿，排空大小便。

2. 常规监护

术前建立两条静脉通道，予患者低流量（2L/min）鼻导管吸氧及血氧饱和度监测。连接心电监护仪，心电连接线注意避开胸腹部X线透射区域，以免干扰手术进程。

3. 用物开启

协助术者穿手术衣。开启耗材前与术者核对耗材名称、有效日期、型号，开启时注意勿污染材料内面、避免跨越无菌区域，开启后及时记录，并张贴所用材料二维码。打开各种材料和物品，根据需要依次递送给术者，所有操作严格遵守无菌原则。

四、专科护理

1. 体位管理

确保手术床平整，协助患者仰卧，解开患者衣扣，以利于术中情况紧急时施救。穿刺桡动脉者，穿刺侧上肢稍外展并使用托手板支撑，与身体成45°夹角，手臂固定在托手板上，暴露患者肘关节以下部位皮肤。穿刺股动脉者，协助将其裤子褪至膝关节以下，充分暴露患者的腹股沟处皮肤，并注意保护患者隐私及保暖。嘱患者双手自然放松，放在身体两侧，勿放在胸腹部或腹股沟位置，以防术中影响X线透射，双腿自然伸直放松，略微展开，勿并拢，术中保持安静，勿随意移动，以免影响手术穿刺、进管等操作。

2. 特殊耗材准备

见表4-11-3。

表4-11-3 经皮腔内室间隔心肌消融术中特殊耗材准备

耗材名称	数量	用途
6F桡动脉鞘	1条	送入造影导管
6F股动脉鞘	2条	送入造影导管及临时起搏导管
6F JR4造影导管、6F JL4造影导管	各1条	冠状动脉造影
6F PIG造影导管	1条	左心室测压
150cm J头导丝	1条	导引造影导管深入血管
冠状动脉指引导管	1条	导引冠状动脉导丝
Y阀	1个	操控指引导管
冠状动脉指引导丝	1~2条	导引球囊到达消融靶血管
OTW球囊	1个	封堵靶血管
压力泵	1个	扩张球囊
临时起搏导管	1条	起搏心律
桡动脉压迫器	1个	压迫止血
血管缝合器（必要时）	1个	缝合血管

4. 消毒及铺巾

离心形消毒患者整个左上肢，做好桡动脉或肱动脉穿刺的准备。消毒患者双侧腹股沟，以穿刺口为中心向周围涂擦消毒液，上平脐，下至大腿中部，两侧至大腿外侧中线，用两个消毒刷分别涂擦一遍，穿刺进针前再次以碘伏消毒。铺巾时既要显露穿刺口，又要尽量减少穿刺口周围皮肤的暴露。遵循先近后远的原则，避免污染术者胸前无菌区域。

5. 密切观察患者生命体征

术中严密观察患者生命体征的变化，持续监测心电图、动脉血压及血氧饱和度。妥善固定各类导管。

五、并发症的观察与处理

1. 急性心肌梗死

PTSMA实际上是人为地让患者经历一次类似急性心肌梗死的病理过程，用无水乙醇注入OHCM的室间隔心肌相关动脉，造成室间隔心肌局限的治疗性梗死，术中患者胸痛明显时按心肌梗死常规护理。

（1）严密观察疼痛的性质、范围、时间和伴随症状。监测心率、心律、血压、呼吸的变化。给予氧气的吸入。

（2）术后即测心电图、血浆心肌酶学、肌钙蛋白，24小时内每6小时测1次心肌酶学和心电图，以后每天测1次心肌酶学和心电图。

（3）按医嘱给予药物镇痛，疼痛剧烈时，静脉注射盐酸吗啡注射液3～4mg，或肌内注射哌替啶50mg。

（4）做好心理护理，告知患者胸痛是术后的一种正常反应，不必惊慌，以稳定患者的情绪。

（5）保持病室安静，保证患者的休息和睡眠。

（6）给予放松疗法，如听轻音乐、做深呼吸运动等。

2. 心律失常

心脏传导系统异常是PTSMA术后常见的一种并发症，其中束支传导阻滞占40%～58%，而束支传导阻滞中右束支传导阻滞占43%，左束支传导阻滞占12%，部分能够恢复。该并发症可能与手术操作有关，有的患者甚至会发生心室颤动。其护理要点如下。

（1）心电监护，严密观察是否有室性早搏、房性早搏、传导阻滞等心律失常的出现。若出现频繁室性早搏（每分钟超过6～8次），或相继出现连续2个以上早搏，为多形性或多源性室性早搏，则往往是室颤、室性心动过速的先兆，立立即给予利多卡因静脉推注，观察疗效，警惕室速、室颤的发生。

（2）术中及术后3～7天需留置临时起搏器保护，注意起搏器功能状态，观察起搏器参数，注意起搏器信号是否存在漏搏或竞争现象；固定好起搏器，导线不可卷曲、打折。肢体制动，及时开启起搏器。起搏器依赖者密切观察心电监护情况。

（3）除颤器备用，并备好肾上腺素、阿托品、多巴胺等抢救药品。

3. 心包积液

应严密观察患者有无胸闷、呼吸困难、烦躁不安等症状，听诊时有无心音低钝、遥远。监测生命体征，尤其是血压的变化，如动脉压持续下降，静脉压上升，脉压差变小，怀疑心包积液时，则协助患者取半卧位，给予氧气吸入，开放静脉通道，行床边超声心动图检查，以明确是否有心包积液以及心包积液的量，必要时配合医生行心包穿刺引流术。

4. 栓塞

观察足背动脉搏动及肢体末梢循环状况，若出现足背动脉搏动减弱或消失，肢体皮肤颜色发绀或苍白，两侧肢体温度不一致，感觉麻木或疼痛甚至跛行，则提示下肢动脉或静脉栓塞，血管超声检查可确诊。一旦发生栓塞，即抬高患肢，遵医嘱给予溶栓、抗凝治疗。

（黄晓燕、潘媚媚、詹惠敏）

第十二节　经皮心内膜心肌活检术的护理

一、概述

（一）相关知识简介

心肌病是以心肌形态、结构和功能异常为特点的疾病，主要包括扩张型心肌病、肥厚型心肌病、限制型心肌病。心肌病是心血管领域较常见的疾病之一，病情较重且预后较差。随着疾病的进展，心肌病患者会有不同程度的心力衰竭。一些特殊类型的心肌病，需要获取心肌组织，并通过组织切片的特殊染色在显微镜下进行病理检查，才能明确具体疾病类型。经皮心内膜心肌活检术（endomyocardial biopsy，EMB）是利用心肌活检钳通过外周血管进入心室钳取心内膜及内膜下心肌组织进行病理学检查的诊断手段，这项技术主要用于各种心肌疾病的鉴别和心脏移植术后急性细胞排异反应的监测。EMB是一种有创检查，有一定风险，并且会导致相应的并发症。当患者伴有出血性疾病、严重血小板减少症、心脏显著扩大伴严重左心功能不全、近期急性感染、急性心肌梗死、心室内附壁血栓或室壁瘤形成以及正在接受抗凝治疗、不能很好配合时，均不能行EMB。良好的EMB围手术期治疗与护理可降低EMB相关并发症的发生率。

（二）EMB的适应证

（1）心脏移植术后排异反应监测。

（2）心肌炎排除诊断（如感染性心肌炎、自身免疫性心肌炎、嗜酸性粒细胞性心肌炎、巨细胞性心肌炎）。

（3）其他心脏病的诊断和鉴别（如心脏类肉瘤、心内膜心肌纤维化的诊断，心脏淀粉样变性病与限制型心肌病或缩窄性心包炎的鉴别等）。

（4）系统性疾病或化疗药物、毒物等可能累及心肌者。

（5）心脏肿瘤。

（6）无法解释的肥厚型心肌病或右心室发育不良所致心律失常。

（7）研究性应用等。

（三）EMB的禁忌证

（1）凝血功能障碍或出血性疾病。

（2）急性心肌梗死、左心室内附壁血栓或室壁瘤形成。

（3）近期有感染者。

（4）心脏明显扩大伴严重左心功能不全。

（四）EMB的简要手术步骤

（1）常规消毒铺巾，以1%利多卡因局部麻醉，Seldinger法穿刺右侧颈内静脉或股静脉，送入7F标准鞘。检查活检钳的完整性，并用肝素生理盐水冲洗活检钳。

（2）在X线监视下将活检钳用鞘管经上腔静脉、右心房送达右心室。保持钳尖指向室间隔的位置，向前送活检钳至右心室心尖部。钳尖与室间隔接触时，术者可感觉到心脏搏动。

（3）前后位X线透视可见钳头端位于脊柱左缘7cm左横膈处，左前斜位可见钳头端指向胸骨柄，必要时可用超声心动图证实。当活检钳头端位置适当后，可开始钳取标本：回撤活检钳2cm，张开钳口；向前送活检钳，不作任何旋转，抵住室间隔；将活检钳轻轻压在室间隔上，合上钳柄，使钳尖咬切口闭合，钳取心肌组织。

（4）轻拽活检钳使其脱离心室内壁，如轻拽3次仍不能使之脱离，则可能是钳咬的组织块过大，应开放钳柄，松开钳口，然后重新操作。一旦活检钳脱离心室内壁，应使标本保存在闭合的钳口内，顺时针方向旋转活检钳将其撤回至右心房。

（5）右心室活检应在室间隔或右心室心尖部，避免在右心室前壁钳夹，以免发生心肌穿孔或心脏压塞。活检术后观察患者5～10分钟，注意患者有无胸痛、低血压、呼吸困难等心脏压塞征象，并透视检查有无气胸或胸腔积液，若以上皆无，则可送其离开导管室。

二、术前护理评估

（一）环境评估

（1）手术前一天晚上以空气净化机净化、消毒导管室空气。使用消毒液擦拭室内所有物品，包括手术床、加药治疗台、手术用长车等。

（2）保持室内温度22～25℃，湿度55%～60%。

（3）控制导管室人员，严防交叉感染。室内人员包括手术主刀医生1人、助手1人、跟台护士1人、跟台放射技师1人，总人数不超过4人。

（二）患者评估

（1）评估患者的病情、意识、合作程度，有无停用抗凝药，国际标准化比值（INR）是否≤1.5。

（2）手术知情同意书必须由手术主刀医生、患者及患者家属签署全名，且签署时间要具体到分钟。

（3）患者完善一般检查，包括血常规、血生化、凝血指标、肝炎标志物、艾滋病（AIDS）抗体、梅毒螺旋体抗体，以及心电图、胸部X线、超声心动图和心脏核磁共振。

（4）评估患者的生命体征、吸烟史、过敏史、家族史、既往史。

（5）评估患者的皮肤准备，如手术区域皮肤是否完整，有无备皮，有无皮疹及过敏。

（6）评估带入管道（包括中心静脉通道、外周静脉通道、胃管、导尿管及其他各种引流管）有无堵塞、折叠，以及引流物的颜色、性状和量。

三、一般护理

（一）常规准备

1. 物品准备

见表4-12-1。

表4-12-1　经皮心内膜心肌活检术中常用物品准备

物品名称	数量
无菌手术包	1个
18号穿刺针	1个
带手柄刀片	1个
无菌手套	2副
无菌手术衣	2件
无菌注射器	5mL的2个，10mL的2个
三联三通	1个
螺纹注射器	1个
压力换能器	1个
输液管	1条
碘伏消毒液	20～30mL
弹力胶布	长度20cm，2～3条
弹力绷带	1卷
心肌活检钳	1个
特制心肌组织送检瓶	1个
心包穿刺包（必要时）	1个

2. 药品准备

见表4-12-2。

表4-12-2　经皮心内膜心肌活检术中常用药品准备

药品名称及配制方法	用量、用法（遵医嘱）	用途
0.9%氯化钠注射液500mL＋肝素钠注射液3000U（2袋）	1袋500mL倒入治疗盆中	冲管
	1袋500mL悬挂于输液架上	
盐酸利多卡因注射液1支（10mL/0.2g）＋0.9%氯化钠注射液10mL，1∶1配制，或用原液	20mL，皮下注射	局部麻醉
硫酸阿托品注射液，原液	1mg/次，静脉注射	提升心率
重酒石酸间羟胺注射液1支（1mL/10mg）＋0.9%氯化钠注射液9mL，配成1mg/mL	1～2mg/次，静脉注射	升压

3. 仪器设备准备

包括DSA机、心电监护仪、中心吸氧吸痰装置、超声心动图机、临时起搏器、抢救车、除颤仪、简易呼吸囊、恒速泵等。

（二）常规护理

1. 核查

（1）与病房护士规范交接。核对患者身份，包括病区、床号、姓名、住院号、年龄、性别、疾病种类、手术名称、手术方式、手术日期、手术医生。

（2）向患者及家属做好术前宣教，简要告知手术过程及手术所需时间。确认患者已脱除内衣裤、活动心电监护仪，卸除身上所有饰物及义齿，排空大小便。

2. 常规监护

术前建立静脉通道，予患者低流量（2L/min）鼻导管吸氧及血氧饱和度监测。连接心电监护仪，心电连接线注意避开胸腹部X线透射区域，以免干扰手术进程。

3. 术前用物开启

协助术者穿手术衣。开启耗材前与术者核对耗材名称、有效日期、型号，开启时注意勿污染材料内面、避免跨越无菌区域，开启后及时记录，并张贴所用材料二维码。打开各种材料和物品，根据需要依次递送给术者，所有操作严格遵守无菌原则。

四、专科护理

1. 体位管理

协助患者仰卧，解开患者衣扣，颈静脉穿刺者暴露颈部皮肤，股静脉穿刺者将患者的裤子褪至膝关节以下，充分暴露患者的腹股沟部，并注意保护患者隐私及保暖，注意无菌原则，行常规消毒、铺巾。

2. 特殊耗材准备

见表4-12-3。

表4-12-3　经皮心内膜心肌活检术中特殊耗材准备

耗材名称	数量	用途
7F血管鞘	1条	置入股静脉/颈静脉
6F PIG造影导管	1条	右心室造影及测压
6F MPA造影导管	1条	右心导管检查
150cm J头导丝	1条	导引导管进入心腔
直径0.035in、长260cm的加硬导丝	1条	导引导管进入心腔
心肌活检钳	1个	钳夹心肌

3. 生命体征的监测

严密监测患者的生命体征，尤其要注意实时有创血压变化。协助术者进行右心导管检查，测量上腔静脉压、右心房压、右心室压、肺动脉压、肺毛细血管楔压及心排血量等血流动力学参数，记录并打印。在上述相应部位抽取血标本进行血气分析，根据各部位压力及血气分析结果指导检查策略。心肌活检钳到达或经过三尖瓣时常引起一过性心律失常，尤其在钳头抵触右心室室间隔面时，常可引起室性心律失常，应做好患者的解释工作，告知手术进程，讲解术中可能出现的不适情况，以取得理解与配合。

4. 疼痛护理

严密观察患者脉搏、呼吸、血压、心率的变化。原有心脏杂音者应注意其性质有无变化，以便及时发现心肌穿孔、心脏破裂、心脏压塞、栓塞、心律失常及腱索与乳头肌等心内结构损伤的早期征象，严防各种并发症的发生。部分患者术后有胸痛，严密观察患者胸痛部位、疼痛性质、持续时间，辨别胸痛是钳夹后心肌受损引发的，还是心肌梗死或其他原因导致的。及时发现异常，及时处理，并做好患者的心理护理，以减轻其疼痛。

5. 送检

心肌组织钳夹后要及时放入专用容器中并及时送检。按常规做好原发疾病的护理工作。

6. 做好患者的出院指导

EMB虽较安全，但因检查过程中机械性地损伤了血管、心内膜和心肌组织，故术后易造成血栓及感染。应向患者说明，一旦出现神志、视力、肢体活动障碍或发热等栓塞与感染征象，应及时就诊。

五、并发症的观察及处理

EMB常见并发症及其防治措施如下。

1. 心壁穿孔、急性心脏压塞

心壁穿孔、急性心脏压塞是EMB最严重的并发症，其发生率与操作者的技术熟练程度密切相关，为0.1%～0.5%。多因操作过程中动作粗暴、用力过猛所致，也可能与取材部位不当，取栓过多、过深相关，钳取心壁较薄的部位，如心房、右心室游离壁、右心室流出道和下壁等处，易导致心壁穿孔。一旦心壁穿孔，受检者可表现出胸痛、气紧、呼吸困难、颈静脉怒张、肝区疼痛、心率变快或过慢、血压下降、静脉压上升等急性心脏压塞征象，且多在活检术后半小时内出现，一经发现必须立即紧急施行心包穿刺抽取积液，以解除因心包积液所致填塞症状，多数病例经处理可缓解。对于心壁穿孔较大者，必要时请心外科协助开胸缝合。

2. 血管栓塞

术前准备工作不充分，未能发现心腔内或附壁血栓，在EMB操作过程中将相应血栓捅落下来，可导致肺动脉（右心EMB）或体动脉（左心EMB）栓塞。因此，术前认真检查，排除心腔内和附壁血栓是避免或减少动脉栓塞的关键。建议EMB术前常规进行超声心动图检查，包括经食管超声心动图检查，心腔内或心壁有附壁血栓者严禁作EMB检查。此外，钳取的心肌活检组织或组织碎屑在心腔或血管内脱落也可成为血管栓塞的来源。为此，术前应认真检查活检钳张开、咬合功能，应以钳口闭合状态进入血管及心腔，取材前严禁张开钳口，以免误伤组织，活检钳咬合组织后，无论是否钳到组织，都禁止在心腔和血管内再张开钳口，以免把活检组织标本脱落在心腔或血管内，这样不仅拿不到活检组织标本，且可导致血管栓塞，因此必须严格遵守操作规程，将活检钳撤出体外后才能打开钳口，收取活检标本。一旦发生血管栓塞，若属血栓性栓塞可应用肝素等抗凝剂，以及阿司匹林、噻氯匹定等抗血小板药物，必要时采用链激酶或尿激酶等溶栓治疗。若属非血栓性栓塞可适当应用血管扩张剂治疗。

3. 心律失常

当EMB活检钳在心腔内移动，碰撞心壁或钳取心肌组织时可激发心律失常，临床上以频发室性早搏最为常见，一般不需特殊处理，一旦活检钳离开室壁或咬取组织标本后，心律失常多能自行消失。对于出现室性心动过速者，应立即暂停操作，并静脉注射盐酸利多卡因50～100mg，必要时每隔5～10分钟重复1次，多能奏效，偶尔需直流电击复律。待心律失常消失后，视病情决定是否继续手术或改日再做。

4. 房室传导阻滞

房室传导阻滞（AVB）多因EMB钳取室间隔部位时损伤房室传导系统所致，若属一度AVB或二度Ⅰ型AVB，对血流动力学影响不大，则可在严密观察下，暂不作特殊处理，必要时给予阿托品类药物以增加心率。若属二度Ⅱ型AVB、高度或完全性AVB，心率过缓影响心脏排血和器官灌注，则可视病情安置临时或永久人工心脏起搏器。

5. 三尖瓣损伤

当EMB活检钳进入右房室口时，过分用力扯拉有可能损伤三尖瓣及其腱索，导致三尖瓣损伤或三尖瓣关闭不全。要避免三尖瓣损伤，关键在于术者应熟悉心脏的解剖结构，最好能在X线和/或超声心动图导引下，在确认心内有关结构的情况下进行EMB。若三尖瓣损伤较轻，一般不作特殊处理，如确有严重三尖瓣关闭不全，则按急性三尖瓣关闭不全处理，必要时做三尖瓣修补术或瓣膜置换术。

6. 感染

如果EMB不严格遵守操作规程，消毒观念淡薄，则有可能因EMB导致感染，产生菌血症、败血症以及感染性心内膜炎。一旦发生感染，则按血培养和药敏试验结果选择有效抗生素予以治疗。

7. 血管迷走神经反射

精神紧张是诱发血管迷走神经反射的重要原因。血容量不足、疼痛刺激、空腔脏器的扩张刺激均可引起血管迷走神经反射。患者表现为胸闷、头晕、恶心、呕吐、面色苍白、出汗等不适，严重者可表现为晕厥、休克。体检可发现患者血压下降、心率减慢。需提前备好阿托品、间羟胺等急救用药，必要时对症处理。

总之，EMB是一项有价值的诊断技术，但属于创伤性检查，如果能够掌握好适应证和禁忌证，严格遵守操作规程，那么绝大多数情况下是安全可靠的，可以为心血管病的诊断和研究发挥更大的作用。

（谢缤纷、黄晓燕）

第五章
大血管疾病介入诊疗术的护理

第一节　经皮胸主动脉腔内修复术的护理

一、概述

（一）相关知识简介

主动脉夹层（aortic dissection，AD）是各种原因导致的主动脉内膜撕裂，血液流入动脉壁间，主动脉壁分层、分离，血管腔被游离的内膜片分隔为真腔和假腔。主动脉内膜上的血流入口即为原发破口，在主动脉远端可有继发破口，使真假腔之间血流相通。假腔内可以是持续的血流灌注，也可因为血液瘀滞导致血栓化。1760年，Nicholls医生在尸检中首次发现了急性主动脉夹层。作为最严重的心血管疾病之一，其患病率为2.6～3.5/10万。

主动脉夹层主要病理改变是主动脉中层的退行性病变或者囊性坏死导致的内膜撕裂，具体的病因仍不明确。据统计，老年患者中约70%以上合并有高血压，青年患者主要致病因素是马方（Marfan）综合征，其他致病因素包括主动脉瓣狭窄、主动脉缩窄、主动脉瓣二瓣化、埃勒斯–当洛（Ehlers–Danlos）综合征、吸食可卡因、妊娠及医源性因素等。依据主动脉夹层近端破口的位置，可将其分为Stanford A型和Stanford B型。Stanford A型破口位于升主动脉，夹层累及左锁骨下动脉起始处以上的主动脉，Stanford B型夹层仅累及左锁骨下动脉起始处以下的主动脉。

因夹层病变累及的部位及范围不一，AD的具体临床症状多样而复杂。胸痛为最常见的首发症状，可表现为突发的剧烈胸腰背部撕裂样或刀割样疼痛，常伴有大汗淋漓、恶心、呕吐、胸闷气促、呼吸困难等，有的可表现为胸部至腹部的转移性疼痛，不典型的临床表现可仅为轻微胸闷、气促不适，无明显胸痛。当AD累及不同的动脉时，易与其他系统疾病相混淆。若累及颅内动脉或其他血管造成脑组织缺血缺氧，可表现出与脑血管意外类似的临床症状。若累及腹腔干、肾动脉等，可表现为急腹症（腹痛）、腰背部疼痛、少尿等临床症状。慢性夹层可无明显疼痛，有报道称其可长期表现为低热、盗汗、体重下降等，仅在CT或MRI检查中偶然发现。

Stanford A型主动脉夹层的治疗主要为外科手术治疗。经皮胸主动脉腔内修复术（thoracic endovascular aortic repair，TEVAR）又叫经皮胸主动脉夹层支架植入术，是目前治疗Stanford B型主动脉夹层（TBAD）的首选治疗方法，其原理是采用腔内移植物（支架）覆盖原发破口使血液流向真腔，从而重塑真腔，改善远端器官、肢体的血供，促进假腔血栓化和主动脉重构。TEVAR的应用，是急性主动脉综合征治疗的里程碑，它操作相对简便，技术成功率高，创伤小，患者恢复快，平均住院时间短，围手术期死亡率及并发症发生率均较低。

（二）TEVAR的适应证

TBAD，原发破口距离左锁骨下动脉开口＞1.5cm。

（1）急性高危型TBAD，需急诊手术。

（2）慢性TBAD手术干预指征：①夹层动脉瘤形成；②夹层直径快速增大（每年超过10mm）；③疼痛无法缓解；④夹层先兆破裂。

（3）特殊类型TBAD：①壁间血肿；②穿透性溃疡；③创伤性夹层；④医源性夹层。

（三）TEVAR的禁忌证

（1）近端锚定区（支架两端带膜部分距夹层破口的距离）小于1.5cm，且椎动脉为左优势型。

（2）支架远端内膜片不完整。

（3）腹部主要血管分支完全由假腔供血，附近无较大再破口。

（4）原发破口位于腹主动脉。

（5）夹层破口位于胸降主动脉远端，支架植入存在截瘫可能。

（四）TEVAR的简要手术步骤

（1）暴露并穿刺右侧股动脉，送入5F PIG导管；行标准全主动脉造影，包括升主动脉、降主动脉、腹主动脉和髂动脉，必要时行头臂动脉造影，进一步了解病变特点。

（2）穿刺左上肢动脉（桡动脉或肱动脉），送入5F PIG导管至升主动脉，以便支架释放前、后造影，并作为左锁骨下动脉开口的标记。

（3）精确测量左锁骨下动脉开口部位主动脉直径，按放大10%～15%选择支架。

（4）更换加硬导丝。

（5）切开右侧股动脉，阻断后通过加硬导丝送入覆膜支架至病变部位。

（6）经从左上肢动脉送入的PIG导管行主动脉左前斜位造影（图5-1-1），准确定位，支架两端锚定区长度需超过1.5cm。

（7）控制血压水平为100mmHg左右，快速退出输送鞘管，释放主动脉支架。

（8）重复主动脉造影，观察支架形态、附壁情况及有无内漏（图5-1-2）。

（9）以缝合器缝合股动脉，全部操作在肝素化（100U/kg）下进行。

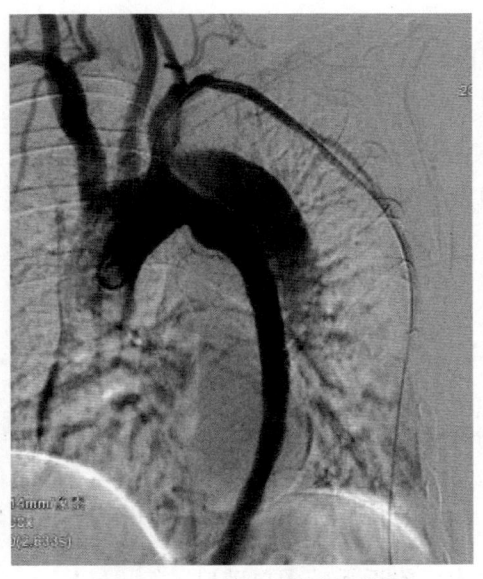

图5-1-1　胸主动脉夹层造影

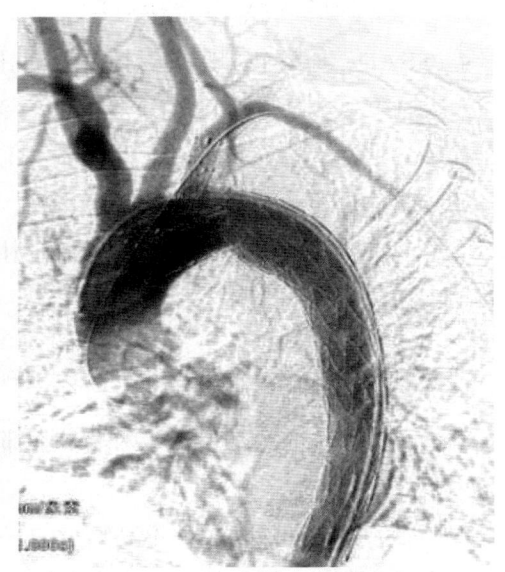

图5-1-2　胸主动脉夹层支架植入后造影

二、术前护理评估

（一）环境评估

导管室要求环境安全、宽敞清洁、光线明亮、温湿度适宜，空气消毒机正常运行，屏蔽设施完好。

（1）手术前一天晚上以空气净化机净化、消毒导管室空气。使用消毒液擦拭室内所有物品，包括手术床、加药治疗台、手术用长车等。

（2）保持室内温度22～25℃，湿度55%～60%。

（3）控制导管室人员，严防交叉感染。室内人员包括手术主刀医生1人、助手2～3人、跟台护士1人、跟台放射技师1人，总人数不超过6人。

（二）患者评估

（1）评估患者的病情、意识、合作程度。患者有高血压或腹内压增高等情况时，应尽量将其收缩压稳定在100～120mmHg。

（2）患者手术知情同意书必须由手术主刀医生、患者及患者家属签署全名，且签署时间要具体到分钟。

（3）患者完善一般检查，包括血常规、血生化、凝血指标、肝炎标志物、艾滋病（AIDS）抗体、梅毒螺旋体抗体，以及心电图、胸部X线、主动脉增强CT、主动脉核磁共振。

（4）评估患者的生命体征、吸烟史、过敏史、家族史、既往史。

（5）评估患者的皮肤准备，如手术区域皮肤是否完整，有无备皮，有无皮疹及过敏。

（6）评估带入管道（包括中心静脉通道、外周静脉通道、胃管、导尿管及其他各种引流管）有无堵塞、折叠，以及引流物的颜色、性状和量。

三、一般护理

（一）常规准备

1. 物品准备

见表5-1-1。

表5-1-1　TEVAR术中常用物品准备

物品名称	数量
无菌手术包	1个
18号穿刺针	1个
带手柄刀片	1个
无菌手套	5～6副
无菌手术衣	5～6件
无菌治疗巾	5块
无菌止血钳	4把
无菌纱布	适量
无菌注射器	5mL的2个，10mL的3个，30mL的1个
压力套件	双份
无菌仪器套	1个
碘伏消毒液	40～60mL
弹力胶布	长度20cm，2～3条
绷带	1卷
加压输液袋	1～2个
高压连接管	1条
输液恒速泵	1～2个
临时起搏器及电池	各1个

2. 药品准备

见表5-1-2。

表5-1-2 TEVAR术中常用药品准备

药品名称及配制方法	用量、用法（遵医嘱）	用途
0.9%氯化钠注射液1000mL＋肝素钠注射液6000U	1000mL，倒入治疗盆中	冲管
盐酸利多卡因注射液3支（每支10mL/0.2g）＋0.9%氯化钠注射液30mL，1:1配制，或用原液	50mL，皮下注射	局部麻醉
肝素钠注射液1支（2mL/12 500U）＋0.9%氯化钠注射液10.5mL，配成1000U/mL	3000U，动脉注射	抗凝
造影剂，原液（注射前稀释）	200～300mL，高压注射	造影
硫酸阿托品注射液，原液	1mg/次，静脉注射	提升心率
重酒石酸间羟胺注射液1支（1mL/10mg）＋0.9%氯化钠注射液9mL，配成1mg/mL	1～2mg/次，静脉注射	升压
盐酸吗啡注射液1支（1mL/10mg）＋0.9%氯化钠注射液9mL，配成1mg/mL	3～4mg/次，静脉注射	镇痛
枸橼酸芬太尼注射液1支（10mL/0.5mg）＋0.9%氯化钠注射液40mL，配成10μg/mL	1～2μg/（kg·h），恒速泵输入	镇痛
咪达唑仑注射液1支（1mL/5mg）＋0.9%氯化钠注射液4mL，配成1mg/mL	2～3mg/次，静脉注射	镇静
地塞米松磷酸钠注射液，原液	5～10mg/次，静脉注射	抗过敏
硫酸鱼精蛋白注射液1支（5mL/50mg），取2mL＋0.9%氯化钠注射液8mL，配成2mg/mL	5～10mg/次，静脉注射	止血
硝酸甘油注射液1支（1mL/5mg）＋0.9%氯化钠注射液49mL，配成100μg/mL	100～200μg/次，动脉注射	扩张血管
注射用硝普钠1支（50mg）＋0.9%氯化钠注射液50mL	视血压情况增减用量，避光，恒速泵输入	降压
羟乙基淀粉130/0.4电解质注射液	500～1000mL，静脉滴注	增加血容量
盐酸多巴胺注射液200mg＋0.9%氯化钠注射液30mL	5μg/（kg·min），恒速泵输入	升压

3. 仪器设备准备

包括DSA机、心电及有创血压监测仪、除颤仪、临时起搏器、中心吸氧吸痰装置、血压血氧监测仪、简易呼吸囊，必要时备呼吸机、血管内超声（IVUS）成像系统。

（二）常规护理

1. 核查

（1）与病房护士规范交接。核对患者身份，包括病区、床号、姓名、住院号、年龄、性别、疾病种类、手术名称、手术方式、手术日期、手术医生。

（2）向患者及家属做好术前宣教，简要告知手术过程及手术所需时间。确认患者已脱除内衣裤、活动心电监护仪，卸除身上所有饰物及义齿，排空大小便，着病号服，更换导管室室内鞋，戴无菌口罩及帽子进入导管室。

2. 常规监护

建立两条静脉通道，予患者低流量（2L/min）鼻导管吸氧及血氧饱和度监测。连接心电监护，心电连接线注意避开胸腹部X线透射区域，以免干扰手术进程。测压连接管各接口需连接紧密不漏气，然后排气并校零准确后使用。

3. 用物开启

（1）开启无菌手术包，合理摆放包内各种物品，按需向治疗盆内倒入0.9%氯化钠注射液1000mL及肝素钠注射液6000U。保证手术台上有足量的盐酸利多卡因注射液、无菌纱布、治疗巾、止血钳。

（2）协助术者穿手术衣。开启耗材前与术者核对耗材名称、有效日期、型号，开启时注意勿污染材料内面、避免跨越无菌区域，开启后及时记录，并张贴所用材料二维码。打开各种材料和物品，根据需要依次递送给术者，所有操作严格遵守无菌原则。

四、专科护理

（一）一般专科护理

1. 体位管理

确保手术床平整，协助患者仰卧，解开衣扣，将其衣服背面往其腰腹部牵拉平整，勿垫在臀部，以防术中浸湿。注意保护患者受压部位皮肤，可于骶尾部贴安普贴或垫水垫。协助患者将左手掌侧向上置于托手板上，并将其袖子卷至肘关节以上，做好左侧桡动脉或肱动脉穿刺的准备。将患者的裤子褪至膝关节以下，充分暴露患者的腹股沟部皮肤，并注意保护患者隐私及保暖。嘱患者双手自然放松，放在身体两侧，勿放在胸腹部或腹股沟位置，以防术中影响X线透射，双腿自然伸直放松，略微展开，勿并拢，术中保持安静，勿随意移动，以免影响手术穿刺、进管等操作。

2. 特殊耗材准备

见表5-1-3。

表5-1-3　TEVAR术中特殊耗材准备

耗材名称	数量	用途
6F桡动脉鞘	1条	穿刺桡动脉
6F股动脉鞘	1条	穿刺股静脉
9F股动脉鞘	1条	穿刺股动脉
6F PIG造影导管	1条	主动脉造影
5F TIG造影导管	1条	冠状动脉造影
桡动脉压迫器	1个	止血
直径0.035in、长150cm的J头导丝	1条	导引导管进入主动脉
特硬导丝	1条	导引输送系统进入主动脉
临时起搏电极导管	1条	右心室起搏
血管缝合器	2～3把	预缝合股动脉
16F、20F扩张条	各1个	扩张股动脉开口
主动脉覆膜支架	1个	覆盖主动脉夹层破口

3. 预防院内感染

术前半小时遵医嘱静脉滴注抗生素。术者按外科洗手穿衣法进行术前准备。连接高压注射器压力装置，管道连接紧密后充分排气并校零，用无菌仪器套套住靠近手术区域的连接管线。

4. 消毒

离心形消毒患者整个左上肢，做好桡动脉或肱动脉穿刺的准备。消毒患者双侧腹股沟，用消毒液以穿刺口为中心向周围涂擦，上平脐，下至大腿中部，两侧至大腿外侧中线，用两个消毒刷分别涂擦一遍，穿刺进针前再次以碘伏消毒。

5. 铺巾

既要显露穿刺口，又要尽量减少穿刺口周围皮肤的暴露。遵循先近后远的原则，避免污染术者胸前无菌区域。

（二）特殊专科护理

1. 血压监测

严密监测患者的生命体征，尤其要注意实时有创血压的变化。血压过高者遵医嘱使用降压药，常用硝普钠，将血压尽量控制在正常范围内。术中严密观察药物反应，随时按医嘱增减药量，严防血压过高或过低，并注意观察药物的副作用。

2. 右心室起搏超速抑制降压的护理

超速抑制：在心脏传导系统中，高频率的兴奋对低频率的兴奋会产生一种直接抑制作用，称为超速抑制。

（1）右心室起搏超速抑制降压原理：心脏节律性收缩，心率越快，心脏舒张的时间越少，心房、心室舒张的容积相应缩小，导致回心血量减少，每搏排血量减少，血压下降。支架释放前右心室放置起搏导管，连接起搏器，将起搏心率调节至180次/分，收缩压可在1秒钟内降至60～70mmHg，此时可将支架对位准确，稳定释放。

（2）优点：能在术者下达口令的同时将血压降到目标值，同步释放支架，1秒钟内恢复释放前血压，时效性强。而运用硝普钠降压，时效性欠佳，达到目标血压所需的时间长，易发生控制性降压后药物残留性低血压，影响血流动力学的稳定性。

（3）操作步骤：检查临时起搏器功能；向患者做好解释工作，取得配合；连接右心室起搏导管，调节起搏心率至180次/分；按医嘱试运行，确保起搏状态完好；听医生口令，在支架释放时启动临时起搏器，心电监护仪可显示超速抑制心率，低血压状态；支架释放后及时停止临时起搏器，观察至心律、心率及血压恢复正常，患者无不适。

3. 疼痛护理

手术过程中由于经股动脉输送的耗材多，尤其主动脉支架输送系统导入过程中易致股动脉入路疼痛，故术前评估应包括股动脉及髂动脉入路血管直径及血管走行有无扭曲成角等，操作中切口予利多卡因充分麻醉，若患者仍感疼痛较剧烈，则遵医嘱予盐酸吗啡注射液或枸橼酸芬太尼注射液。用药期间严密监测患者呼吸及血氧饱和度的变化，若有异常及时处理。做好患者的心理护理，以减轻其疼痛。

4. 人文关怀

手术采用局麻，患者意识清醒，而手术过程需要患者全程配合，故在行主动脉造影时要做好解释工作，取得患者配合，嘱患者勿移动身体，并屏气约10秒，造影完成后告知患者正常呼吸。右心室起搏超速抑制降压时供血减少，患者有头晕、胸闷等不适，应提前告知患者，并嘱其勿移动身体，严防支架释放过程中因患者移动造成支架移位或脱落等。

5. 切口护理

协助术者按压穿刺口15～20分钟后进行加压包扎。必要时遵医嘱使用硫酸鱼精蛋白注射液5～10mg对抗术中所用肝素以止血，使用硫酸鱼精蛋白注射液前需静脉推注地塞米松磷酸钠注射液5～10mg，以防患者对鱼精蛋白过敏。严密观察患者有无心率慢、血压低、面色苍白等血管迷走神经反射的表现，若有，应及时遵医嘱予以处理。

6. 术后返回病房前宣教

嘱患者术后卧床24小时，穿刺侧肢体制动12小时。穿刺侧肢体可平移，但不能屈曲。嘱患者饮食宜清淡易消化，多喝水，并习惯在床上大小便。告知患者口服抗凝药及降压药的重要性。嘱患者若有下腹及腰背部胀痛等不适及时告知医护人员。

五、并发症的观察及处理

1. 缺血性脑卒中

手术过程中在主动脉弓处操作时，导管、导丝碰触颈动脉开口，可能导致血管内碎屑或原有斑块脱落引起颈动脉远端分支栓塞，增加脑卒中发生的风险。术中要注意观察患者有无困倦嗜睡、答非所问、口齿不清、肢体活动无力或受限等脑缺血的表现，早发现早处理。

2. 截瘫

对脊髓供血有重要意义的血管一般位于T8至L2水平，因此应避免支架放置位置过低，特别是尽量不要覆盖T3至L2水平的主动脉，以防发生截瘫。术中需仔细观察患者的精神状态，多与患者交谈，观察其神志、瞳孔的情况，观察其有无嗜睡及言语不清、昏睡、四肢肌力减退、神情淡漠等与截瘫相关的情况。

3. 左锁骨下动脉闭塞

支架释放时如对位不准或移位而将左锁骨下动脉覆盖，则会影响血流，导致

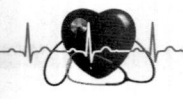

左上肢缺血。术中、术后应检查患者左上肢的活动情况，观察有无麻木无力、苍白冰冷等表现，及时造影，发现问题及早处理。术中持续进行心电监护，监测右上肢血压，观察桡动脉搏动是否对称、有力，肢端是否温暖，感觉有无异常。

4. 支架源性新发破口

支架选择过大，超过正常血管直径的10%时，或者支架释放后由于弹性回直的力量，可在支架前后两端造成支架源性新发破口，近端新发破口会导致夹层逆撕，引起逆行性Stanford A型夹层，有导致患者死亡的危险，应紧急送外科开胸手术治疗。

5. 腹膜后出血

股动脉穿刺时穿透动脉前、后壁，可导致血液往内往上渗出，引起腹膜后间隙积血，形成腹膜后血肿。由于腹膜后组织较疏松，出血后可迅速形成巨大血肿，且其部位隐蔽，常在出现低血压甚至低血容量休克时才引起重视，故危险性高。腹膜后出血的全身反应为贫血、头晕、血压下降、血尿甚至休克。早期症状不明显，当出血量较大时，患者血压下降，心率增快，血红蛋白降低，烦躁不安，口唇、面色苍白，诉口渴，穿刺侧下腹部疼痛或压痛。此时应立即行床边腹部超声检查以明确诊断，按医嘱加压输液，在积极补充血容量及使用升压药的同时，按压动脉穿刺点近心端以压迫止血，并做好外科手术修补的术前准备。

6. 血管迷走神经反射

血管迷走神经反射可发生于以下情况：患者血容量不足，穿刺时患者紧张、疼痛，医生操作过程中牵拉、压迫血管，拔管时医生动作粗暴迅猛，压迫止血时过度用力导致疼痛，或刺激化学感受器引起迷走神经兴奋。患者可有恶心、呕吐、面色苍白、出汗、头晕，甚至意识模糊，血压降低，心率进行性减慢。应做好患者的心理护理，穿刺时及手术过程中经常关心询问患者，陪侍床旁，消除患者的紧张情绪。注意补液速度，适量扩容。患者术前可少量进食，避免空腹。穿刺及拔管时应充分麻醉以减少疼痛刺激，手法宜轻柔，压迫止血要准确有效。一旦出现血管迷走神经反射症状应紧急处理，加压输液，按医嘱静脉推注重酒石酸间羟胺注射液1mg、硫酸阿托品注射液1mg，出汗较多者注意及时擦拭，更换衣物，并注意保暖。

（黄晓燕、丁卡娜、詹惠敏）

第二节 经皮腹主动脉瘤腔内修复术的护理

一、概述

（一）相关知识简介

腹主动脉瘤（abdominal aortic aneurysm，AAA）是由于多种原因导致腹主动脉直径不可逆的扩张，其直径超过正常腹主动脉直径50%的一种主动脉扩张性疾病。在人体，当腹主动脉直径（尤其是肾动脉分支以下主动脉段的直径）超过3cm时，可认为发生了AAA。腹主动脉瘤主要发生于60岁以上的老年人，常伴有高血压和心脏疾病，但年轻人也偶尔可见。男性多于女性。吸烟是目前已知的导致AAA发生的最重要危险因素。另外，衰老、肥胖、高血压、家族史均是诱发AAA的危险因素。

腹主动脉瘤主要症状包括腹部有搏动性肿物、疼痛、压迫感、栓塞及破裂。患者突发严重腹背部疼痛，伴有低血压和腹部搏动性包块高度提示AAA破裂，瘤体一旦破裂，致死率高达80%。

早期筛查与诊断是预防腹主动脉瘤破裂的重要手段。对于吸烟的老年人，对其行腹部超声筛查，控制血压、血脂和血糖，适当减重尤为重要。

目前尚无明确治疗腹主动脉瘤的药物，手术修复仍是治疗腹主动脉瘤的主要方式。经皮腹主动脉瘤腔内修复术（endovascular aortic aneurysm repair，EVAR），又称经皮腹主动脉瘤腔内支架植入术，因其创伤小、手术时间短、术后恢复快的特点成为目前治疗AAA的首选方法。

（二）EVAR的适应证

（1）可引起疼痛的腹主动脉瘤，不论瘤体大小。

（2）无症状但瘤体直径>5.5cm或瘤体直径每半年增长超过0.5cm。瘤体直径<5.5cm者结合患者意愿。

（3）瘤体与肾动脉距离>1.5cm。

（4）瘤颈长度≥1.5cm，瘤体直径<2.8cm，瘤体无严重钙化，无严重扭曲及成角。

（5）双侧髂动脉及股动脉无闭塞或严重狭窄，可保证输送器顺利通过。

（6）患者一般情况差，不能耐受开腹手术。

（三）EVAR的简要手术步骤

（1）用6F股动脉鞘穿刺右股动脉后，以直径0.035in、长260cm的超滑导丝引导5F黄金标记PIG导管至肾动脉（腰1）水平，使用高压注射器进行造影（图5-2-1）。让操作者了解主动脉情况，并测量各径线。

（2）穿刺左侧股动脉成功后预置2把Proglide缝合器，穿刺右侧股动脉成功后预置1把血管缝合器。

（3）于左侧股动脉放置12F动脉鞘，沿超滑导丝送6F JR4指引导管至升主动脉，建立左股动脉—升主动脉通道。

（4）以特硬导丝经左股动脉送入大动脉覆膜主体支架，待支架前端定位于左肾动脉开口以下时释放支架主体。

（5）经右股动脉送入超滑导丝，穿支架主体分腿网孔成功后，更换特硬导丝，再沿特硬导丝送入右侧分腿支架，分腿支架与主体支架重叠3节后释放。

（6）经左股动脉以同样方法送入左侧分腿支架，同样与主体支架重叠3节后释放。

（7）必要时可予大动脉球囊于支架内扩张。

（8）再次于主动脉内造影（图5-2-2），如显示支架释放充分，重叠良好，未见内漏，可结束手术。

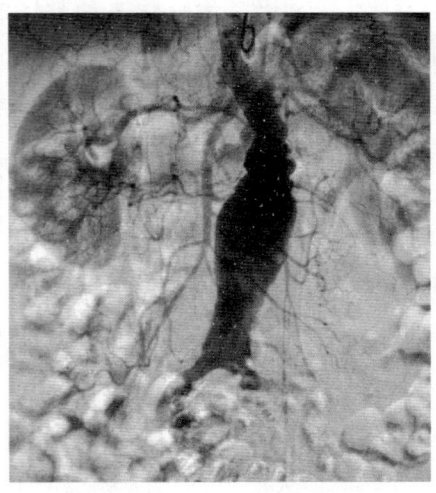
图5-2-1　腹主动脉瘤造影

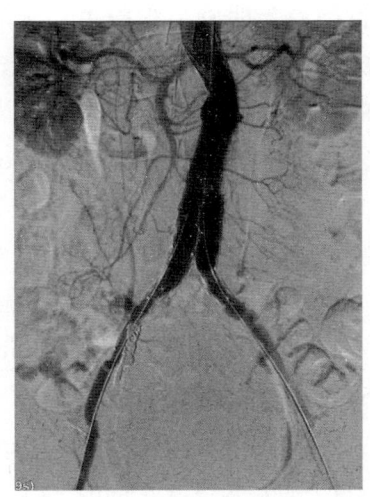
图5-2-2　腹主动脉瘤支架植入后造影

（9）使用血管缝合器缝合双侧股动脉，使用弹力胶布压迫止血。送患者安返病房。

二、术前护理评估

（一）环境评估

导管室要求环境安全、宽敞清洁、光线明亮、温湿度适宜，空气消毒机正常运行，屏蔽设施完好。

（1）手术前一天晚上以空气净化机净化、消毒导管室空气。使用消毒液擦拭室内所有物品，包括手术床、加药治疗台、手术用长车等。

（2）保持室内温度22～25℃，湿度55%～60%。

（3）控制导管室人员，严防交叉感染。室内人员包括手术主刀医生1人、助手2～3人、跟台护士1人、跟台放射技师1人，总人数不超过6人。

（二）患者评估

（1）评估患者的病情、意识、合作程度。患者有高血压或腹内压增高等情况时，应尽量将收缩压稳定在100～120mmHg。

（2）患者手术知情同意书必须由手术主刀医生、患者及患者家属签署全名，且签署时间要具体到分钟。

（3）患者完善一般检查，包括血常规、血生化、凝血指标、肝炎标志物、艾滋病（AIDS）抗体、梅毒螺旋体抗体，以及心电图、胸部X线、主动脉增强CT、主动脉核磁共振。

（4）评估患者的生命体征、吸烟史、过敏史、家族史、既往史。

（5）评估患者的皮肤准备，如手术区域皮肤是否完整，有无备皮，有无皮疹及过敏。

（6）评估带入管道（包括中心静脉通道、外周静脉通道、胃管、导尿管及其他各种引流管）有无堵塞、折叠，以及引流物的颜色、性状和量。

三、一般护理

（一）常规准备

1. 物品准备

见表5-2-1。

表5-2-1　EVAR术中常用物品准备

物品名称	数量
无菌手术包	1个
18号穿刺针	1个
带手柄刀片	1个
无菌手套	5～6副
无菌手术衣	5～6件
无菌治疗巾	5块
无菌止血钳	4把
无菌纱布	适量
无菌注射器	5mL的2个，10mL的3个，30mL的1个
压力套件	双份
无菌仪器套	1个
碘伏消毒液	40～60mL
弹力胶布	长度20cm，2～3条
绷带	1卷
加压输液袋	1～2个
高压连接管	1条
输液恒速泵	1～2个

2. 药品准备

见表5-2-2。

表5-2-2　EVAR术中常用药品准备

药品名称及配制方法	用量、用法（遵医嘱）	用途
0.9%氯化钠注射液1000mL＋肝素钠注射液6000U	1000mL，倒入治疗盆中	冲管
盐酸利多卡因注射液3支（每支10mL/0.2g）＋0.9%氯化钠注射液30mL，1:1配制，或用原液	50mL，皮下注射	局部麻醉
肝素钠注射液1支（2mL/12 500U）＋0.9%氯化钠注射液10.5mL，配成1000U/mL	3000U，动脉注射	抗凝
造影剂，原液（注射前稀释）	200～300mL，高压注射	造影
硫酸阿托品注射液，原液	1mg/次，静脉注射	提升心率
重酒石酸间羟胺注射液1支（1mL/10mg）＋0.9%氯化钠注射液9mL，配成1mg/mL	1～2mg/次，静脉注射	升压
盐酸吗啡注射液1支（1mL/10mg）＋0.9%氯化钠注射液9mL，配成1mg/mL	3～4mg/次，静脉注射	镇痛
枸橼酸芬太尼注射液1支（10mL/0.5mg）＋0.9%氯化钠注射液40mL，配成10μg/mL	1～2μg/（kg·h），恒速泵输入	镇痛
咪达唑仑注射液1支（1mL/5mg）＋0.9%氯化钠注射液4mL，配成1mg/mL	2～3mg/次，静脉注射	镇静
地塞米松磷酸钠注射液，原液	5～10mg/次，静脉注射	抗过敏
硫酸鱼精蛋白注射液1支（5mL/50mg），取2mL＋0.9%氯化钠注射液8mL，配成2mg/mL	5～10mg/次，静脉注射	止血
硝酸甘油注射液1支（1mL/5mg）＋0.9%氯化钠注射液49mL，配成100μg/mL	100～200μg/次，动脉注射	扩张血管
注射用硝普钠1支（50mg）＋0.9%氯化钠注射液50mL	视血压情况增减用量，避光，恒速泵输入	降压
羟乙基淀粉130/0.4电解质注射液	500～1000mL，静脉滴注	增加血容量
盐酸多巴胺注射液200mg＋0.9%氯化钠注射液30mL	5μg/（kg·min），恒速泵输入	升压

3. 仪器设备准备

包括DSA机、心电及有创血压监测仪、除颤仪、中心吸氧吸痰装置、血压血氧监测仪、简易呼吸囊，必要时备呼吸机、血管内超声（IVUS）成像系统。

（二）常规护理

1. 核查

（1）与病房护士规范交接。核对患者身份，包括病区、床号、姓名、住院号、年龄、性别、疾病种类、手术名称、手术方式、手术日期、手术医生。

（2）向患者及家属做好术前宣教，简要告知手术过程及手术所需时间。确认患者已脱除内衣裤、活动心电监护仪，卸除身上所有饰物及义齿，排空大小便，着病号服，更换导管室室内鞋，戴无菌口罩及帽子进入导管室。

2. 常规监护

建立两条静脉通道，予患者低流量（2L/min）鼻导管吸氧及血氧饱和度监测。连接心电监护仪，心电连接线注意避开胸腹部X线透射区域，以免干扰手术进程。测压连接管各接口要连接紧密不漏气，然后排气并校零准确后使用。

3. 用物开启

（1）开启无菌手术包，合理摆放包内各种物品，按需向治疗盆内倒入0.9%氯化钠注射液1000mL及肝素钠注射液6000U。保证手术台上有足量的盐酸利多卡因注射液、无菌纱布、治疗巾、止血钳。

（2）协助术者穿手术衣。开启耗材前与术者核对耗材名称、有效日期、型号，开启时注意勿污染材料内面、避免跨越无菌区域，开启后及时记录，并张贴所用材料二维码。打开各种材料和物品，根据需要依次递送给术者，所有操作严格遵守无菌原则。

四、专科护理

（一）一般专科护理

1. 体位管理

确保手术床平整，协助患者仰卧，解开衣扣，将其衣服背面往其腰腹部牵拉平整，勿垫在臀部，以防术中浸湿。注意保护患者受压部位皮肤，可于骶尾部贴安普贴或垫水垫。协助患者将左手掌侧向上置于托手板上，并将其袖子卷至肘关节以上，做好左侧桡动脉或肱动脉穿刺的准备。将患者的裤子褪至膝关节以下，充分暴露患者的腹股沟部皮肤，并注意保护患者隐私及保暖。嘱患者双手自然放松，放在身体两侧，勿放在胸腹部或腹股沟位置，以防术中影响X线透射，双腿自然伸直放松，略微展开，勿并拢，术中保持安静，勿随意移动，以免影响手术穿刺、进管等操作。

2. 特殊耗材准备

见表5-2-3。

表5-2-3　EVAR术中特殊耗材准备

耗材名称	数量	用途
6F桡动脉鞘（必要时）	1条	穿刺桡动脉
6F股动脉鞘	1条	穿刺股静脉
9F股动脉鞘	1条	穿刺股动脉
12F股动脉鞘	1条	穿刺股动脉
5F标记PIG造影导管	1条	主动脉造影
6F JL4造影导管	1条	冠状动脉造影
6F JR4造影导管	1条	冠状动脉造影
桡动脉压迫器（必要时）	1个	止血
直径0.035in、长260cm的超滑导丝	1条	导引导管进入主动脉
加硬导丝	1条	导引输送系统进入主动脉
血管缝合器	3～4把	预缝合股动脉
16F、22F扩张条	各1个	扩张血管
输送长鞘	1个	输送支架
主动脉覆膜支架	1个	覆盖腹主动脉瘤
髂动脉支架	1～2个	覆盖左右髂动脉病变处
肾动脉支架（必要时）	1个	植入肾动脉
外周球囊（必要时）	多个	扩张支架
压力泵（必要时）	1个	扩张球囊或支架
CODA球囊（必要时）	1个	扩张支架

3. 预防院内感染

术前半小时遵医嘱静脉滴注抗生素。术者按外科洗手穿衣法进行术前准备。连接高压注射器压力装置，管道连接紧密后充分排气并校零，用无菌仪器套套住靠近手术区域的连接管线。

4. 消毒

离心形消毒患者整个左上肢，做好桡动脉或肱动脉穿刺的准备。消毒患者双侧腹股沟，用消毒液以穿刺口为中心向周围涂擦，上平脐，下至大腿中部，两侧至大腿外侧中线，用两个消毒刷分别涂擦一遍，穿刺进针前再次以碘伏消毒。

5. 铺巾

既要显露穿刺口，又要尽量减少穿刺口周围皮肤的暴露。遵循先近后远的原则，避免污染术者胸前无菌区域。

（二）特殊专科护理

1. 血压监测

严密监测患者生命体征，尤其要注意实时有创血压变化。血压过高者遵医嘱使用降压药，常用硝普钠将血压尽量控制在120/80mmHg左右。术中严密观察药物反应，随时按医嘱增减药量，严防血压过高或过低，并注意观察药物的副作用。手术时间长，加上股动脉反复穿刺等操作，可引起患者失血过多，或疼痛剧烈引发血管迷走神经反射等造成患者血压降低，此时可按医嘱补液，并适当应用升压药，如重酒石酸间羟胺注射液或盐酸多巴胺注射液。用药期间严密观察药物反应，随时按医嘱增减药量。

2. 疼痛护理

手术过程中由于反复穿刺股动脉，且经股动脉输送的耗材多，尤其是主动脉支架输送系统导入过程中易致股动脉入路疼痛，故术前应评估股动脉、髂动脉入路血管直径及血管走行有无扭曲或成角等，操作中切口予利多卡因充分麻醉，若患者仍疼痛较剧烈，则按医嘱予盐酸吗啡注射液或枸橼酸芬太尼注射液。用药期间严密监测患者呼吸及血氧饱和度变化，若有异常及时处理。做好患者的心理护理，以减轻其疼痛。

3. 人文关怀

（1）做好患者的心理护理。手术采用局麻，患者意识清醒，且手术时间长，而手术过程需要患者全程配合，因此充分的沟通交流是手术顺利进行的保障。

（2）行主动脉造影时要做好解释工作，以取得患者配合。嘱患者勿移动身体，并屏气约10秒，造影完成后告知患者正常呼吸。

（3）手术时间较长，应常在床旁安抚患者，重视患者主诉，及时满足其需求。随时观察患者面色、口唇颜色等的变化。出血较多者，遵医嘱及时补充血容量并配血。

4. 切口护理

（1）支架释放完成后询问患者双下肢有无酸胀无力感，触诊皮肤有无冰凉感，观察双侧足背动脉搏动是否一致，并行双侧足趾血氧饱和度监测对比。尤其要注意放置髂动脉支架的患者下肢皮温、血氧饱和度及足背动脉搏动情况。若有异常，及时行造影检查，发现问题及时处理。

（2）协助术者按压穿刺口15～20分钟后进行加压包扎。必要时遵医嘱使用硫酸鱼精蛋白注射液5～10mg对抗术中所用肝素以止血，并注意在使用硫酸鱼精蛋白前静脉推注地塞米松磷酸钠5mg以防过敏。严密观察患者有无心率慢、血压低、面色苍白等血管迷走神经反射的表现，若有，应及时遵医嘱予以处理。

5. 术后宣教

嘱患者术后卧床24小时，穿刺侧肢体制动12小时。穿刺侧肢体可平移，但不能屈曲。嘱患者饮食宜清淡易消化，多喝水，并习惯于床上大小便，若有下腹及腰背部胀痛等不适及时告知医护人员。

五、并发症的观察及处理

经皮腹主动脉瘤腔内修复术虽然风险小，效率高，但仍有一些并发症，需要严密观察，尽早发现，并协助医生妥善处理。

1. 内漏

内漏是主动脉腔内治疗中最常见且特有的并发症，是指支架移植物植入后在移植物与移植物覆盖的血管壁或主动脉瘤腔之间出现活动性血流的现象，发生率为5%～30%。形成内漏的原因与血管钙化、瘤腔腰动脉数量多、瘤颈过短、支架释放时移位，以及支架选择不当、定位不准等相关。

根据内漏发生的部位及原因，可将其分为五种类型：Ⅰ型，是支架与血管壁未完全贴合而发生的泄漏；Ⅱ型，是侧支血管血液反流入动脉瘤囊内形成的；Ⅲ型，是支架连接处的覆膜破损引起的；Ⅳ型，是血液通过覆膜支架织物的编织孔渗透入瘤腔形成的，通常压力不高，无须进行特殊干预；Ⅴ型，为张力性内漏，虽无明显血流，但瘤体仍可持续性增大。术中应严密观察患者生命体征，重视患者主诉（如腹胀、腹痛、腰痛等不适）及造影结果，根据内漏情况协助医生采取不同的处理方式。

2. 肾动脉缺血相关并发症

肾动脉缺血相关并发症最常见的是肾动脉闭塞。肾动脉闭塞通常发生在支架释放后，是因定位不准或支架移位，导致支架覆盖肾动脉开口引起的肾动脉血液供应障碍。为预防该并发症，术前应留置导尿管，术中观察记录患者尿量、尿色，每小时维持尿量在1mL/kg。按医嘱补液，维持血压在（90～110）/（60～90）mmHg，保持稳定的肾动脉灌注压。关心询问患者有无腰腹痛等情况，做好心理护理。协助医生进行肾动脉烟囱支架重建术，或做好紧急外科手术准备。

3. 下肢动脉血栓或闭塞

支架释放过程中因挤压血管附壁血栓，导致血栓脱落可引起下肢动脉栓塞。其临床表现有疼痛、无脉、皮温降低、皮色苍白、感觉异常、麻痹。术前评估双下肢皮温、皮肤颜色、活动能力、足背动脉搏动情况及血氧饱和度情况并记录。术中支架释放后再次进行评估并与术前对比，如有皮温降低、皮肤颜色苍白、足背动脉搏动减弱及血氧饱度降低等改变，应协助医生查找原因，如为血栓导致，则根据栓塞部位及严重程度予以溶栓或血栓抽吸或支架植入等处理。

（黄晓燕、詹惠敏、张玉华）

第三节　经皮主动脉缩窄支架植入术的护理

一、概述

（一）相关知识简介

主动脉缩窄（coarctation of aorta，CoA）是指主动脉弓降部与动脉导管或者导管韧带附着点连接处远端之间的主动脉狭窄，占先天性心脏病的6%～8%。有95%以上的主动脉缩窄发生在主动脉弓远端与胸降主动脉连接处，极少部分发生在降主动脉和腹主动脉。本病按缩窄发生的部位可分为动脉导管前型和动脉导管后型，按其形态学可分为单纯型、复杂型（伴有主动脉夹层或主动脉瘤）以及合并症型，后者即主动脉缩窄合并其他先天性心脏病，如二瓣型主动脉瓣、动脉导管未闭、室间隔缺损、房间隔缺损、法洛四联症等。

成人主动脉缩窄常见的就诊原因为高血压、胸闷胸痛、头晕、咯血等，上肢高血压症状、下肢缺血症状为其典型临床表现，如头晕、头痛、鼻出血，间歇性跛行、腿脚冰冷、足背动脉搏动减弱、运动时腿抽筋等。若不予治疗，患者的平均死亡年龄为35岁，主要死亡原因有充血性心力衰竭、自发性主动脉瘤破裂、颅内出血、细菌性心内膜炎。

主动脉缩窄患者一经确诊，应积极治疗，传统治疗方法是外科手术，而自1982年Singer等进行首例球囊扩张治疗后，介入治疗便因创伤小、并发症少、住院时间短等优势，逐渐成为CoA的首选治疗方法。主动脉缩窄介入治疗包括球囊扩张术和支架植入术，其中球囊扩张术的短期效果显著，但再狭窄发生率较高，且有可能对主动脉壁造成损伤，导致主动脉夹层甚至破裂。而支架植入术可降低再狭窄的发生率，减少主动脉夹层的风险。

（二）主动脉缩窄介入治疗的适应证

一般认为主动脉局限狭窄，管腔缩小，造成上下肢动脉压差在静息时大于20mmHg就应积极治疗。《2014年欧洲心脏病学会主动脉疾病诊治指南》推荐的介入治疗指征：Ⅰc类指征，经非侵入检查，上肢血压比下肢高20mmHg，不考虑症状，但上肢血压在正常值范围内，运动时出现血压反常，或有显著的左心室肥厚；Ⅱa类指征，有压差（主动脉缩窄前后端压力差），高血压患者主动脉狭窄前段的直径较膈肌水平的降主动脉直径大50%。同时经皮主动脉缩窄介入治疗的适应证还有以下几种情况。

（1）缩窄处前后端动脉压力阶差≥20mmHg，或虽压力阶差＜20mmHg但有明显缩窄或侧支循环的影像学证据。

（2）局限性、隔膜型主动脉缩窄。

（3）再发或不连续的缩窄且压差≥20mmHg。

（4）主动脉缩窄行外科手术后再狭窄。

（三）主动脉缩窄介入治疗的禁忌证

（1）主动脉解剖结构不适于接受高压球囊扩张。

（2）放置传送系统的动脉血管闭塞。

（3）存在活动性心内膜炎。

（4）已知对阿司匹林或其他抗血小板制剂或肝素过敏。

（四）主动脉缩窄介入治疗的简要手术步骤（支架植入术）

（1）穿刺桡动脉后以黄金示记PIG造影导管、高压注射器在升主动脉造影（图5-3-1），让操作者分析掌握主动脉缩窄位置，测量狭窄长度，以及缩窄处与缩窄前后血管直径，计算缩窄处直径与远心端降主动脉直径的比值（DAO），选择合适的球囊及支架。

（2）穿刺股动脉后预置血管缝合器，接着以6F MPA导管在主动脉缩窄前端、缩窄处及缩窄后端测量压力，记录并计算压力阶差。

（3）穿刺股静脉，放置临时起搏电极导管至右心室，连接临时起搏器，并测试起搏功能后备用。

（4）根据造影后显示的血管直径及压力测算结果选择合适的BIB球囊、CP支架（支架直径以不超过缩窄近段主动脉直径为准，支架长度要覆盖整个主动脉缩窄段）及输送系统（可用动脉长鞘或14F房缺输送长鞘）。检查BIB球囊的内球囊及外球囊，CP支架固定在输送系统上，沿特硬导丝将支架送至主动脉缩窄处。

（5）开启临时起搏器，调节心率至180次/分，行右心室起搏超速抑制，降低血压后，先用压力泵快速冲胀内球囊以固定支架，再用另一个压力泵快速冲胀外球囊使支架扩张成形，直至腰征消失、支架与血管壁贴合良好，同时收瘪压力泵，停止起搏。

（6）经桡动脉处的黄金标记PIG造影导管在升主动脉造影（图5-3-2），确认支架站位良好，主动脉缩窄段充分扩张，主动脉缩窄段直径较术前扩大30%以上，DAO＞0.8。同时经股动脉以6F MPA端孔导管再次测量缩窄部位前后压力并计算压力阶差，术后跨缩窄段压力阶差应≤20mmHg，较术前下降超过50%。

（7）释放支架，撤除输送系统，用止血器压迫桡动脉止血。以缝合器缝合股动脉，弹力胶布加压包扎穿刺口，结束手术，送患者安返病房。

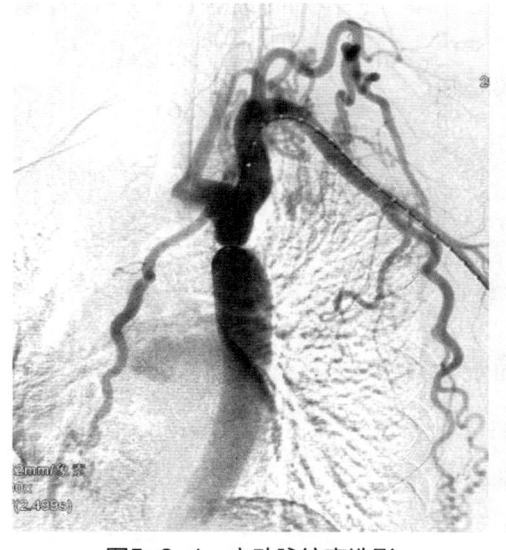

图5-3-1　主动脉缩窄造影

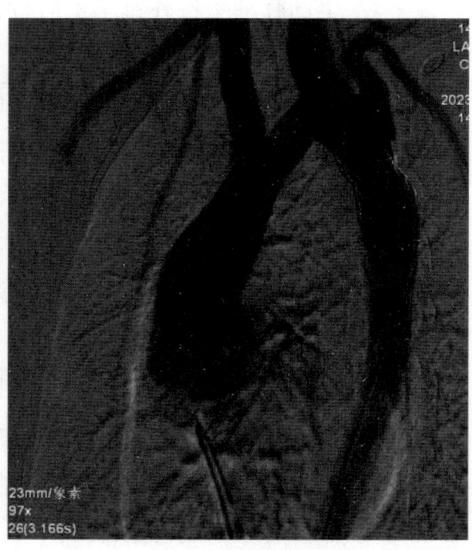

图5-3-2　主动脉缩窄支架植入后造影

二、术前护理评估

（一）环境评估

导管室要求环境安全、宽敞清洁、光线明亮、温湿度适宜，空气消毒机正常运行，屏蔽设施完好。

（1）手术前一天晚上以空气净化机净化、消毒导管室空气。使用消毒液擦拭手术间所有物品，包括手术床、加药治疗台、手术用长车等。

（2）保持室内温度22～25℃，湿度55%～60%。

（3）控制导管室人员，严防交叉感染。室内人员包括手术主刀医生1人、助手2～3人、跟台护士1人、跟台放射技师1人，总人数不超过6人。

（二）患者评估

（1）评估患者的病情、意识及合作程度，尤其要评估患者上肢高血压症状、下肢缺血症状的严重程度，以确定是否需要平车或轮椅接送。

（2）手术知情同意书必须由手术主刀医生、患者及患者家属签署全名，且签署时间要具体到分钟。

（3）患者要完善一般检查，包括血常规、血生化、凝血指标、肝炎标志物、艾滋病（AIDS）抗体、梅毒螺旋体抗体，以及心电图、胸部X线检查，尤其要完成多普勒超声心动图检查、主动脉增强CT血管成像（CTA）及磁共振血管成像（MRA），以明确主动脉缩窄位置、范围、程度和主动脉弓、狭窄前段及后段情况。

（4）评估患者的生命体征、吸烟史、过敏史、家族史、既往史。

（5）评估患者的皮肤准备，如手术区域皮肤是否完整，有无备皮，有无皮疹及过敏。

（6）评估带入管道（包括中心静脉通道、外周静脉通道、胃管、导尿管及其他各种引流管）有无堵塞、折叠，以及引流物的颜色、性状和量。

三、一般护理

（一）常规准备

1. 物品准备

见表5-3-1。

表5-3-1　主动脉缩窄支架植入术中常用物品准备

物品名称	数量
无菌手术包	1个
18号穿刺针	1个
带手柄刀片	1个
无菌手套	5～6副
无菌手术衣	5～6件
无菌治疗巾	5块
无菌止血钳	4把
无菌纱布	适量
无菌注射器	5mL的2个，10mL的3个，30mL的1个
压力套件	双份
无菌仪器套	1个
碘伏消毒液	40～60mL
弹力胶布	长度20cm，2～3条
绷带	1卷
加压输液袋	1～2个
高压连接管	1条
输液恒速泵	1～2个
临时起搏器及电池	各1个

2. 药品准备

见表5-3-2。

表5-3-2　主动脉缩窄支架植入术中常用药品准备

药品名称及配制方法	用量、用法（遵医嘱）	用途
0.9%氯化钠注射液1000mL＋肝素钠注射液6000U	1000mL，倒入治疗盆中	冲管
盐酸利多卡因注射液3支（每支10mL/0.2g）＋0.9%氯化钠注射液30mL，1∶1配制，或用原液	50mL，皮下注射	局部麻醉
肝素钠注射液1支（2mL/12 500U）＋0.9%氯化钠注射液10.5mL，配成1000U/mL	3000U，动脉注射	抗凝
造影剂，原液（注射前稀释）	200～300mL，高压注射	造影
硫酸阿托品注射液，原液	1mg/次，静脉注射	提升心率
重酒石酸间羟胺注射液1支（1mL/10mg）＋0.9%氯化钠注射液9mL，配成1mg/mL	1～2mg/次，静脉注射	升压
盐酸吗啡注射液1支（1mL/10mg）＋0.9%氯化钠注射液9mL，配成1mg/mL	3～4mg/次，静脉注射	镇痛
枸橼酸芬太尼注射液1支（10mL/0.5mg）＋0.9%氯化钠注射液40mL，配成10μg/mL	1～2μg/（kg·h），恒速泵输入	镇痛
咪达唑仑注射液1支（1mL/5mg）＋0.9%氯化钠注射液4mL，配成1mg/mL	2～3mg/次，静脉注射	镇静
地塞米松磷酸钠注射液，原液	5～10mg/次，静脉注射	抗过敏
硫酸鱼精蛋白注射液1支（5mL/50mg），取2mL＋0.9%氯化钠注射液8mL，配成2mg/mL	5～10mg/次，静脉注射	止血
硝酸甘油注射液1支（1mL/5mg）＋0.9%氯化钠注射液49mL，配成100μg/mL	100～200μg/次，动脉注射	扩张血管
注射用硝普钠1支（50mg）＋0.9%氯化钠注射液50mL	视血压情况增减用量，避光恒泵输入	降压
羟乙基淀粉130/0.4电解质注射液	500～1000mL，静脉滴注	增加血容量
盐酸多巴胺注射液200mg＋0.9%氯化钠注射液30mL	5μg/（kg·min），恒速泵输入	升压

3. 仪器设备准备

包括DSA机、心电及有创血压监测仪、除颤仪、临时起搏器、中心吸氧吸痰装置、血压血氧监测仪、简易呼吸囊，必要时备呼吸机、血管内超声（IVUS）成像系统。

（二）常规护理

1. 核查

（1）与病房护士规范交接。核对患者身份，包括病区、床号、姓名、住院号、年龄、性别、疾病种类、手术名称、手术方式、手术日期、手术医生。

（2）向患者及家属做好术前宣教，简要告知手术过程及手术所需时间。确认患者已脱除内衣裤、活动心电监护仪，卸除身上所有饰物及义齿，排空大小便，着病号服，更换导管室室内鞋，戴无菌口罩及帽子进入导管室。

2. 常规监护

建立两条静脉通道，予患者低流量（2L/min）鼻导管吸氧及血氧饱和度监测。连接心电监护仪，心电连接线注意避开胸腹部X线透射区域，以免干扰手术进程。连接两套压力监测管，各接口连接要紧密不漏气，然后排气并校零准确后使用。

3. 用物开启

（1）开启无菌手术包，合理摆放包内各种物品，按需向治疗盆内倒入0.9%氯化钠注射液1000mL及肝素钠注射液6000U。保证手术台上有足量的盐酸利多卡因注射液、无菌纱布、治疗巾、止血钳。

（2）协助术者穿手术衣。开启耗材前与术者核对耗材名称、有效日期、型号，开启时注意勿污染材料内面、避免跨越无菌区域，开启后及时记录，并张贴所用材料二维码。打开各种材料和物品，根据需要依次递送给术者，所有操作严格遵守无菌原则。

四、专科护理

（一）一般专科护理

1. 体位管理

确保手术床平整，协助患者仰卧，解开衣扣，将其衣服背面往其腰腹部牵拉平整，勿垫在臀部，以防术中浸湿。注意保护患者受压部位皮肤，可于骶尾部贴安普贴或垫水垫。协助患者将左手掌侧向上置于托手板上，并将其袖子卷至肘关节以上，做好左侧桡动脉或肱动脉穿刺的准备。将患者的裤子褪至膝关节以下，充分暴露患者的腹股沟部皮肤，并注意保护患者隐私及保暖。嘱患者双手自然放松，放在身体两侧，勿放在胸腹部或腹股沟位置，以防术中影响X线透射，双腿自然伸直放松，略微展开，勿并拢，术中保持安静，勿随意移动，以免影响手术穿刺、进管等操作。

2. 特殊耗材准备

见表5-3-3。

表5-3-3　主动脉缩窄介入术中特殊耗材准备

耗材名称	数量	用途
6F桡动脉鞘	1条	穿刺桡动脉
6F股动脉鞘	1条	穿刺股静脉
6F股动脉鞘	1条	穿刺股动脉
9F股动脉鞘	1条	交换6F股动脉鞘
输送长鞘（与房间隔缺损封堵所用型号相同）	1条	导引支架进入主动脉
6F PIG造影导管	1条	主动脉造影
5F TIG造影导管	1条	冠状动脉造影
桡动脉压迫器	1个	止血
直径0.035in、长150cm的J头导丝	1条	导引导管进入主动脉
直径0.035in、长260cm的超滑交换导丝	1条	寻引导管进入动脉
特硬导丝	1条	寻引输送长鞘进入主动脉
临时起搏电极导管	1条	右心室起搏
14F扩张条	1个	扩张血管
BIB球囊	1个	扩张支架
压力泵	2个	扩张球囊
主动脉支架（CP支架）	1个	扩张主动脉缩窄处
血管缝合器	1把	缝合股动脉

3. 预防院内感染

术前半小时遵医嘱静脉滴注抗生素。术者按外科洗手穿衣法进行术前准备。连接高压注射器压力装置，管道连接紧密后充分排气并校零，用无菌仪器套套住靠近手术区域的连接管线。

4. 消毒

离心形消毒患者整个左上肢，做好桡动脉或肱动脉穿刺的准备。消毒患者双侧腹股沟，用消毒液以穿刺口为中心向周围涂擦，上平脐，下至大腿中部，两侧至大腿外侧中线，用两个消毒刷分别涂擦一遍，穿刺进针前再次以碘伏消毒。

5. 铺巾

既要显露穿刺口，又要尽量减少穿刺口周围皮肤的暴露。遵循先近后远的原则，避免污染术者胸前无菌区域。

（二）特殊专科护理

1. 术中血压监测

（1）严密监测患者生命体征，尤其要注意实时有创血压的变化。测压前确保压力连接管内无残留气体，各连接处连接紧密，压力感应器平患者右心房水平放置，校准后压力线在零位。支架释放前后均测量、记录主动脉缩窄前后端的血压，并计算压力阶差，对比支架释放前后主动脉缩窄前后端压力阶差的变化，以此作为支架植入术的疗效评价标准。

（2）血压过高者遵医嘱使用降压药，常用硝普钠，将血压尽量控制在正常范围。若释放支架时未使用临时起搏器超速抑制降低血压，则应用降压药将收缩压控制在80mmHg以下时释放支架，以防支架在释放过程中受血流冲击而移位。术中严密观察患者对药物的反应，随时按医嘱增减药量，严防血压过高或过低，并注意观察药物的副作用。

2. 右心室起搏超速抑制降压的护理

详见本章第一节。

3. 支架释放后的疗效评价

（1）术后跨缩窄段压力阶差较术前下降超过50%。

（2）术后跨缩窄段压力≤20mmHg，DAO>0.8。

（3）扩张后主动脉缩窄段直径较术前扩大30%以上。

4. 疼痛护理

手术过程中由于经股动脉输送的耗材多，尤其是主动脉支架输送系统导入过程中易致股动脉入路疼痛，故术前评估应包括股动脉及髂动脉入路血管直径及血管走行有无扭曲、成角等，操作中切口予利多卡因充分麻醉，若患者仍感疼痛较剧烈，遵医嘱予吗啡针剂或枸橼酸芬太尼注射液。用药期间严密监测患者呼吸及血氧饱和度的变化，若有异常及时处理。做好患者的心理护理，以减轻其疼痛。

5. 人文关怀

（1）做好患者的心理护理。手术采用局麻，患者意识清醒，且手术时间长，而手术过程需要患者全程配合，因此充分的沟通交流是手术顺利进行的保障。

（2）行主动脉造影时要做好解释工作，以取得患者的配合。嘱患者勿移动身体，并屏气约10秒，造影完成后告知患者正常呼吸。右心室起搏超速抑制降压时供血减少，患者可有头晕、胸闷等不适，应提前告知患者，并嘱其勿移动身体，严防支架释放过程中因患者移动造成支架移位或脱落等。

（3）手术时间较长，应常在床旁安抚患者，重视患者主诉，及时满足其需求。随时观察患者面色、口唇颜色等的变化。出血较多者，遵医嘱及时补充血容量并配血。

6. 切口护理

协助术者按压穿刺口15～20分钟后进行加压包扎。必要时遵医嘱使用硫酸鱼精蛋白注射液5～10mg以止血，注意在使用硫酸鱼精蛋白注射液前静脉推注地塞米松磷酸钠注射液5mg以防过敏反应。严密观察患者有无心率慢、血压低、面色苍白等血管迷走神经反射的表现，若有，应及时予以处理。

7. 术后宣教

嘱患者术后卧床24小时，穿刺侧肢体制动12小时。穿刺侧肢体可平移，但不能屈曲。嘱患者饮食宜清淡易消化，多喝水，并习惯于床上大小便。告知患者口服抗凝药及降压药的重要性。嘱患者若有下腹及腰背部胀痛等不适及时告知医护人员。

五、并发症的观察及处理

1. 主动脉夹层或主动脉内膜破裂

主动脉缩窄患者在行球囊扩张成形术或血管内支架植入术时可能会引起主动脉夹层，甚至主动脉破裂等严重并发症。手术过程中，尤其是术后应严密观察患者有无胸背部撕裂样疼痛、烦躁不安、血压下降等情况。

2. 假性动脉瘤和穿刺点出血

手术过程中随时观察患者股动脉区域有无搏动性肿块以及局部出血等假性动脉瘤和穿刺点出血的症状，如有则及早压迫止血。

3. 左锁骨下动脉闭塞

左锁骨下动脉闭塞是支架释放时对位不准或移位将左锁骨下动脉覆盖导致的，可影响左上肢的血流，导致左上肢出现缺血的症状。术中、术后应检查患者左上肢活动情况，如有麻木无力、苍白冰冷等表现，及时造影确诊，及早处理。

（黄晓燕、潘媚媚、张玉华）

第四节 经皮颈动脉介入术的护理

一、概述

（一）相关知识简介

颈动脉狭窄（carotid artery stenosis）指的是各种原因引起的颈动脉部分或完全性阻塞，主要发生于中老年人。颈动脉狭窄最常见的病因是动脉粥样硬化，大多数颈动脉狭窄患者起初没有任何症状，但随着疾病的进展，颈动脉狭窄程度逐渐加重后会出现一系列脑部缺血的症状，如大脑短暂性缺血发作、缺血性脑卒中等。颈动脉狭窄的患者多表现有头晕、眼花、头痛等不适症状。我国居民死亡原因中脑卒中位列第一，颈动脉狭窄是脑卒中的高危因素之一。脑梗死的发生率与颈动脉狭窄程度密切相关，若能在早期对颈动脉狭窄患者进行诊断和干预，将为脑梗死的预防和治疗提供极大的帮助。

颈动脉粥样硬化性脑梗死常在安静时或睡眠中发病，可出现单眼一过性黑矇，偶见永久性失明或霍纳（Horner）征，远端大脑中动脉血液供应不良则可以出现对侧偏瘫、偏身感觉障碍和/或同向性偏盲等，优势半球受累可伴有失语症，非优势半球受累可伴有体象障碍，在大面积脑梗死时可出现意识障碍，甚至危及生命。

目前治疗颈动脉狭窄的方法主要有内科药物治疗、颈动脉内膜剥脱术（carotid endarterectomy，CEA）及颈动脉支架植入术（carotid arterystenting，CAS）。颈动脉狭窄的基础治疗是内科治疗，主要是通过改变不良生活习惯，如低盐低脂饮食、戒烟限酒、体育锻炼等，同时药物控制高血糖、高血压、高血脂等，联合长期口服阿司匹林、氯吡格雷等抗血小板药物以延缓颈动脉狭窄进展，减轻颈动脉狭窄所引起的症状。自20世纪90年代之后，CAS技术逐渐开展和普及。目前CAS以操作简单、创伤小、安全有效等特点而被广泛应用于临床。

（二）颈动脉狭窄介入治疗的适应证

（1）有症状或无症状的颈内动脉和/或椎动脉狭窄。

（2）无症状，但狭窄＞80%；有症状，且狭窄＞60%；狭窄＜60%，但有溃疡性斑块形成。

（3）无血管外限制因素（如肿瘤和瘢痕）。

（4）无严重的动脉迂曲。

（5）无明显的血管钙化。

（6）年龄＜75岁。

（7）血管成形术后的再狭窄。

（三）颈动脉狭窄介入治疗的禁忌证

（1）狭窄处存在的粥样斑块导致颈动脉内腔极度不规则。

（2）临床体征与血管狭窄不相关。

（3）存在脑卒中或痴呆所致的严重残疾，6周内发生过脑卒中。

（4）病变动脉完全闭塞。

（5）导管行经的动脉严重硬化、迂曲，导管难以通过。

（6）合并颅内肿瘤或动静脉畸形。

（7）患者或家属不同意介入治疗。

（四）颈动脉狭窄介入治疗的简要手术步骤

（1）患者平卧于导管室手术床上，予双侧腹股沟皮肤消毒后铺巾。以1%盐酸利多卡因注射液局部麻醉股动脉穿刺点后进行穿刺，放置6F股动脉鞘，并按患者体重100U/kg从鞘管处注入肝素钠注射液，以维持活化凝血时间（ACT）在250～300秒。

（2）从6F股动脉鞘处送入直径0.035in、长260cm的超滑交换导丝，沿交换导丝送入6F PIG造影导管至升主动脉，以高压注射器造影，明确主动脉及主动脉弓部血管分支情况。

（3）退出6F PIG造影导管，沿超滑交换导丝送入6F JR4造影导管至颈总动脉造影（图5-4-1），明确颈动脉狭窄的部位、直径、长度及有无多发性狭窄，并测量狭窄远、近端正常血管的直径，据此选择合适的支架。

（4）将超滑交换导丝更换为超硬导丝，再沿超硬导丝送入6F COOK长鞘至颈总动脉，通过长鞘先送入直径0.014in的冠状动脉导丝至颈动脉病变远端，沿冠状动脉导丝送入脑栓塞保护装置至颈动脉病变远端，撤出冠状动脉导丝。

（5）沿脑栓塞保护装置导丝送入球囊至颈动脉狭窄处进行预扩张，然后撤出球囊，送入型号合适的自膨式颈动脉支架至病变处，支架两端应覆盖正常血管段，造影确定位置无误后释放支架。

（6）支架未充分扩张时，可予球囊在狭窄处高压扩张，复查造影提示病变部位狭窄＜30%（图5-4-2），血管内血流通畅，且行脑血管造影示无异常后撤出脑栓塞保护装置，撤出长鞘，以6F血管缝合器缝合股动脉，以弹力胶布加压包扎穿刺口。手术结束，送患者安返病房。

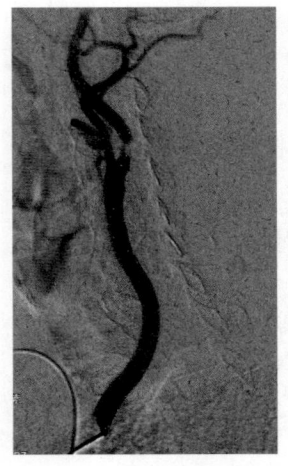
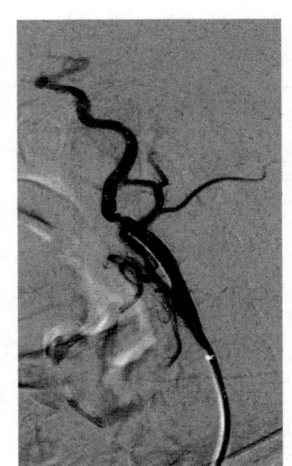

图5-4-1　颈总动脉造影　　　　图5-4-2　颈动脉支架植入后造影

二、术前护理评估

（一）环境评估

导管室要求环境安全、宽敞清洁、光线明亮、温湿度适宜，空气消毒机正常运行，屏蔽设施完好。

（1）手术前一天晚上以空气净化机净化、消毒导管室空气。使用消毒液擦拭导管室所有物品，包括手术床、加药治疗台、手术用长车等。

（2）保持室内温度22～25℃，湿度55%～60%。

（3）控制导管室人员，严防交叉感染。室内人员包括手术主刀医生1人、助手1～2人、跟台护士1人、跟台放射技师1人，总人数不超过5人。

（二）患者评估

（1）评估患者的病情、意识、合作程度。

（2）患者手术知情同意书必须由手术主刀医生、患者及患者家属签署全名，且签署时间要具体到分钟。

（3）患者术前应进行神经内科评估，治疗前、后24小时均应用NIHSS量表（美国国立卫生研究院脑卒中量表）进行神经功能受损程度评分，并完成相应的血管影像学检查，包括彩色多普勒超声、血管造影等。患者完善一般检查，包括血常规、血生化、凝血指标、肝炎标志物、艾滋病（AIDS）抗体、梅毒螺旋体抗体，以及心电图、胸部X线，尤其要完成脑CT或MRI扫描，观察颅内有无梗死灶。术前5天给予阿司匹林（每天100mg）、噻氯匹啶（每天250mg）或氯吡格雷（每天75mg）口服。

（4）评估患者的生命体征、吸烟史、过敏史、家族史、既往史。

（5）评估患者的皮肤准备，如手术区域皮肤是否完整，有无备皮，有无皮疹及过敏。

（6）评估带入管道（包括中心静脉通道、外周静脉通道、胃管、导尿管及其他各种引流管）有无堵塞、折叠，以及引流物的颜色、性状和量。

三、一般护理

（一）常规准备

1．物品准备
见表5-4-1。

表5-4-1　颈动脉介入术中常用物品准备

物品名称	数量
无菌手术包	1个
18号穿刺针	1个
带手柄刀片	1个
无菌手套	2～3副
无菌手术衣	2～3件
无菌注射器	5mL的2个，10mL的3个
高压注射器套件	1套
碘伏消毒液	30～40mL
弹力胶布	长度20cm，2～3条
绷带	1卷

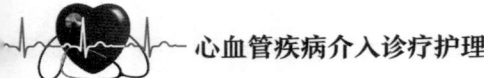

续表

物品名称	数量
加压输液袋	1～2个
高压连接管	1条
输液恒速泵	1～2个

2. 药品准备

见表5-4-2。

表5-4-2　颈动脉介入术中常用药品准备

药品名称及配制方法	用量、用法（遵医嘱）	用途
0.9%氯化钠注射液500mL＋肝素钠注射液3000U	500mL，倒入治疗盆中	冲管
盐酸利多卡因注射液1支（5mL/0.1g）＋0.9%氯化钠注射液5mL，1∶1配制，或用原液	10mL，皮下注射	局部麻醉
肝素钠注射液1支（2mL/12 500U）＋0.9%氯化钠注射液10.5mL，配成1000U/mL	按体重给药，100U/kg，动脉注射	抗凝
造影剂，原液（注射前稀释）	100～200mL，高压注射	造影
硫酸阿托品注射液，原液	1mg/次，静脉注射	提升心率
重酒石酸间羟胺注射液1支（1mL/10mg）＋0.9%氯化钠注射液9mL，配成1mg/mL	1～2mg/次，静脉注射	升压
地塞米松磷酸钠注射液，原液	5～10mg/次，静脉注射	抗过敏
硫酸鱼精蛋白注射液1支（5mL/50mg），取2mL＋0.9%氯化钠注射液8mL，配成2mg/mL	5～10mg/次，静脉注射	止血
硝酸甘油注射液1支（1mL/5mg）＋0.9%氯化钠注射液49mL，配成100μg/mL	100～200μg/次，动脉注射	扩张血管
注射用硝普钠1支（50mg）＋0.9%氯化钠注射液50mL	视血压情况增减用量，避光恒速泵输入	降压
盐酸多巴胺注射液200mg＋0.9%氯化钠注射液30mL	5μg/（kg·min），恒速泵输入	升压

3. 仪器设备准备

包括DSA机、心电及有创血压监测仪、除颤仪、中心吸氧吸痰装置、血压血氧监测仪、简易呼吸囊，必要时备临时起搏器、呼吸机、血管内超声（IVUS）成像系统。

（二）常规护理

1. 核查

（1）与病房护士规范交接。核对患者身份，包括病区、床号、姓名、住院号、年龄、性别、疾病种类、手术名称、手术方式、手术日期、手术医生。

（2）向患者及家属做好术前宣教，简要告知手术过程及手术所需时间。确认患者已脱除内衣裤、活动心电监护仪，卸除身上所有饰物及义齿，排空大小便，着病号服，更换导管室室内鞋，戴无菌口罩及帽子进入导管室。

2. 常规监护

建立两条静脉通道，予患者低流量（2L/min）鼻导管吸氧及血氧饱和度监测。连接心电监护仪，心电连接线注意避开胸腹部X线透射区域，以免干扰手术进程。测压连接管各接口要连接紧密不漏气，然后排气并校零准确后使用。

3. 用物开启

（1）开启无菌手术包，合理摆放包内各种物品，按需向治疗盆内倒入0.9%氯化钠注射液500mL及肝素钠注射液3000U。保证手术台上有足量的盐酸利多卡因注射液、无菌纱布、治疗巾、止血钳。

（2）协助术者穿手术衣。开启耗材前与术者核对耗材名称、有效日期、型号，开启时注意勿污染材料内面、避免跨越无菌区域，开启后及时记录，并张贴所用材料二维码。打开各种材料和物品，根据需要依次递送给术者，所有操作严格遵守无菌原则。

四、专科护理

（一）一般专科护理

1. 体位管理

协助患者仰卧，必要时去枕平卧，嘱患者双眼平视，勿歪斜脖颈，双手平放于身体两侧，双腿自然分开，伸直，平放于手术床上。解开患者衣扣，将其衣服背面往其腰腹部牵拉，勿垫在臀部，以防术中浸湿。将患者的裤子褪至膝关节以下，充分暴露患者的腹股沟部，并注意保护患者隐私及保暖。

2. 特殊耗材准备

见表5-4-3。

表5-4-3　颈动脉介入治疗术中特殊耗材准备

耗材名称	数量	用途
6F股动脉鞘	1条	穿刺股动脉
直径0.035in、长260cm的超滑交换导丝	1条	导引导管进入颈动脉
6F PIG造影导管	1条	升主动脉造影
6F JR4造影导管	1条	颈动脉造影
加硬导丝	1条	导引长鞘进入颈动脉
6F 长鞘	1条	导引支架进入颈动脉
直径0.014in的冠状动脉导丝	1～2条	导引脑栓塞保护装置进入颈动脉
脑栓塞保护装置	1个	阻挡颈动脉斑块脱落碎屑进入脑部
外周血管球囊或冠状动脉球囊	1～2个	扩张狭窄段血管
压力泵	1个	扩张球囊
颈动脉自膨式支架	1～2个	植入颈动脉狭窄处
6F血管缝合器	1个	缝合股动脉

3. 消毒及铺巾

对患者双侧腹股沟进行消毒，用消毒液以穿刺口为中心向周围涂擦，上平脐，下至大腿中部，两侧至大腿外侧中线，用两个消毒刷分别涂擦一遍，穿刺进针前再次以碘伏消毒。铺巾时既要显露穿刺口，又要尽量减少穿刺口周围皮肤的暴露。遵循先近后远的原则，避免污染术者胸前无菌区域。

（二）特殊专科护理

1. 血压监测

严密监测患者生命体征，尤其要注意血压的变化。术中血压控制的重点是警惕颈动脉窦压力感受器的机械刺激反应，准备多巴胺注射液或盐酸异丙肾上腺素以便急救处理。术中严密观察药物反应，随时按医嘱增减药量，严防血压过高或过低，并注意观察药物的副作用。

2. 支架释放后的疗效评价

CAS的技术成功率、腔内操作相关并发症和死亡率及术后再狭窄率是评价CAS疗效的主要指标。CAS手术成功是指大脑血运恢复到适当程度且无主要不良事件发生。通常狭窄减少超过20%，残余狭窄<50%是评价疗效满意的重要指标。

3. 人文关怀

术中需X线透视或应用造影剂行颈动脉造影，需要患者高度配合，嘱患者在手术床上保持身体平直，勿移动，尤其是头颈部勿转动，以免影响透视或造影结果。向患者充分解释保持体位的重要性，以及注射造影剂时头面部发热发胀的感觉，以取得患者的理解与配合。

4. 切口护理

协助术者按压穿刺口15～20分钟后进行加压包扎。按压止血过程中严密观察患者有无心率慢、血压低、面色苍白等血管迷走神经反射的表现，若发现异常，及时遵医嘱处理。

5. 术后宣教

嘱患者术后卧床24小时，穿刺侧肢体制动12小时。穿刺侧肢体可平移，但不能屈曲。嘱患者饮食宜清淡易消化，多喝水，并习惯于床上大小便。

五、并发症的观察及处理

1. 血流动力学障碍

有些患者在术中、术后可能会出现心率慢、血压降低的临床表现。术中一旦发现明显的心率下降（低于40次/分），应立即静脉推注1mg硫酸阿托品注射液。若用药后不能改善，应立即实施临时起搏器治疗。血压严重下降，用硫酸阿托品注射液不能维持时，应给予盐酸多巴胺注射液等升压药物。

2. 急性脑缺血

对于一侧颈内动脉闭塞，另外一侧颈内动脉高度狭窄的患者，术中由于球囊扩张，暂时阻断颅内供血，可导致颅内急性缺血，患者会出现一过性黑矇、呼吸困难、胸闷等症状。要求球囊扩张时间要短，如果出现不适，可以嘱患者咳嗽或拍打患者心前区。手术过程中应严密观察患者生命体征变化，重视患者主诉。

3. 血管痉挛

术中导管导丝的操作可以导致血管痉挛，尤其是目前大多数病变都要求在操作中使用保护装置，更加容易造成狭窄远端血管的痉挛，一般不需要特殊处理，但如果患者出现明显的血管痉挛症状，可以在术中给予罂粟碱30mg加50mL生理盐水缓慢静脉注射。

4. 再灌注损伤

对于高度狭窄病变，由于远端侧支循环不好，而扩张后皮层动脉血流量会突然增加，此时如果血压控制不好，可使长期处于低灌注的毛细血管破裂造成致命的脑出血，因此，术中、术后都要很好地控制血压。

（黄晓燕、陈春莉、欧阳俏）

第五节　经皮锁骨下动脉介入术的护理

一、概述

（一）相关知识简介

锁骨下动脉（subclavian artery，Sub-A）狭窄与闭塞性病变主要发生在40~60岁的男性，左右侧锁骨下动脉受累比例为3：1，临床上表现为间歇性上肢活动功能受限、静息痛、感觉异常、无力和皮肤温度下降等，其特征性表现为受累侧上肢运动时症状加重，休息时减轻。双侧上肢收缩压差常大于25mmHg，患侧较低。较常见的锁骨下动脉狭窄与闭塞性病变为锁骨下动脉盗血综合征（subclavian steal syndrome，SSS），即一侧锁骨下动脉或无名动脉在其近心端发出椎动脉前狭窄或完全闭塞时，患侧椎动脉血液逆流至锁骨下动脉远心端供应患侧上肢，因而引起椎基底动脉供血不足的综合征。

动脉搭桥术是治疗锁骨下动脉狭窄与闭塞性病变的传统方法，疗效确切，目前临床上仍广泛应用。但是由于锁骨下动脉周围解剖复杂，因此动脉搭桥术的并发症发生率可达19%~23%，死亡率为5%~8%。1993年，Klau报道经皮腔内血管成形术（percutaneous transluminal angioplasty，PTA）联合经皮腔内支架植入术（percutaneous transluminal stent placement，PTSP）治疗锁骨下动脉狭窄获得成功。DSA是诊断锁骨下动脉狭窄与闭塞、确定介入治疗方案的金标准。随着近30年来现代材料工程及介入技术的进步，血管腔内介入治疗锁骨下动脉狭窄与闭塞性病变已经成为一种新的治疗方式，其技术成功率为73%~100%，并发症发生率为0~10%。我国于1993年由徐克首次引进这项治疗技术并成功应用于锁骨下动脉狭窄与闭塞性病变的治疗。

（二）锁骨下动脉介入治疗的适应证

关于锁骨下动脉介入治疗的适应证，目前尚未统一认识，主要有以下几种观点。

（1）除了考虑锁骨下动脉狭窄的程度以外，更重要的是根据临床症状来确定是否实施PTA和PTSP。存在SSS并有神经系统或上肢缺血症状为血管腔内介入治疗的绝对适应证，存在SSS但没有神经系统缺血症状为血管腔内介入治疗的相对适应证。根据Fontaine分期，动脉狭窄与闭塞性病变可分为四期，其中Ⅱ期和Ⅲ期的病变适合介入治疗，Ⅳ期的病变太重，为介入治疗的相对禁忌证。

（2）当病变处血管的狭窄程度大于70%或闭塞，同时伴有椎基底动脉系统和/或上肢缺血的临床表现时，可考虑实施血管腔内介入治疗。

（3）血管腔内介入治疗指征可分为治疗性干预指征和预防性干预指征。治疗性干预指征包括SSS、患侧上肢严重易疲劳或存在难治性溃疡、静止时上肢严重缺血、因SSS引起PCI、冠状动脉-锁骨下动脉盗血综合征等，预防性干预指征包括左侧内乳动脉移植冠状动脉搭桥术前、具有潜在威胁性的透析造瘘前、具有潜在威胁性的腋-股动脉分流术前等。

（三）锁骨下动脉介入治疗的禁忌证

（1）动脉严重迂曲，如肌纤维结构不良性动脉狭窄所引起的血管过度迂曲，导丝或支架通过困难。

（2）狭窄度小于50%，无盗血或虽有盗血但无临床症状。

（3）多发性大动脉炎活动期。

（四）锁骨下动脉介入治疗的简要手术步骤（以左侧锁骨下动脉闭塞为例）

（1）穿刺左侧桡动脉后置入桡动脉鞘，送入直径0.035in、长260cm的超滑交换导丝引导5F VER造影导管行左侧锁骨下动脉造影。

（2）穿刺股动脉成功后置入6F股动脉鞘，沿鞘管送入5F PIG造影导管行主动脉弓造影以明确病变。

（3）如造影显示左侧锁骨下动脉近端闭塞，经5F VER造影导管送入V-18导丝，开通闭塞段血管，将V-18导丝送入升主动脉，沿V-18导丝送入外周血管球囊扩张锁骨下动脉狭窄段。退出球囊，再沿V-18导丝送入自膨式支架至血管病变处，对位准确后释放支架。

（4）支架释放后，予5F PIG造影导管行主动脉弓复查造影，以确认支架膨胀完好，与血管壁贴合紧密，血管内血流通畅。

（5）必要时行冠状动脉造影。可在锁骨下动脉支架释放前或释放后行冠状动脉造影检查，如有异常及时或择期处理。

（6）手术结束后拔除桡动脉鞘，予加压止血器局部压迫止血。拔除股动脉鞘前予血管缝合器缝合股动脉，然后用弹力胶布加压包扎，送患者安返病房。

二、术前护理评估

（一）环境评估

导管室要求环境安全、宽敞清洁、光线明亮、温湿度适宜，空气消毒机正常运行，屏蔽设施完好。

（1）手术前一天晚上以空气净化机净化、消毒导管室空气。使用消毒液擦拭手术间所有物品，包括手术床、加药治疗台、手术用长车等。

（2）保持室内温度22～25℃，湿度55%～60%。

（3）控制导管室人员，严防交叉感染。室内人员包括手术主刀医生1人、助手1～2人、跟台护士1人、跟台放射技师1人，总人数不超过5人。

（二）患者评估

（1）评估患者的病情、意识、合作程度。评估患者双上肢的血压，根据患者健侧血压波动情况调整降压药物的使用，但术前不宜将血压降得过低，以免加重脑缺血或上肢缺血的症状。对比双侧桡动脉、肱动脉及足背动脉的搏动情况。评估是否需要平车或轮椅接送患者。

（2）手术知情同意书必须由手术主刀医生、患者及患者家属签署全名，且签署时间要具体到分钟。

（3）患者完善一般检查，包括血常规、血生化、凝血指标、肝炎标志物、艾滋病（AIDS）抗体、梅毒螺旋体抗体，以及心电图、胸部X线，尤其要完成多普勒超声心动图、颈部血管CTA及磁共振血管成像（MRA）检查。

（4）评估患者的生命体征、吸烟史、过敏史、家族史、既往史。

（5）评估患者的皮肤准备，如手术区域皮肤是否完整，有无备皮，有无皮疹及过敏。

（6）评估带入管道（包括中心静脉通道、外周静脉通道、胃管、导尿管及其他各种引流管）有无堵塞、折叠，以及引流物的颜色、性状和量。

三、一般护理

（一）常规准备

1. 物品准备

见表5-5-1。

表5-5-1 锁骨下动脉介入术中常用物品准备

物品名称	数量
无菌手术包	1个
18号穿刺针	1个
带手柄刀片	1个
无菌手套	2～3副
无菌手术衣	2～3件
无菌注射器	5mL的2个，10mL的3个，30mL的1个
高压注射器套件	1套
无菌仪器套	1个
碘伏消毒液	40～60mL
弹力胶布	长度20cm，2～3条
绷带（必要时）	1卷
加压输液袋	1～2个
高压连接管	1条
输液恒速泵	1～2个

2. 药品准备

见表5-5-2。

表5-5-2 锁骨下动脉介入术中常用药品准备

药品名称及配制方法	用量、用法（遵医嘱）	用途
0.9%氯化钠注射液500mL＋肝素钠注射液3000U	500mL，倒入治疗盆中	冲管
盐酸利多卡因注射液1支（10mL/0.2g）＋0.9%氯化钠注射液10mL，1∶1配制，或用原液	20mL，皮下注射	局部麻醉
肝素钠注射液1支（2mL/12 500U）－0.9%氯化钠注射液10.5mL，配成1000U/mL	3000U，动脉注射	抗凝

续表

药品名称及配制方法	用量、用法（遵医嘱）	用途
造影剂，原液（注射前稀释）	100～200mL，高压注射	造影
硫酸阿托品注射液，原液	1mg/次，静脉注射	提升心率
重酒石酸间羟胺注射液1支（1mL/10mg）+ 0.9%氯化钠注射液9mL，配成1mg/mL	1～2mg/次，静脉注射	升压
地塞米松磷酸钠注射液，原液	5～10mg/次，静脉注射	抗过敏
硫酸鱼精蛋白注射液1支（5mL/50mg），取2mL+ 0.9%氯化钠注射液8mL，配成2mg/mL	5～10mg/次，静脉注射	止血
羟乙基淀粉130/0.4电解质注射液	500～1000mL，静脉滴注	增加血容量

3. 仪器设备准备

包括DSA机、心电及有创血压监测仪、高压注射仪器、中心吸氧吸痰装置、血压血氧监测仪、简易呼吸囊，必要时备呼吸机、血管内超声（IVUS）成像系统。

（二）常规护理

1. 核查

（1）与病房护士规范交接。核对患者身份，包括病区、床号、姓名、住院号、年龄、性别、疾病种类、手术名称、手术方式、手术日期、手术医生。

（2）向患者及家属做好术前宣教，简要告知手术过程及手术所需时间。确认患者已脱除内衣裤、活动心电监护仪，卸除身上所有饰物及义齿，排空大小便，着病号服，更换导管室室内鞋，戴无菌口罩及帽子进入导管室。

2. 常规监护

建立静脉通道，连接心电监护仪，心电连接线注意避开胸腹部X线透射区域，以免干扰手术进程。连接有创压力监测管，确保管道内无残留气泡，接口连接紧密，并校准零位后使用。

3. 用物开启

（1）开启无菌手术包，合理摆放包内各种物品，按需向治疗盆内倒入0.9%氯化钠注射液500mL及肝素钠注射液3000U。

（2）协助术者穿手术衣。开启耗材前与术者核对耗材名称、有效日期、型号，开启时注意勿污染材料内面、避免跨越无菌区域，开启后及时记录，并张贴所用材料二维码。打开各种材料和物品，根据需要依次递送给术者，所有操作严格遵守无菌原则。

四、专科护理

1. 体位管理

确保手术床平整，协助患者仰卧，解开衣扣，将其衣服背面往其腰腹部牵拉平整，勿垫在臀部，以防术中浸湿。协助患者将左手掌侧向上置于托手板上，并将其袖子卷至肘关节以上，做好左侧桡动脉或肱动脉穿刺的准备。将患者的裤子褪至膝关节以下，充分暴露患者的腹股沟部皮肤，并注意保护患者隐私及保暖。嘱患者双手自然放松，放在身体两侧，勿放在胸腹部或腹股沟位置，以防术中影响X线透射，双腿自然伸直放松，略微展开，勿并拢，术中保持安静，勿随意移动，以免影响手术穿刺、进管等操作。体位摆好后行常规消毒、铺巾。

2. 特殊耗材准备

见表5-5-3。

表5-5-3　锁骨下动脉介入术中特殊耗材准备

耗材名称	数量	用途
6F桡动脉鞘	1条	穿刺桡动脉
6F股动脉鞘	1条	穿刺股静脉
5F TIG造影导管	1条	冠状动脉造影
6F PIG造影导管	1条	主动脉造影
5F VER造影导管	1条	锁骨下动脉造影
桡动脉压迫器	1个	止血
直径0.035in、长260cm的超滑交换导丝	1条	导引导管进入动脉
V-18导丝	1条	开通闭塞的锁骨下动脉
血管缝合器	1把	缝合股动脉
外周血管球囊	数个	扩张狭窄病变
外周血管自膨式支架	1~2个	植入狭窄段血管

3. 血压监测

严密监测患者生命体征，尤其要注意实时有创血压的变化。支架释放前后均测量并记录狭窄前后端血压的变化。注意观察患者有无眩晕、肢体麻木、肢体缺

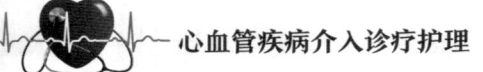

血性发作等表现。

4. 人文关怀

手术采用局麻，患者意识清醒，而手术过程需要患者全程配合，故应与患者保持沟通，如在行主动脉造影前要向患者做好解释工作，以取得患者配合，嘱患者勿移动身体，并屏气约10秒，造影完成后告知患者正常呼吸。

5. 切口护理

协助术者按压穿刺口15～20分钟后进行加压包扎。严密观察患者有无心率慢、血压低、面色苍白等血管迷走神经反射的表现，若有，应遵医嘱及时予以处理。

6. 术后宣教

嘱患者术后卧床24小时，穿刺侧肢体制动12小时。穿刺侧肢体可平移，但不能屈曲。嘱患者饮食宜清淡易消化，多喝水，并习惯于床上大小便。告知患者口服抗凝药及降压药的重要性。嘱患者若有下腹及腰背部胀痛等不适及时告知医护人员。

五、并发症的观察及处理

1. 血管迷走神经反射

血管迷走神经反射可发生于以下情况：患者血容量不足，穿刺时患者紧张、疼痛，医生操作过程中牵拉、压迫血管，拔管时医生动作粗暴迅猛，压迫止血时过度用力导致疼痛，或刺激化学感受器引起迷走神经兴奋。患者可有恶心、呕吐、面色苍白、出汗、头晕，甚至意识模糊，血压降低，心率进行性减慢。应做好患者的心理护理，穿刺时及手术过程中经常关心患者，陪侍床旁，消除患者的紧张情绪。注意补液速度，适量扩容。患者术前可少量进食，避免空腹。穿刺及拔管时要充分麻醉以减轻疼痛刺激，操作手法宜轻柔，压迫要准确有效。一旦患者出现血管迷走神经反射症状应紧急处理，加压输液，按医嘱静脉推注重酒石酸间羟胺注射液1mg、硫酸阿托品注射液1mg，出汗较多者注意及时擦拭，更换衣物，并注意保暖。

2. 急性血栓

该并发症主要和手术操作时间长、操作粗暴、支架贴壁不良、抗凝不充分、未严格无菌操作等有关。术中要严格按规范操作，及时抗凝，注意观察患者有无胸闷、呼吸困难、血氧饱和度下降等表现。若发生血栓，要配合医生进行溶栓或取栓处理。

（陈春莉、黄晓燕）

第六节　经皮肾动脉介入术的护理

一、概述

（一）相关知识简介

肾动脉粥样硬化性狭窄（atherosclerotic renal artery stenosis，ARAS）是指动脉粥样硬化所致的单侧或双侧肾动脉主干及其主要分支血管腔狭窄或闭塞性疾病。它的病变主要发生在肾动脉起始段，是一种进展性疾病，可导致进行性加重性肾血管性高血压及缺血性肾病。严重者可出现恶性高血压、顽固性心力衰竭及复发性肺水肿，如肾脏血流灌注得不到改善，其终末期可出现慢性肾病和肾萎缩。据统计，我国动脉粥样硬化所致的肾动脉狭窄约占肾动脉狭窄或闭塞性疾病的70%，在欧美国家这一数据约为90%，多发于中老年人，65岁以上人群中肾动脉粥样硬化性狭窄患病率超过7%。

数字减影血管造影（DSA）是确诊肾动脉粥样硬化性狭窄的金标准，它可以清晰、直观地显示血管走行及血管内部情况，尤其是肾动脉细小分支及周围侧支循环情况。随着我国人口的老龄化，肾动脉粥样硬化性狭窄呈现逐渐增多趋势，并逐渐成为继发性高血压及缺血性肾病的主要原因之一。

目前肾动脉粥样硬化性狭窄的治疗方法包括药物治疗、传统的开放式肾动脉血运重建及肾动脉血管腔内介入治疗。腔内介入治疗因创伤小、恢复快、安全性高及技术成功率高等优势，逐渐成为肾动脉粥样硬化性狭窄首选的治疗方案，但腔内介入治疗的临床疗效仍然存在争议。目前在肾动脉介入术中，经皮肾动脉支架植入术（percutaneous transluminal renal artery stenting，PTRAS）是治疗重度粥样硬化性肾动脉狭窄的首选方式，可重建血流、维持肾功能、降低血压、预防高血压引起的心脏并发症等。

（二）肾动脉介入术的适应证

肾动脉狭窄≥70%，且具有以下情况时，适用于介入治疗。

（1）肾动脉狭窄导致的药物难以控制的高血压和进行性肾功能损害。

（2）多发性大动脉炎肾动脉狭窄且处于慢性炎症期和瘢痕狭窄固定期。

（3）肾动脉肌纤维发育不良。

（4）肾动脉粥样硬化性狭窄。

（5）肾动脉损伤、肿瘤压迫等原因引起的肾动脉狭窄。

（三）肾动脉介入术的禁忌证

肾动脉狭窄＜70%，且具有以下情况时，不适用介入治疗。

（1）严重腹主动脉瘤累及肾动脉。

（2）多发性大动脉炎急性活动期。

（3）肾功能丧失、肾萎缩，超声或CT检查显示肾脏直径小于6cm。

（4）肾动脉段血管以下分支狭窄。

（5）合并全身性出血及凝血障碍性疾病。

（6）伴有其他全身性严重疾病。

（四）肾动脉介入术的简要手术步骤

（1）行右侧股动脉穿刺，如股动脉入路手术操作有困难者可选用肱动脉，插入6F股动脉鞘，给予肝素钠100U/kg抗凝，以直径0.035in、长150cm的超滑导丝引导5F MPA造影导管至肾动脉水平处行肾动脉狭窄造影（图5-6-1），了解肾动脉病变情况，评估狭窄程度及病变长度。

（2）更换7F股动脉鞘，采用直径0.014in的导丝通过肾动脉狭窄处，沿导丝将大小合适的预扩球囊送至肾动脉狭窄处，球囊中点位于病变中部，球囊覆盖病变。定位准确后使用压力泵加压扩张，造影观察预扩张效果。

（3）预扩张效果满意可撤出预扩张球囊，根据病变血管大小及长短送入支架，支架中点位于狭窄病变中点，覆盖病变，支架近端伸进主动脉0.5mm，定位准确后压力泵加压释放支架，负压吸空球囊，回撤1mm加大压力进行扩张，使支架与肾动脉壁贴合良好。

（4）再次造影（图5-6-2）观察支架植入效果，如无残余狭窄、血栓、血管撕裂、血管夹层等并发症出现，可在指引导丝引导下撤出指引导管，用血管缝合器缝合穿刺口，完成手术。

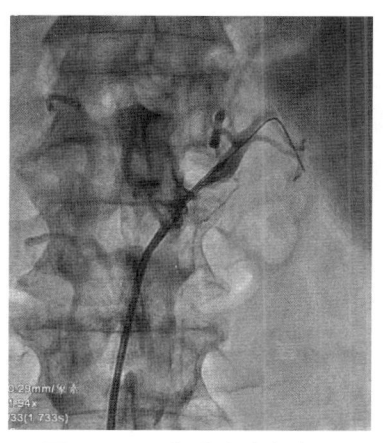

图5-6-1　肾动脉狭窄造影

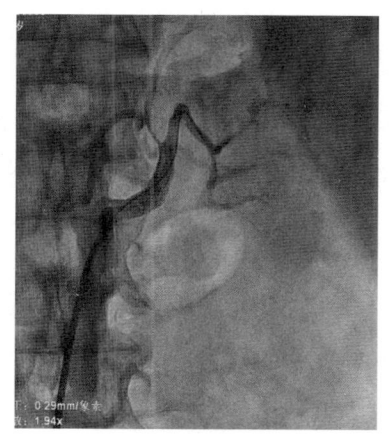

图5-6-2　肾动脉狭窄支架植入后造影

二、术前护理评估

（一）环境评估

导管室要求环境安全、宽敞清洁、光线明亮、温湿度适宜，空气消毒机正常运行，屏蔽设施完好。

（1）手术前一天晚上以空气净化机净化、消毒导管室空气。使用消毒液擦拭导管室所有物品，包括手术床、加药治疗台、手术用长车等。

（2）保持室内温度22～25℃，湿度55%～60%。

（3）控制导管室人员，严防交叉感染。室内人员包括手术主刀医生1人、助手1～2人、跟台护士1人、跟台放射技师1人，总人数不超过5人。

（二）患者评估

（1）评估患者的病情、意识、合作程度。充分了解患者存在的危险因素，是否合并有冠心病、糖尿病、高血压、血脂异常、肾功能不全、心力衰竭等疾病，积极处理并发症。术前常规使用抗高血压药，如血压控制不理想加用静脉降血压药物；术前3天行抗血小板聚集治疗，予硫酸氢氯吡格雷（每天75mg）、阿司匹林肠溶片（每天100mg）口服；手术当天予水化治疗，以预防造影剂肾病，对于肾功能不全患者，术中尽量减少造影剂的使用。

（2）患者手术知情同意书必须由手术主刀医生、患者及患者家属签署全名，且签署时间要具体到分钟。

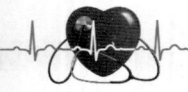

（3）患者完善一般检查，包括血常规、凝血指标、肝肾功能、电解质、血肌酐及尿常规、尿蛋白等，完善心脏彩超、肾动脉超声、肾脏影像学检查（包括肾脏CTA或MRA及肾动态显像，以评估肾小球滤过率）。

（4）评估患者的生命体征、吸烟史、过敏史、家族史、既往史。

（5）评估患者的皮肤准备，如手术区域皮肤是否完整，有无备皮，有无皮疹及过敏。

（6）评估带入管道（包括中心静脉通道、外周静脉通道、胃管、导尿管及其他各种引流管）有无堵塞、折叠，以及引流物的颜色、性状和量。

三、一般护理

（一）常规准备

1. 物品准备

见表5-6-1。

表5-6-1　肾动脉介入术中常用物品准备

物品名称	数量
无菌手术包	1个
18号穿刺针	1个
带手柄刀片	1个
无菌手套	2～3副
无菌手术衣	2～3件
无菌注射器	5mL的2个，10mL的3个
高压注射器套件	1套
碘伏消毒液	30～40mL
弹力胶布	长度20cm，2～3条
绷带（必要时）	1卷
高压连接管	1条
输液恒速泵	1～2个

2. 药品准备

见表5-6-2。

表5-6-2　肾动脉介入术中常用药品准备

药品名称及配制方法	用量、用法（遵医嘱）	用途
0.9%氯化钠注射液500mL＋肝素钠注射液3000U	500mL，倒入治疗盆中	冲管
盐酸利多卡因注射液1支（10mL/0.2g）＋0.9%氯化钠注射液10mL，1∶1配制，或用原液	20mL，皮下注射	局部麻醉
肝素钠注射液1支（2mL/12 500U）－0.9%氯化钠注射液10.5mL，配成1000U/mL	3000U，动脉注射	抗凝
造影剂，原液（注射前稀释）	50～100mL，高压注射	造影
硫酸阿托品注射液，原液	1mg/次，静脉注射	提升心率
重酒石酸间羟胺注射液1支（1mL/10mg）＋0.9%氯化钠注射液9mL，配成1mg/mL	1～2mg/次，静脉注射	升压
地塞米松磷酸钠注射液，原液	5～10mg/次，静脉注射	抗过敏
硫酸鱼精蛋白注射液1支（5mL/50mg），取2mL＋0.9%氯化钠注射液8mL，配成2mg/mL	5～10mg/次，静脉注射	止血
硝酸甘油注射液1支（1mL/5mg）＋0.9%氯化钠注射液49mL，配成100μg/mL	100～200μg/次，动脉注射	扩张血管
注射用硝普钠1支（50mg）＋0.9%氯化钠注射液50mL	视血压情况增减用量，避光恒速泵输入	降压

3. 仪器设备准备

包括DSA机、心电及有创血压监测仪、高压注射仪器、中心吸氧吸痰装置、袖带血压血氧监测仪，必要时备血管内超声（IVUS）成像系统。

（二）常规护理

1. 核查

（1）与病房护士规范交接。核对患者身份，包括病区、床号、姓名、住院号、年龄、性别、疾病种类、手术名称、手术方式、手术日期、手术医生。

（2）向患者及家属做好术前宣教，简要告知手术过程及手术所需时间。确认患者已脱除内衣裤、活动心电监护仪，卸除身上所有饰物及义齿，排空大小便，着病号服，更换导管室室内鞋，戴无菌口罩及帽子进入导管室。

2. 常规监护

建立静脉通道，连接心电监护仪，心电连接线注意避开胸腹部X线透射区域，以免干扰手术进程。连接有创压力监测管，确保管道内无残留气泡，接口连接紧密，并校准零位后使用。

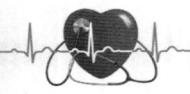

3. 用物开启

（1）开启无菌手术包，合理摆放包内各种物品，按需向治疗盆内倒入0.9%氯化钠注射液500mL及肝素钠注射液3000U。

（2）协助术者穿手术衣。开启耗材前与术者核对耗材名称、有效日期、型号，开启时注意勿污染材料内面、避免跨越无菌区域，开启后及时记录，并张贴所用材料二维码。打开各种材料和物品，根据需要依次递送给术者，所有操作严格遵守无菌原则。

四、专科护理

（一）一般专科护理

1. 体位管理

确保手术床平整，协助患者仰卧，解开衣扣，将其衣服背面往其腰腹部牵拉平整，勿垫在臀部，以防术中浸湿。将患者的裤子褪至膝关节以下，充分暴露患者腹股沟部皮肤，并注意保护患者隐私及保暖。嘱患者双手自然放松，放在身体两侧，勿放在胸腹部或腹股沟位置，以防术中影响X线透射，双腿自然伸直放松，略微展开，勿并拢，术中保持安静，勿随意移动，以免影响手术穿刺、进管等操作。

2. 特殊耗材准备

见表5-6-3。

表5-6-3　肾动脉狭窄介入术中特殊耗材准备

耗材名称	数量	用途
6F股动脉鞘	1条	穿刺股动脉
7F股动脉鞘	1条	交换6F股动脉鞘
5F MPA造影导管	1条	肾动脉造影
直径0.035in、长150cm的超滑导丝	1条	导引导管进入动脉
直径0.014in的导丝	1条	进入肾动脉远端
8F血管缝合器	1把	缝合股动脉
肾动脉球囊	数个	扩张狭窄病变
肾动脉支架	1～2个	植入狭窄段血管
压力泵	1个	扩张球囊或支架

3. 消毒及铺巾

消毒患者双侧腹股沟，用消毒液以穿刺口为中心向周围涂擦，上平脐，下至大腿中部，两侧至大腿外侧中线，用两个消毒刷分别涂擦一遍，穿刺进针前再次以碘伏消毒。铺巾时既要显露穿刺口，又要尽量减少穿刺口周围皮肤的暴露。遵循先近后远的原则，避免污染术者胸前无菌区域。

（二）特殊专科护理

1. 血压监测

严密监测患者生命体征，尤其要注意实时有创血压的变化。重视患者的主诉，在用压力泵加压膨胀球囊做肾动脉血管成形及释放支架时，定时询问患者是否有腹痛，腹痛可能是肾动脉撕裂所致。术中严密观察药物反应，随时按医嘱增减药量，严防血压过高或过低，并注意观察药物的副作用。术后监测和记录血压。遵医嘱给予降压药，使血压维持在（140±10）/（90±10）mmHg。

2. 术后血压的疗效评价

（1）治愈。完全停用降压药物，血压≤140/90mmHg。

（2）改善。口服降压药物剂量及种类减少或不变时，血压≤140/90mmHg或收缩压（SBP）下降＞10%、舒张压（DBP）下降＞15%。

（3）无效。血压与术前相比无明显变化或没有达到（1）（2）的标准。

3. 切口护理

协助术者按压穿刺口15～20分钟后进行加压包扎。严密观察患者有无心率慢、血压低、面色苍白等血管迷走神经反射的表现，若有，及时遵医嘱予以处理。

4. 术后宣教

嘱患者术后卧床24小时，穿刺侧肢体制动12小时。穿刺侧肢体可平移，但不能屈曲。嘱患者饮食宜清淡易消化，多喝水，并习惯于床上大小便。告知口服抗凝药及降压药的重要性。嘱患者若有下腹及腰背部胀痛等不适及时告知医护人员。

五、并发症的观察及处理

1. 肾动脉穿孔或破裂

见于术中导丝穿破血管，或球囊及支架扩张时血管破裂出血，造影时可见肾实质内造影剂潴留，或操作部位造影剂外渗明显，肾囊内大量积液。如为小血管穿孔出血，出血量较少，患者可无症状；如为较大分支或肾动脉主支破裂出血，短时间内出血量大，患者可有进行性血压下降，出血侧腰酸、腰痛，严重者可有出血性休克表现。术中需协助术者紧急用球囊压迫破口，遵医嘱静脉推注硫酸鱼精蛋白注射液，或行超选择性肾动脉栓塞术，较大分支血管破裂出血可植入覆膜支架覆盖破口，以达止血目的。处理后不能止血者，送外科紧急手术止血。

2. 肾动脉栓塞

术中器械多次反复进出血管，导致动脉斑块破裂、脱落，脱落的栓子可栓塞肾动脉分支血管，使肾内血流减少，引起肾功能受损，甚至肾功能衰竭。患者可有腰腹痛、少尿甚至无尿的临床表现。术中需协助术者紧急行溶栓治疗，必要时行血液透析治疗。

3. 造影剂肾病

术前肾功能异常的患者，术中使用造影剂有增加其患造影剂肾病的风险，故术中应尽量少用造影剂，推荐最大造影剂用量＝5mL×体质量（kg）/基础血清肌酐（mg/dL）。术前及术中应持续水化治疗，在患者心功能允许的情况下，术前6～12小时开始静脉滴注0.9%氯化钠注射液（约每分钟60滴），水化治疗可持续至术后12～24小时，同时持续监测患者的尿量、尿常规、肾功能等指标。

（詹惠敏、陈春莉、丁卡娜）

第七节　经皮髂动脉介入术的护理

一、概述

（一）相关知识简介

主髂动脉闭塞症（aortoiliac occlusive disease，AIOD）是指肾下腹主动脉及髂动脉狭窄或闭塞引起的下肢和/或盆腔组织及脏器的缺血性疾病，其临床表现为臀肌或下肢活动后疼痛，即间歇性跛行，如果病情持续加重，会引起慢性严重下肢缺血，影响患者的生活质量，甚至危及生命。流行病学调查显示，60岁以下人群外周动脉硬化闭塞性疾病的发病率为2.5%，75岁以上人群的发病率达20%，其中1/3的患者会发生AIOD。AIOD最常见的病因是动脉粥样硬化，其他少见病因包括血栓闭塞性脉管炎或大动脉炎等。

根据泛大西洋介入协会专家共识，髂动脉病变可分为A、B、C、D四种类型。A型是指单侧或双侧髂总动脉狭窄或髂外动脉狭窄段<3cm；B型是指肾下腹主动脉狭窄<3cm，或单侧髂总动脉闭塞，或狭窄病变累及髂外动脉但未累及股总动脉，或单侧髂外动脉闭塞，但不累及髂内动脉和股总动脉；C型是指双侧髂总动脉闭塞，双侧髂外动脉狭窄，但未累及股总动脉，或单侧髂外动脉狭窄累及股总动脉，或单侧髂外动脉闭塞，累及髂内动脉或股总动脉，或单侧髂外动脉闭塞，伴严重钙化；D型是指肾下腹主动脉闭塞，或腹主动脉、双侧髂动脉弥漫性病变且累及髂总动脉、髂外动脉及股总动脉，或双侧髂外动脉闭塞，或髂动脉狭窄合并需要治疗的腹主动脉瘤。随着人们对AIOD认识的加深和医疗技术水平的不断提高，腔内治疗成为AIOD的首选治疗方法。1964年，该疗法首次面世，经过半个多世纪的不断发展，AIOD腔内治疗的成功率可达90%～100%。

（二）髂动脉介入术的适应证

根据2014年美国心血管造影和介入学会（Society for Cardiovascular Angiography and Interventions，SCAI）发表的主髂动脉介入共识，主髂动脉严重狭窄被定义为狭窄>50%。根据共识几乎所有的主髂动脉外周动脉疾病都可以采用血管内介入治疗。尤其是A、B、C型的主髂动脉外周动脉疾病，血管内介入治疗优于内膜切除术，D型的病变也可以考虑行血管内介入治疗，但需由经验丰富的术者进行。根据共识的推荐，A型首选血管腔内治疗，B型更推荐血管腔内治疗，C型更推荐传统外科手术治疗，D型首选传统外科手术治疗。

（三）髂动脉介入术的简要手术步骤

1. 髂动脉瘤血管栓塞术

（1）穿刺病变对侧股动脉，成功后置入5F股动脉鞘，以150cm的J头导丝导引送入5F TIG造影导管，"翻山"至病变侧，行病变侧血管造影（图5-7-1），明确病变血管位置、血管直径、周围血管情况等。

（2）更换5F股动脉鞘为6F翻山鞘，经鞘管送入直径0.035in、长260cm的超滑交换导丝，沿交换导丝送入5F TIG导管，再沿TIG导管送入弹簧圈数个，依次栓塞髂动脉瘤。

（3）再次造影（图5-7-2），栓塞处若无内漏，依次退出导管，以6F血管缝合器缝合穿刺血管。再予弹力胶布加压包扎穿刺口，手术结束，送患者安返病房。

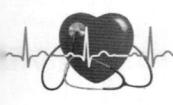

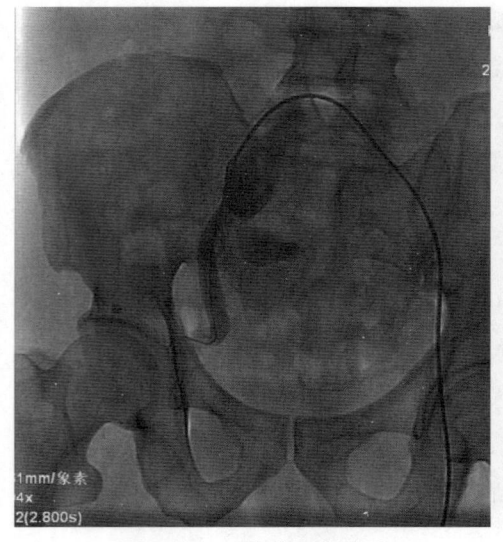

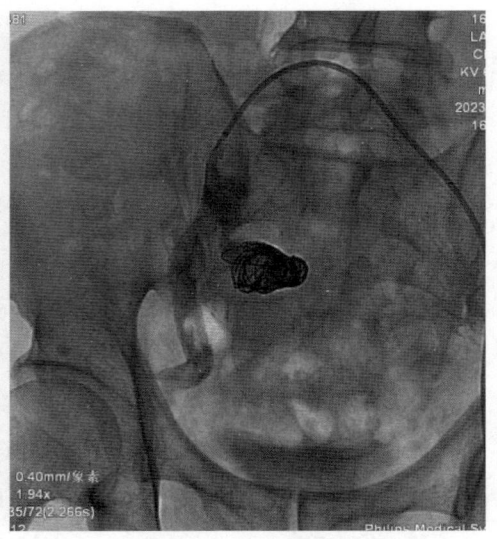

图5-7-1　髂动脉瘤造影　　　　　　图5-7-2　髂动脉瘤血管栓塞术后造影

2. 右髂动脉支架植入术

（1）穿刺右股动脉后置入6F股动脉鞘，经鞘管送入5F黄金标记PIG造影导管行腹主动脉造影，确定髂动脉病变位置、范围、长度，并测量血管直径，据此选择型号合适的支架。

（2）穿刺左股动脉后置入6F股动脉鞘，经鞘管送入5F PIG造影导管至腹主动脉。

（3）将右股动脉的6F鞘管更换为12F鞘管前，预置1把血管缝合器，经鞘管送入特硬导丝至升主动脉，沿特硬导丝送入大动脉覆膜锥形支架至右髂动脉病变处。经PIG导管注射造影剂，若显示支架定位准确则释放支架。

（4）在腹主动脉以高压注射器注射造影剂，若显示支架位置准确，与血管壁贴合良好，无内漏，则退出所有导管，并以血管缝合器缝合左、右股动脉，再予弹力胶布加压包扎。手术结束，观察患者生命体征平稳，送患者安返病房。

二、术前护理评估

（一）环境评估

导管室要求环境安全、宽敞清洁、光线明亮、温湿度适宜，空气消毒机正常运行，屏蔽设施完好。

（1）手术前一天晚上以空气净化机净化、消毒导管室空气。使用消毒液擦拭室内所有物品，包括手术床、加药治疗台、手术用长车等。

（2）保持室内温度22～25℃，湿度55%～60%。

（3）控制导管室人员，严防交叉感染。室内人员包括手术主刀医生1人、助手1～2人、跟台护士1人、跟台放射技师1人，总人数不超过5人。

（二）患者评估

（1）评估患者的病情、意识、合作程度以及踝肱指数（ankle brachial index，ABI）。

（2）手术知情同意书必须由手术主刀医生、患者及患者家属签署全名，且签署时间要具体到分钟。

（3）患者完善一般检查，包括血常规、血生化、凝血指标、肝炎标志物、艾滋病（AIDS）抗体、梅毒螺旋体抗体以及心电图、胸部X线，尤其要完成多普勒超声心动图、CTA及磁共振血管成像（MRA）检查。

（4）评估患者的生命体征、吸烟史、过敏史、家族史、既往史。

（5）评估患者的皮肤准备，如手术区域皮肤是否完整，有无备皮，有无皮疹及过敏。

（6）评估带入管道（包括中心静脉通道、外周静脉通道、胃管、导尿管及其他各种引流管）有无堵塞、折叠，以及引流物的颜色、性状和量。

三、一般护理

（一）常规准备

1. 物品准备

见表5-7-1。

表5-7-1　髂动脉介入术中常用物品准备

物品名称	数量
无菌手术包	1个
18号穿刺针	1个
带手柄刀片	1个

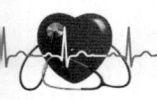

续表

物品名称	数量
无菌手套	2～3副
无菌手术衣	2～3件
无菌注射器	5mL的2个，10mL的3个
高压注射器套件	1套
碘伏消毒液	30～40mL
弹力胶布	长度20cm，2～3条
绷带（必要时）	1卷
高压连接管	1条
输液恒速泵	1～2个

2. 药品准备

见表5-7-2。

表5-7-2　髂动脉介入术中常用药品准备

药品名称及配制方法	用量、用法（遵医嘱）	用途
0.9%氯化钠注射液500mL＋肝素钠注射液3000U	500mL，倒入治疗盆中	冲管
盐酸利多卡因注射液1支（10mL/0.2g）＋0.9%氯化钠注射液10mL，1：1配制，或用原液	20mL，皮下注射	局部麻醉
肝素钠注射液1支（2mL/12 500U）＋0.9%氯化钠注射液10.5mL，配成1000U/mL	3000U，动脉注射	抗凝
造影剂，原液（注射前稀释）	50～100mL，高压注射	血管造影
硫酸阿托品注射液，原液	1mg/次，静脉注射	提升心率
重酒石酸间羟胺注射液1支（1mL/10mg）＋0.9%氯化钠注射液9mL，配成1mg/mL	1～2mg/次，静脉注射	升压
地塞米松磷酸钠注射液，原液	5～10mg/次，静脉注射	抗过敏
硫酸鱼精蛋白注射液1支（5mL/50mg），取2mL＋0.9%氯化钠注射液8mL，配成2mg/mL	5～10mg/次，静脉注射	止血

3. 仪器设备准备

包括DSA机、心电及有创血压监测仪、高压注射仪器、中心吸氧吸痰装置、袖带血压血氧监测仪、输液恒速泵，必要时备血管内超声（IVUS）成像系统。

（二）常规护理

1. 核查

（1）与病房护士规范交接。核对患者身份，包括病区、床号、姓名、住院号、年龄、性别、疾病种类、手术名称、手术方式、手术日期、手术医生。

（2）向患者及家属做好术前宣教，简要告知手术过程及手术所需时间。确认患者已脱除内衣裤、活动心电监护仪，卸除身上所有饰物及义齿，排空大小便，着病号服，更换导管室室内鞋，戴无菌口罩及帽子进入导管室。

2. 常规监护

建立静脉通道，连接心电监护仪，心电连接线注意避开胸腹部X线透射区域，以免干扰手术进程。连接有创压力监测管，确保管道内无残留气泡，接口连接紧密并校准零位后使用。

3. 用物开启

（1）开启无菌手术包，合理摆放包内各种物品，按需向治疗盆内倒入0.9%氯化钠注射液500mL及肝素钠注射液3000U。

（2）协助术者穿手术衣。开启耗材前与术者核对耗材名称、有效日期、型号，开启时注意勿污染材料内面、避免跨越无菌区域，开启后及时记录，并张贴所用材料二维码。打开各种材料和物品，根据需要依次递送给术者，所有操作严格遵守无菌原则。

四、专科护理

（一）一般专科护理

1. 体位管理

确保手术床平整，协助患者仰卧，解开衣扣，将其衣服背面往其腰腹部牵拉平整，勿垫在臀部，以防术中浸湿。将患者的裤子褪至膝关节以下，充分暴露患者的腹股沟部皮肤，并注意保护患者隐私及保暖。嘱患者双手自然放松，放在身体两侧，勿放在胸腹部或腹股沟位置，以防术中影响X线透射，双腿自然伸直放松，略微展开，勿并拢，术中保持安静，勿随意移动，以免影响手术穿刺、进管等操作。

2. 特殊耗材准备

见表5-7-3、表5-7-4。

表5-7-3　髂动脉瘤血管栓塞术中特殊耗材准备

耗材名称	数量	用途
5F股动脉鞘	1条	穿刺股动脉
6F翻山鞘	1条	交换5F股动脉鞘
5F TIG造影导管	1条	髂动脉造影
直径0.035in、长150cm的J头导丝	1条	导引导管进入动脉
直径0.035in、长260cm的超滑交换导丝	1条	导引弹簧圈进入髂动脉
外周血管弹簧圈栓塞器	数个	栓塞髂动脉瘤
血管缝合器	1把	缝合股动脉

表5-7-4　髂动脉支架植入术中特殊耗材准备

耗材名称	数量	用途
6F股动脉鞘	2条	穿刺股动脉
12F股动脉鞘	1条	交换6F股动脉鞘
5F黄金标记PIG造影导管	1条	腹主动脉造影
直径0.035in、长150cm的J头导丝	1条	导引导管进入动脉
特硬导丝	1条	导引支架进入髂动脉
髂动脉支架	1个	覆盖髂动脉病变
6F血管缝合器	1把	缝合右股动脉
血管缝合器	1把	缝合左股动脉

3. 消毒及铺巾

消毒患者双侧腹股沟，用消毒液以穿刺口为中心向周围涂擦，上平脐，下至大腿中部，两侧至大腿外侧中线，用两个消毒刷分别涂擦一遍，穿刺进针前再次以碘伏消毒。铺巾时既要显露穿刺口，又要尽量减少穿刺口周围皮肤的暴露。遵循先近后远的原则，避免污染术者胸前无菌区域。

（二）特殊专科护理

1. 监测病情

定时测量血压、脉搏及呼吸，注意神志变化。密切观察肢端的血液循环情况，包括足趾的颜色、温度、运动情况及足背、胫后动脉搏动情况。

2. 疗效评价

造影显示血管腔通畅，狭窄＜30%，血管病变两端收缩压压差＜10mmHg，血管内膜无夹层、无撕裂、无血栓等为介入治疗成功的评价标准。

3. 人文关怀

手术采用局麻，患者意识清醒，而手术过程需要患者全程配合，因此术中要经常查看患者情况，重视其主诉，并嘱患者勿移动身体，严防支架释放过程中因患者移动造成支架移位或脱落等。

4. 切口护理

协助术者按压穿刺口15～20分钟后进行加压包扎。必要时遵医嘱使用硫酸鱼精蛋白注射液5～10mg对抗术中所用肝素以止血，使用硫酸鱼精蛋白前要静脉推注地塞米松磷酸钠注射液5mg以防过敏。严密观察患者有无心率慢、血压低、面色苍白等血管迷走神经反射的表现，若有，应及时遵医嘱予以处理。

5. 术后宣教

嘱患者术后卧床24小时，穿刺侧肢体制动12小时。穿刺侧肢体可平移，但不能屈曲。嘱患者饮食宜清淡易消化，多喝水，并习惯于床上大小便。告知患者口服抗凝药及降压药的重要性。嘱患者若有下腹及腰背部胀痛等不适及时告知医护人员。

五、并发症的观察及处理

1. 动脉夹层或破裂

导丝刺破血管、不合适的球囊或支架可能引起下肢动脉夹层甚至破裂等严重并发症，造影的时候可发现动脉夹层或造影剂外渗。手术过程中，尤其是球囊扩张或支架植入后应严密观察患者有无疼痛、烦躁不安、血压下降等情况，关注患者主诉。必要时植入覆膜支架覆盖破口或夹层段血管。

2. 假性动脉瘤和穿刺点出血

手术过程中要随时观察患者股动脉区域有无搏动性肿块以及局部出血等假性动脉瘤和穿刺点出血的症状，发现异常要及早压迫止血。

3. 术中血栓形成及脱落

术中导丝导管通过硬化闭塞处时可导致不稳定的斑块或血栓松动、脱落，另外导丝导管通过血管、球囊或支架进入血管时可导致血管内膜损伤，形成大量微血栓，这些微血栓随血流运动至血管远端可致动脉或侧支循环堵塞。血栓或斑块往往阻塞小动脉，特别是微血栓可堵塞细小动脉及终末动脉，介入治疗难以到达这些病变部位，处理起来较为困难。因此术中需合理肝素化，术者应谨慎操作，术中关注患者的主诉，测量并比对四肢末端血氧饱和度有无差异，观察患侧肢体远端有无苍白、肿胀、冰凉感，询问患者有无肢端麻木、疼痛等不适。

（詹惠敏、陈春莉、丁卡娜）

第八节　经皮下肢动脉介入术的护理

一、概述

（一）相关知识简介

下肢动脉硬化闭塞症（lower extremity arteriosclerosis obliterans，LASO）是由于动脉粥样硬化造成下肢动脉内膜增厚、管腔狭窄或闭塞，病变肢体血液供应不足，引起间歇性跛行、皮温降低、疼痛乃至发生溃疡或坏死等临床表现的慢性进展性疾病，常为全身性动脉硬化血管病变的下肢表现。随着人们生活水平的提高和生活方式的变化，下肢动脉硬化闭塞症的发病率及就诊率在不断提高。有文献报道，国外75岁以上人群中此病的患病率达到20%，我国老年人群中LASO的患病率接近10%，男性患病率要高于女性。DSA可以准确显示病变部位、性质、范围和程度，是目前诊断LASO的金标准。下肢动脉硬化闭塞症的治疗方式主要有内科治疗、腔内介入治疗及外科手术治疗。随着支架材料的应用和发展，腔内介入治疗因其治疗周期短、安全性高、微创等优点成为现在临床应用最广泛的方法。

（二）下肢动脉介入术的适应证

（1）血管病变狭窄程度＞50%。

（2）病变血管狭窄两端压差＞10mmHg。

（3）患者下肢缺血症状明显，有间歇性跛行、静息痛，甚至出现溃烂、坏疽等。

（三）下肢动脉介入术的禁忌证

（1）凝血功能严重异常，存在严重出血及抗凝禁忌证，经内科治疗无法得到纠正。

（2）全身重要脏器功能严重不全。

（3）合并或可能合并其他血管腔内介入治疗禁忌证。

（4）合并造影剂等所用药物应用禁忌证。

（5）血栓闭塞性脉管炎。

（6）踝关节以上的严重坏疽。

（四）下肢动脉介入术的简要手术步骤

1. 右胫动脉闭塞支架植入术

（1）顺行穿刺右股动脉，成功后置入4F股动脉鞘，经鞘管注入造影剂显示右侧股浅动脉、股深动脉、腘动脉、膝下胫前动脉及胫后动脉、腓动脉、足部细小动脉（图5-8-1），以明确闭塞段血管及侧支血管情况。

（2）将4F股动脉鞘更换为5F桡动脉长鞘，经鞘管送入长度为300cm的V18导丝，沿导丝送入椎动脉导管导引各种指引导丝（如XTA、POLI200等），尝试开通闭塞段血管后，注射造影剂，如显示导丝位于血管真腔，则以外周血管球囊扩张血管病变处，再送入型号合适的外周血管支架。

（3）复查造影（图5-8-2），如右胫动脉全程显影，血管腔内血流通畅，未见明显限流性夹层，则依次退出各导管，按压股动脉穿刺口20～30分钟后以弹力绷带加压包扎，结束手术，送患者安返病房。

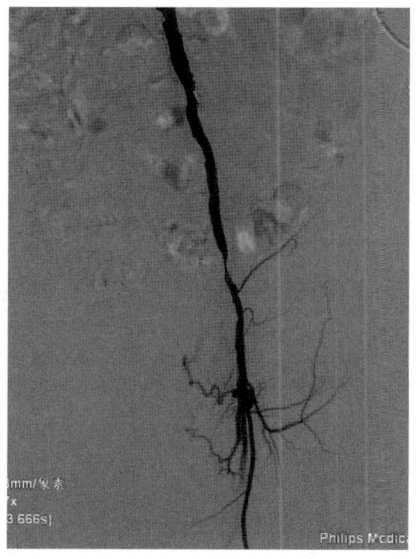

图5-8-1　下肢动脉狭窄造影

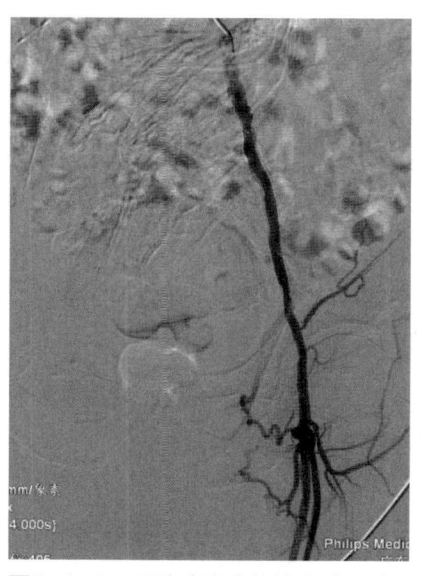

图5-8-2　下肢动脉支架植入术后造影

2. 左股浅动脉闭塞支架植入术

（1）穿刺右股动脉，成功后置入6F翻山鞘至左股总动脉开口，注射造影剂可见左股浅动脉开口至中段完全闭塞，其余血管显影良好。

（2）经翻山鞘送SIM1造影导管支撑超滑交换导丝，尝试于股浅动脉开口。同时在路径图下逆行穿刺左股浅动脉远端，放置鞘管，经鞘管送入外周球囊，在球囊支撑下送导丝逆行通过股浅动脉闭塞段。正、逆向导丝在股浅动脉开口处汇合，将逆向导丝顺利送入SIM1导管内，建立导丝通路后以外周球囊对闭塞段血管进行扩张，血管开通后送入型号合适的外周血管支架。造影复查如显示血管内血流通畅，未见明显限流性夹层，则依次退出各导管。

（3）右股动脉以血管缝合器缝合止血后以弹力胶布加压包扎。右股浅动脉远端穿刺口压迫10～15分钟止血后，以弹力绷带加压包扎。送患者安返病房。

二、术前护理评估

（一）环境评估

导管室要求环境安全、宽敞清洁、光线明亮、温湿度适宜，空气消毒机正常运行，屏蔽设施完好。

（1）手术前一天晚上以空气净化机净化、消毒导管室空气。使用消毒液擦拭导管室所有物品，包括手术床、加药治疗台、手术用长车等。

（2）保持室内温度22～25℃，湿度55%～60%。

（3）控制导管室人员，严防交叉感染。室内人员包括手术主刀医生1人、助手1～2人、跟台护士1人、跟台放射技师1人，总人数不超过5人。

（二）患者评估

（1）评估患者的病情、意识、合作程度。尤其要评估患者下肢缺血症状的严重程度，以及踝肱指数（ABI）。

（2）手术知情同意书必须由手术主刀医生、患者及患者家属签署全名，且签署时间要具体到分钟。

（3）患者完善一般检查，包括血常规、血生化、凝血指标、肝炎标志物、艾滋病（AIDS）抗体、梅毒螺旋体抗体，以及心电图、胸部X线，完善血管超声检查，评估病变动脉狭窄或闭塞的程度、范围等情况。

（4）评估患者的生命体征、吸烟史、过敏史、家族史、既往史。

（5）评估患者的皮肤准备，如手术区域皮肤是否完整，有无备皮，有无皮疹及过敏。

（6）评估带入管道（包括中心静脉通道、外周静脉通道、胃管、导尿管及其他各种引流管）有无堵塞、折叠，以及引流物的颜色、性状和量。

三、一般护理

（一）常规准备

1. 物品准备

见表5-8-1。

表5-8-1　下肢动脉介入术中常用物品准备

物品名称	数量
无菌手术包	1个
18号穿刺针	1个
带手柄刀片	1个
无菌手套	2～3副
无菌手术衣	2～3件
无菌注射器	5mL的2个，10mL的3个
三联三通	1个
螺纹注射器	1个
压力换能器	1个
碘伏消毒液	30～40mL
弹力胶布	长度20cm，2～3条
弹力绷带	1卷
输液恒速泵	1～2个

2. 药品准备

见表5-8-2。

表5-8-2　下肢动脉介入术中常用药品准备

药品名称及配制方法	用量、用法（遵医嘱）	用途
0.9%氯化钠注射液500mL＋肝素钠注射液3000U	500mL，倒入治疗盆中	冲管
盐酸利多卡因注射液1支（10mL/0.2g）＋0.9%氯化钠注射液10mL，1：1配制，或用原液	20mL，皮下注射	局部麻醉
肝素钠注射液1支（2mL/12 500U）＋0.9%氯化钠注射液10.5mL，配成1000U/mL	3000U，动脉注射	抗凝
造影剂，原液（注射前稀释）	50～100mL，高压注射	血管造影
硫酸阿托品注射液，原液	1mg/次，静脉注射	提升心率
重酒石酸间羟胺注射液1支（1mL/10mg）＋0.9%氯化钠注射液9mL，配成1mg/mL	1～2mg/次，静脉注射	升压
地塞米松磷酸钠注射液，原液	5～10mg/次，静脉注射	抗过敏
硫酸鱼精蛋白注射液1支（5mL/50mg），取2mL＋0.9%氯化钠注射液8mL，配成2mg/mL	5～10mg/次，静脉注射	止血
尿激酶	20～25万U，动脉注射	溶栓

3. 仪器设备

包括DSA机、中心吸氧吸痰装置、血压血氧监测仪、简易呼吸囊、输液恒速泵，必要时备血栓抽吸机、血管内超声（IVUS）成像系统。

（二）常规护理

1. 核查

（1）与病房护士规范交接。核对患者身份，包括病区、床号、姓名、住院号、年龄、性别、疾病种类、手术名称、手术方式、手术日期、手术医生。

（2）向患者及家属做好术前宣教，简要告知手术过程及手术所需时间。确认患者已脱除内衣裤、活动心电监护仪，卸除身上所有饰物及义齿，排空大小便，着病号服，更换导管室室内鞋，戴无菌口罩及帽子进入导管室。

2. 常规监护

建立静脉通道，连接心电监护仪，心电连接线注意避开胸腹部X线透射区域，以免干扰手术进程。连接有创压力监测管，确保管道内无残留气泡，接口连接紧密，并校准零位后使用。

3. 用物开启

（1）开启无菌手术包，合理摆放包内各种物品，按需向治疗盆内倒入0.9%

氯化钠注射液500mL及肝素钠注射液3000U。

（2）协助术者穿手术衣。开启耗材前与术者核对耗材名称、有效日期、型号，开启时注意勿污染材料内面、避免跨越无菌区域，开启后及时记录，并张贴所用材料二维码。打开各种材料和物品，根据需要依次递送给术者，所有操作严格遵守无菌原则。

四、专科护理

1. 体位管理

确保手术床平整，协助患者仰卧，解开患者衣扣。嘱患者双手自然放松，放在身体两侧，勿放在胸腹部或腹股沟位置，以防术中影响X线透射，双腿自然伸直放松，略微展开，勿并拢，术中保持安静，勿随意移动身体，以免影响手术穿刺、进管等操作。褪去患者患侧肢体裤腿后妥善放置，另一侧裤腿褪至膝关节以下。部分患者需与DSA机机头反方向平卧，以便DSA机能顺利透视患者下肢血管，因此患者头部需放置镂空头架，并将氧气管放入头架内，调节氧流量为3～4L/min，以防术中无菌手术大单遮盖患者头部后影响其呼吸。

2. 特殊耗材准备

见表5-8-3。

表5-8-3　下肢动脉介入术中特殊耗材准备

耗材名称	数量	用途
4F股动脉鞘	1条	置入股动脉
5F桡动脉长鞘	1条	交换4F股动脉鞘
6F股动脉鞘	1条	置入下肢动脉
6F翻山鞘	1条	置入股动脉
5F椎动脉造影导管	1条	动脉造影
300cm V-18导丝	1条	导引导管进入动脉
直径0.035in、长260cm的超滑交换导丝	1条	导引导管进入动脉
直径0.014in的指引导丝	数条	通过下肢动脉闭塞段
6F或8F血管缝合器	1把	缝合股动脉
各种型号外周血管球囊	数个	扩张狭窄病变
外周血管支架	1～2个	植入狭窄段血管
压力泵	1个	扩张球囊或支架

3. 消毒及铺巾

对患者双侧腹股沟进行消毒，用消毒液以穿刺口为中心向周围涂擦，上平脐，下至大腿中部，两侧至大腿外侧中线，用两个消毒刷分别涂擦一遍；消毒患者整个患侧下肢，按无菌原则在腹股沟及患侧下肢铺设无菌治疗巾。铺巾时既要显露穿刺口，又要尽量减少穿刺口周围皮肤的暴露。遵循先近后远的原则，避免污染术者胸前无菌区域。

4. 支架释放后的疗效评价

通常用介入治疗后的造影检查来明确腔内介入治疗是否成功。以下标准表示介入治疗成功。

（1）病变血管闭塞段有通畅血流通过。

（2）重度狭窄血管治疗后残余狭窄<30%。

（3）术前患肢足背动脉或胫后动脉无搏动或搏动微弱的患者术后可触及足背动脉或胫后动脉搏动或搏动明显增强。

（4）患肢ABI较术前明显升高。

5. 人文关怀

下肢动脉介入治疗手术时间较长，需要患者耐心配合手术，保持下肢制动。尤其是下肢远端病变的手术，需要患者反方向躺卧，这意味着患者头面部要被无菌巾完全遮盖，且手术医生需要在患者头部放置的头架上操作术中各种器械，凡此种种均会加重患者恐惧、焦虑的心理，因此术中应给予患者心理疏导，充分解释，时常陪伴，并关注患者有无因无菌巾遮盖引起的呼吸不畅、闷热汗湿等情况，手术过程中在不影响无菌原则的情况下尽量掀开无菌巾，让患者透气，并注意头架内充足的氧气供应，严防患者缺氧。球囊扩张血管狭窄病变时会阻断血流，常引起下肢剧痛，应做好解释工作，必要时按医嘱予镇痛药物。

6. 切口护理

协助术者按压穿刺口15～20分钟后进行加压包扎。必要时遵医嘱使用硫酸鱼精蛋白注射液5～10mg对抗术中所用肝素以止血，使用硫酸鱼精蛋白前需静脉推注地塞米松磷酸钠注射液5mg以防过敏。严密观察患者有无心率慢、血压低、面色苍白等血管迷走神经反射的表现，若有，应及时遵医嘱予以处理。

7. 术后宣教

嘱患者术后卧床24小时，穿刺侧肢体制动12小时。穿刺侧肢体可平移，但不能屈曲。嘱患者饮食宜清淡易消化，多喝水，并习惯于床上大小便。告知患者口服抗凝药及降压药的重要性。嘱患者若有下腹及腰背部胀痛等不适及时告知医护人员。

五、并发症的观察及处理

1. 急性下肢动脉血栓形成或栓塞

术中球囊扩张病变血管时损伤血管内膜，或导丝导管反复在血管腔内操作刺激造成动脉痉挛，或进行腔内治疗时未及时使用肝素钠注射液抗凝或用量不足或手术时间长未及时追加补充用量，均可引起急性下肢动脉血栓形成。术中导丝导管反复进出血管击落附壁血栓，或将斑块击碎后导致其脱落，栓子随血流流向肢体远端至末端均可造成栓塞。被堵塞的血管以下肢体可突发凉麻性疼痛，皮肤苍白冰凉，远端动脉搏动减弱甚至消失，时间较长后患肢会麻木，表现为手或足下垂。术中应密切观察患者反应，重视其主诉。术后查看肢体颜色、温度、感觉、活动情况等有无变化，触摸比对双侧足背动脉搏动有无差异，测量双侧足趾血氧饱和度有无变化，发现异常及时协助医生处理。

2. 下肢动脉远端夹层或穿孔

导丝反复进出下肢动脉远端细小血管，可能造成血管壁损伤，导致血管夹层甚至破裂穿孔。另外，急性缺血患者血流重建后可出现血流再灌注，导致骨-筋膜室综合征。因此术中应及时调整过深或位置不对的导丝的位置。术中加强观察，观察患者患侧肢体是否比术前肿胀，有无胀痛难忍、关节活动受限等不适，如有则及时报告医生，协助医生及时处理。

（詹意敏、谢缤纷、黄晓燕）

第九节　经皮下肢静脉介入术的护理

一、概述

（一）相关知识简介

深静脉血栓（deep venous thrombosis，DVT）是血液在深静脉腔内不正常凝结形成的，可阻塞静脉腔，导致静脉回流受阻，使肢体出现肿胀、皮温高、疼痛和功能障碍。深静脉血栓和肺栓塞（pulmonary embolism，PE）统称为静脉血栓栓塞（venous thromboembolism，VTE），是同一疾病在不同阶段的表现，以下肢深静脉血栓多见。

急性下肢深静脉血栓的形成主要有以下几种原因：①静脉血流滞缓；②静脉壁损伤；③血液高凝状态。而下肢深静脉血栓是导致肺动脉栓塞的主要原因，95%的肺动脉栓子来源于下肢深静脉血栓及盆腔静脉脱落的血栓，因此临床如何预防下肢深静脉血栓显得极其重要。

下腔静脉滤器（inferior vena cava filter，IVCF）是一种为预防下肢及盆腔静脉系统血栓脱落上行导致肺栓塞的过滤性装置。下腔静脉滤器的使用可以降低VTE患者新发肺梗死及肺梗死复发的概率，且手术简单、易于操作，成功率高达99%以上。国外在20世纪70年代已开展下腔静脉内置入滤器预防肺梗死的手术。目前滤器主要有临时滤器、永久性滤器和可取出滤器3类。随着工艺和材料技术的改进，下腔静脉滤器置入术预防肺梗死已是一种被广泛认可的安全、有效的治疗手段，其使用率在逐渐增高。

（二）下腔静脉滤器置入的适应证

1. 绝对适应证

（1）已经发生肺动脉栓塞或下腔静脉、髂静脉、股静脉、腘静脉血栓形成的患者有下列情况之一者：①存在抗凝治疗禁忌证。②在抗凝治疗过程中发生出血等并发症。③经充分抗凝治疗后仍复发肺动脉栓塞或因各种原因不能达到充分抗凝。

（2）肺动脉栓塞，同时存在下肢深静脉血栓形成。

（3）髂静脉、股静脉或下腔静脉有游离血栓或大量血栓。

（4）被诊断为易栓症且反复发生肺动脉栓塞。

（5）急性下肢深静脉血栓形成，欲行导管溶栓或血栓清除。

2. 相对适应证

主要为预防性滤器置入，需要谨慎。

（1）严重创伤，伴有或可能发生下肢深静脉血栓，包括闭合性颅脑损伤、脊髓损伤、下肢多发性长骨骨折。

（2）临界性心肺功能储备伴有下肢深静脉血栓形成。

（3）慢性肺动脉高压伴高凝状态。

（4）患者具有下肢深静脉血栓形成的高危因素，如肢体长期制动、需要重症监护者。

（5）高龄、长期卧床伴高凝状态。

（三）下腔静脉滤器置入的禁忌证

1. 绝对禁忌证

慢性下腔静脉血栓，下腔静脉重度狭窄。

2. 相对禁忌证

（1）严重大面积肺动脉栓塞，病情凶险，患者已生命垂危。

（2）伴有菌血症或毒血症。

（3）未成年。

（4）下腔静脉直径大于或等于备用滤器的最大直径。

（四）下腔静脉滤器取出的适应证

（1）临时性滤器或可取出滤器。

（2）滤器置入术后时间未超过说明书规定的期限。

（3）造影证实腘静脉、股静脉、髂静脉及下腔静脉内无游离漂浮血栓和新鲜血栓或经治疗后上述血管内血栓消失。

（4）预防性置入滤器后，经过其他治疗已经不需要滤器。

（五）下腔静脉滤器取出的禁忌证

（1）永久性滤器置入术后。

（2）可取出滤器置入时间已超过说明书所规定期限。

（3）造影证实腘静脉、股静脉、髂静脉和下腔静脉内仍有游离漂浮的血栓和较多新鲜血栓。

（4）已有肺动脉栓塞或肺动脉栓塞高危者（如易栓症）。

（六）下腔静脉滤器置入的简要手术步骤

（1）患者俯卧，局部麻醉后多普勒超声定位穿刺病变侧腘静脉，成功后置入6F鞘管，经鞘管注入造影剂后股静脉及髂静脉显影，明确狭窄或闭塞段血管以及附着有血栓的血管部位。

（2）患者由俯卧翻转为仰卧，消毒、铺巾、局部麻醉后穿刺健侧股静脉，置入6F鞘管，经鞘管送入150cm的J头导丝至下腔静脉，沿J头导丝送入6F PIG造影导管，行下腔静脉造影，了解下腔静脉的形态、管径，有无血管迂曲、腔内血

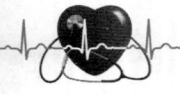

栓、解剖变异，确定双侧肾静脉开口的位置。

（3）撤出PIG导管后置入滤器输送鞘，然后经输送鞘将滤器缓缓送入，X线下反复核对肾静脉位置无误后，在左、右肾静脉下缘释放下腔静脉滤器，后行下腔静脉造影复查血管，观察滤器形态、滤器有无倾斜及倾斜程度、滤器顶点与肾静脉之间的距离。

（4）滤器置入后，向腘静脉鞘管内送入加硬超滑导丝或V-18导丝或PILOT 200导丝，开通闭塞段血管后，以外周血管球囊扩张狭窄段血管。注射造影剂可见病变侧下肢静脉血流通畅，但有大量血栓影。

（5）交换吸引导管至血栓段血管，予尿激酶10万～20万U行髂静脉-股静脉腔内溶栓后，再经负压吸引导管进行血栓抽吸。抽吸后观察，如患者无不适，生命体征无明显变化，经抽吸导管注入造影剂见髂静脉至股静脉血栓较前明显减少，血流通畅，则依次退出各导管，再拔出股静脉管及腘静脉管并分别压迫10～15分钟后止血，再予弹力绷带加压包扎，观察患者无不适，送患者安返病房。

（七）下腔静脉滤器取出的简要手术步骤

（1）确定滤器取出途径：可取出滤器需根据滤器取出钩的位置确定是经股静脉还是经颈内静脉取出。

（2）下腔静脉造影：临时性或可取出滤器在取出前需行下腔静脉超声或造影（图5-9-1），评估滤器取出的风险，如下肢静脉和/或下腔静脉内仍有较多游离血栓，对于临时性滤器，可适当延长滤器置入时间，也可考虑替换成可取出滤器或永久性滤器，而对于可取出滤器，则可考虑放弃取出，使之成为永久性滤器。

（3）取出滤器：对于临时性滤器，直接将与滤器相连留置管拉出体外即可；对于可取出滤器，需用专用回收鞘、导引管、鹅颈圈套器或三叶圈套器取出。

（4）检查滤器：观察滤器是否完整、有无断折，以及滤器内血栓的量及性质，必要时留取标本送病理检查。

（5）下腔静脉造影：取出滤器后血管造影复查（图5-9-2），观察下腔静脉管壁是否光滑、血流是否通畅、造影剂有无滞留，评估下腔静脉壁有无损伤。

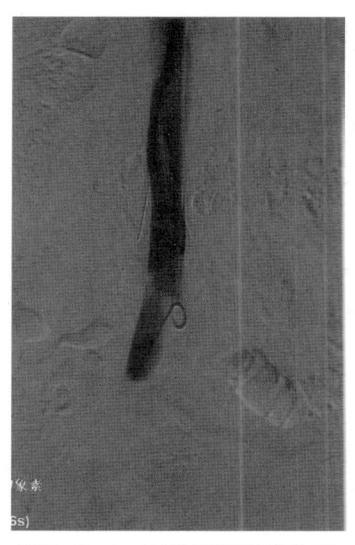

图5-9-1　下腔静脉滤器造影

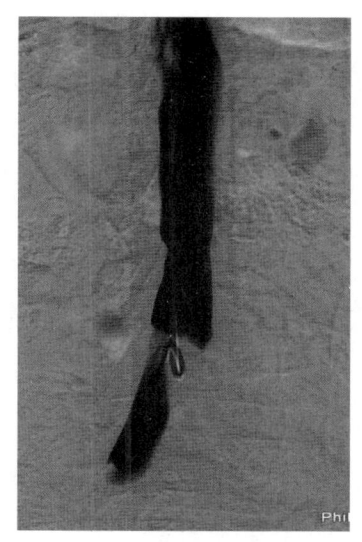

图5-9-2　下腔静脉滤器取出后造影

二、术前护理评估

（一）环境评估

导管室要求环境安全、宽敞清洁、光线明亮、温湿度适宜，空气消毒机正常运行，屏蔽设施完好。

（1）手术前一天晚上以空气净化机净化、消毒导管室空气。使用消毒液擦拭手术间所有物品，包括手术床、加药治疗台、手术用长车等。

（2）保持室内温度22～25℃，湿度55%～60%。

（3）控制导管室人员，严防交叉感染。室内人员包括手术主刀医生1人、助手1～2人、跟台护士1人、跟台放射技师1人，总人数不超过5人。

（二）患者评估

（1）评估患者的病情、意识、合作程度。患肢超声或/和血管造影检查情况，了解患者DVT的部位、范围、程度及性质。评估患者下肢颜色、肿胀程度、有无溃烂、能否活动等。

（2）患者手术知情同意书必须由手术主刀医生、患者及患者家属签署全名，且签署时间要具体到分钟。向患者和家属介绍滤器置入术或取出术的指征、操作过程、并发症及其处理。

（3）评估患者是否完善一般检查，包括血常规、血生化、凝血指标、肝炎标志物、艾滋病（AIDS）抗体、梅毒螺旋体抗体，以及心电图、胸部X线。

（4）评估患者的生命体征、吸烟史、过敏史、家族史、既往史。

（5）评估患者的皮肤准备，如手术区域皮肤是否完整，有无备皮，有无皮疹及过敏。

（6）评估带入管道（包括中心静脉通道、外周静脉通道、胃管、导尿管及其他各种引流管）有无堵塞、折叠，以及引流物的颜色、性状和量。

三、一般护理

（一）常规准备

1. 物品准备

见表5-9-1。

表5-9-1　下腔静脉滤器置入或取出术中常用物品准备

物品名称	数量
无菌手术包	1个
18号穿刺针	1个
带手柄刀片	1个
无菌手套	2～3副
无菌手术衣	2～3件
无菌注射器	5mL的2个，10mL的3个
高压注射器	1个
高压注射器套件	1套
碘伏消毒液	30～40mL
弹力胶布	长度20cm，2～3条
弹力绷带	1卷
输液恒速泵	1～2个

2. 药品准备

见表5-9-2。

表5-9-2　下腔静脉滤器置入或取出术中常用药品准备

药品名称及配制方法	用量、用法（遵医嘱）	用途
0.9%氯化钠注射液500mL＋肝素钠注射液3000U	500mL，倒入治疗盆中	冲管
盐酸利多卡因注射液1支（10mL/0.2g）＋0.9%氯化钠注射液10mL，1:1配制，或用原液	20mL，皮下注射	局部麻醉
肝素钠注射液1支（2mL/12 500U）＋0.9%氯化钠注射液10.5mL，配成1000U/mL	3000U，动脉注射	抗凝
造影剂，原液（注射前稀释）	50～200mL，高压注射	血管造影
硫酸阿托品注射液，原液	1mg/次，静脉注射	提升心率
重酒石酸间羟胺注射液1支（1mL/10mg）＋0.9%氯化钠注射液9mL，配成1mg/mL	1～2mg/次，静脉注射	升压
尿激酶	10～20万U，静脉注射	溶栓

3. 仪器设备

包括DSA机、彩色多普勒超声成像仪、中心吸氧吸痰装置、血压血氧监测仪、简易呼吸囊、输液恒速泵，必要时备血栓抽吸机、血管内超声（IVUS）成像系统。

（二）常规护理

1. 核查

（1）与病房护士规范交接。核对患者身份，包括病区、床号、姓名、住院号、年龄、性别、疾病种类、手术名称、手术方式、手术日期、手术医生。

（2）向患者及家属做好术前宣教，简要告知手术过程及手术所需时间。确认患者已脱除内衣裤、活动心电监护仪，卸除身上所有饰物及义齿，排空大小便，着病号服，更换导管室室内鞋，戴无菌口罩及帽子进入导管间。

2. 常规监护

建立静脉通道，连接心电监护仪，心电连接线注意避开胸腹部X线透射区域，以免干扰手术进程。连接有创压力监测管，确保管道内无残留气泡，接口连接紧密，并校准零位后使用。

3. 用物开启

（1）开启无菌手术包，合理摆放包内各种物品，按需向治疗盆内倒入0.9%氯化钠注射液500mL及肝素钠注射液3000U。

（2）协助术者穿手术衣。开启耗材前与术者核对耗材名称、有效日期、型号，开启时注意勿污染材料内面、避免跨越无菌区域，开启后及时记录，并张贴所用材料二维码。打开各种材料和物品，根据需要依次递送给术者，所有操作严格遵守无菌原则。

四、专科护理

1. 体位管理

部分深静脉血栓患者需穿刺腘静脉，因此需要患者俯卧位或侧卧位。协助患者在手术床上按手术需求正确躺卧，头偏向一侧，双手自然放松，放在身体两侧，裤腿褪至小腿处，腘静脉穿刺成功并置入鞘管，行髂静脉造影明确血栓部位后，协助患者仰卧，再进行腹股沟处皮肤消毒、铺巾，行股静脉穿刺。

2. 特殊耗材准备

见表5-9-3。

表5-9-3　下肢静脉介入术中特殊耗材准备

耗材名称	数量	用途
5F、6F血管鞘	各2条	置入股静脉、腘静脉
8F血管鞘（必要时）	1条	置入股静脉
5F VER135°造影导管	1条	下肢静脉造影
5F PIG145°造影导管	1条	下肢静脉造影
6F MPA导管	1条	下肢静脉造影
300cm V-18导丝	数条	开通闭塞血管
260cm加硬超滑交换导丝	数条	开通闭塞血管
PILOT 200导丝	数条	开通闭塞血管
可回收下腔静脉滤器装置	1条	阻挡血栓进入心脏
6F输送长鞘（下腔静脉滤器自带）	1条	引导下腔静脉滤器进入下腔静脉
抽吸导管	1条	抽吸血栓
各种型号外周血管球囊	数个	扩张狭窄病变
外周血管支架（必要时）	1~2个	置入狭窄段血管
压力泵	1个	扩张球囊或支架
5F鞘管	1条	穿刺股静脉
5F PIG造影导管	1条	下腔静脉造影
6F滤器回收鞘	1条	导引器械进入下腔静脉
圈套器（直径20mm）	1条	抓捕回收滤器

3. 尿量和肾功能监测

术中严密监测患者的尿量和肾功能。术中抽吸血栓时，正常红细胞会被导管内向后方快速喷射的水流破坏，从而释放血红蛋白、钾离子、肌苷等物质，血浆游离血红蛋白量超过结合珠蛋白的结合能力及近端肾小管的重吸收能力时，可引起血红蛋白尿。尿液所含血红蛋白水平不同时，其颜色可呈浓茶色、深褐色、葡萄酒色，甚至酱油色。因此，术中需密切关注患者尿量、尿液性状及颜色变化，必要时留置导尿管。

4. 人文关怀

手术采用局麻，患者意识清醒，而手术过程需要患者全程配合，因此需与患者加强沟通，尤其是患者需要俯卧时，其头颈长时间偏向一侧，可引起不适，同时胸腹部受压可引起呼吸不畅。术前应与患者充分沟通，解释手术过程，以取得其理解与配合。术中陪侍患者身旁，定期协助其头颈部左右两边交替摆放，胸腹部垫软枕，以缓解手术时间较长引起的不适。手术进程中，患者需要从俯卧位转为仰卧位时，应先升高球管，将手术床调至最低，并确保手术床固定不晃动，然后协助术者用无菌巾严密包裹腘静脉管道，再协助患者在手术床上翻身，注意护住患者身体并严防患者坠床。嘱咐患者勿随意移动身体，严防支架释放过程中因其移动造成支架移位或脱落。

五、并发症的观察及处理

1. 出血及周围局部血肿

手术过程中要随时观察患者腹股沟或腘静脉穿刺区域有无肿块及局部出血等症状，如有及早压迫止血。手术结束前加压包扎伤口时保持患肢伸直，关注切口敷料情况。

2. 肺动脉栓塞

肺动脉栓塞可以发生在滤器置入后的任何时间，大多数情况是患者高凝状态持续存在、滤器顶部血栓脱落、滤器变形或倾斜导致滤过效果下降所致。坚持抗凝可能会避免或减少肺栓塞的再发生。术中要重视患者主诉，关注患者有无心慌、胸闷、气喘、胸痛、咳嗽、咯血、发绀等肺栓塞症状。

（詹惠敏、黄小梅、丁卡娜）

主要参考文献

[1] 尤黎明，吴瑛．内科护理学[M]．6版．北京：人民卫生出版社，2017．

[2] 侯桂华，霍勇．心血管介入治疗护理实用技术[M]．2版．北京：北京大学医学出版社，2017．

[3] 李小寒，尚少梅．基础护理学[M]．6版．北京：人民卫生出版社，2017．

[4] 种丹丹，侯莉．基于ERAS理念的护理模式在冠心病患者冠脉造影支架术后护理中的应用[J]．心理月刊，2021（16）：170-172．

[5] 王慧．经多路径穿刺行冠脉造影术的护理体会[J]．当代护士（上旬刊），2020，27（7）：36-38．

[6] 张羿，陈芬，皮文婕，等．简化手指操对冠状动脉造影术后桡动脉闭塞及相关并发症的预防作用[J]．蚌埠医学院学报，2022，47（2）：278-280．

[7] 简素仪，刘金香．细节护理结合踝泵运动对下肢骨折患者术后深静脉血栓的预防效果观察[J]．罕少疾病杂志，2021，28（4）：92-93．

[8] 徐云云，张翠竹，章天华．对心血管内科冠脉造影术前及术后的护理分析[J]．影像研究与医学应用，2020，4（15）：233-234．

[9] 冯晋红．预警性护理预防经皮冠状动脉介入治疗术患者血管迷走神经反射的作用[J]．中国药物与临床，2021，21（10）：1792-1794．

[10] 赵昌莉，青龙，冯琳，等．心脏介入术后并发血管迷走神经反射的抢救护理[J]．实用临床护理学电子杂志，2020，5（8）：153．

[11] 赵猛，孟祥君，信真真，等．介入术前应用地塞米松预防非离子型造影剂过敏反应的临床价值研究[J]．人人健康，2019（22）：215．

[12] 赵霞，朱丛丛．冠状动脉介入碘造影剂致过敏反应的研究现状[J]．中国循证心血管医学杂志，2018，10（10）：1274-1275．

[13] 郭续彩．研究经桡动脉穿刺行经皮冠状动脉介入治疗冠心病的并发症护理对策[J]．中国现代药物应用，2019，13（3）：188-189．

[14] 林小翠，刘雪梅，顾玉琴．心脏介入诊疗术后并发心脏压塞的临床观察和护理对策[J]．智慧健康，2020，6（29）：91-93．

[15] 吴斌，吴金荣，吴小昌．基层医院外伤性急性心脏压塞的救治体会（附11例报道）[J]．浙江创伤外科，2021，26（2）：274-275．

[16] 陈娜，林锐波，李楚红．改良的TR-Band桡动脉充气止血绑带与弹力绷带加压包扎在经桡动脉行冠脉介入的比较[J]．岭南急诊医学杂志，2020，25（6）：582-584．

[17] 王淑芳，何叶，潘赟．改良血压计袖带压迫止血法在肝癌介入术后的应用研究[J]．中国当代医药，2017，24（29）：161-163．

[18] 吴思婧，傅明洁，刘巍，等．2018 ESC/EACTS心肌血运重建指南解读[J]．中国循环杂志，2018，33（z1）：6-9．

[19] 易东，鄢华．冠状动脉栓塞的研究进展[J]．中国介入心脏病学杂志，2021，29（1）：48-50．

[20] VENDITTELLI P S，BOTROS B，ROSMAN H S，et al．Coronary artery embolism：two case reports and a review of the literature[J]．Am J Med Sci，2019，357（4）：333-337．

[21] 林塞，奇特卡拉，迪马里奥．冠状动脉介入治疗并发症手册[M]．石宇杰，田新利，李俊峡，主译．天津：天津科技翻译出版公司，2019．

[22] 于冠华．急性ST段抬高型心肌梗死患者行经皮冠状动脉介入（PCI）术中无复流的临床护理配合及效果[J]．实用临床护理学电子杂志，2018，3（17）：61，73．

[23] 黄瑶，张志．经皮冠脉介入治疗相关无复流现象的研究进展[J]．锦州医科大学学报，2023，44（1）：103-112，封3．

[24] 覃小梅．探究急诊经皮冠状动脉介入术中再灌注性无复流的护理措施[J]．智慧健康，2019（8）：90-91．

[25] 李宗庄，张陈匀，岳峰，等．桡动脉途径冠状动脉介入治疗中支架变形或脱载的原因及处理[J]．介入放射学杂志，2019，28（6）：521-524．

[26] 郑燕，吴志红．自制圈套器处理冠状动脉支架脱载1例[J]．中国介入心脏病学杂志，2019，27（3）：178-180．

[27] 宋蕾，李敏，薛艳．2型糖尿病患者左主干支架膨胀后脱载的术中护理[J]．医学影像学杂志，2018，28（2）：329-331．

[28] 葛均波，王伟民，霍勇．冠状动脉内旋磨术中国专家共识[J]．中国介入心脏病学杂志，2017，25（2）：61-66．

[29] 张慧平，赵迎，李辉，等．冠状动脉旋磨术围术期并发症分析[J]．中国介入心脏病学杂志，2018，26（1）：36-40．

[30] 温尚煜，尚瑞平，于宏颖，等．冠状动脉内旋磨术并发症分析、预防及处理技巧[J]．中国介入心脏病学杂志，2017，25（12）：677-681．

[31] 喻芳，曹教育，周晓娟，等．个性化护理在冠状动脉钙化病变病人冠脉旋磨术围手术期中的应用[J]．实用老年医学，2020，34（1）：98-101．

[32] 复旦大学附属中山医院心内科，上海市心血管病研究所，中国医师协会心血管内科医师分会，等．冠状动脉内斑块旋磨术护理中国专家共识[J]．中国介入心脏病学杂志，2020，28（3）：121-125．

[33] 任春晖，王伟民，缪国斌，等．血管内超声指导下行准分子激光消蚀术治疗冠状动脉内支架再狭窄的护理配合[J]．现代临床护理，2018，17（5）：14-17．

[34] 曹成富，马玉良，李琪，等．冠状动脉有创功能学检查研究进展[J]．中国介入心脏病学杂志，2021，29（3）：159-163．

[35] 中华医学会心血管病学分会，中华心血管病杂志编辑委员会．光学相干断层成像技术在冠心病介入诊疗中应用的中国专家共识[J]．中华心血管病杂志，2023，51（2）：109-124．

[36] 曲桂一，张姝兰，李敬涛，等．侵入性心脏电生理检查在快速心律失常诊断中的应用研究[J]．中国医药指南，2020，18（15）：24-26．

[37] 杨海涛．心内电生理检查及治疗时并发症的预防及处理[J]．吉林医学，2011，32（21）：4391-4392．

[38] 黄小梅，陈新梅，袁静．经皮心包穿刺行心外膜心动过速射频消融术的护理支持[J]．岭南心血管病杂志，2012，18（6）：634-635．

[39] 梁永红，黄春燕，冯佳慧．Ensite Navx系统指导下行室性早搏射频消融的护理[J]．护士进修杂志，2013，28（4）：327-328．

[40] 肖娴，游桂英．心脏射频消融术治疗快速心律失常后并发症研究进展[J]．成都医学院学报，2019，14（4）：548-550．

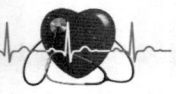
[41] 张会妮，王安杏．阵发性室上性心动过速射频消融术的围术期护理[J]．基层医学论坛，2008，12（36）：1067-1068．

[42] 李舰，徐美玲，孙晓红，等．介入手术中迷走神经反射的观察与护理[J]．当代护士（下旬刊），2017（2）：106-107．

[43] 蔡秀美，吴阿凤，吴美娥．经导管射频消融术后并发症的预防和护理[J]．实用心脑肺血管病杂志，2011，19（5）：853-854．

[44] 中华医学会心电生理和起搏分会，中国医师协会心律学专业委员会．室上性心动过速诊断及治疗中国专家共识（2021）[J]．中华心律失常学杂志，2022，26（3）：202-262．

[45] 胡大一，张建军．快速心律失常射频消融的实用技术[M]．北京：人民卫生出版社，2000．

[46] 秦容，曾莉钧，杨庆．经皮心包穿刺行心外膜射频消融术患者的临床观察和护理[J]．成都医学院学报，2016，11（3）：394-396．

[47] 朱斯悦．经导管射频消融治疗室性早搏的临床护理方法[J]．中西医结合心血管病电子杂志，2016，4（11）：91-92．

[48] 张澍．心律失常介入诊疗培训教程[M]．北京：人民卫生出版社，2018．

[49] 周莲，邓盛荣，周洪平，等．经皮心包穿刺行心外膜射频消融治疗致心律失常性右室心肌病室性心动过速2例护理体会[J]．中西医结合护理（中英文），2018，4（11）：186-188．

[50] 中华医学会心电生理和起搏分会，中国医师协会心律学专业委员会，中国房颤中心联盟心房颤动防治专家工作委员会．心房颤动：目前的认识和治疗建议（2021）[J]．中国心律失常学杂志，2022，26（1）：15-88．

[51] 贾翔，朱秀勤，时向民，等．CARTO三维标测指导房颤射频消融的术中配合及护理[J]．护士进修杂志，2009，24（22）：2065-2066．

[52] 李红．房颤射频消融术28例围术期观察与护理[J]．现代医学，2012，40（5）：590-592．

[53] 李锐，陆娟．射频消融术经导管治疗心房颤动的观察及护理[J]．现代护理，2006（5）：424-425．

[54] 王群，林文华．预防、发现和处理心房颤动冷冻消融的并发症[J]．中国心血管杂志，2019，24（5）：484-486．

[55] 张保俭，刘启明，秦奋，等．上腔静脉冷冻消融致膈神经麻痹及术后心房颤动复发再射频消融一例[J]．中国心脏起搏与心电生理杂志，2020，34（2）：177-179．

[56] 高勇莉，张萱．第二代冷冻球囊导管治疗阵发性心房颤动病人围术期的护理[J]．循证护理，2020，6（3）：286-288．

[57] 路桥，张先林，王洪巨．脉冲场消融在房颤中的应用进展[J]．江苏实用心电学杂志，2021，30（5）：322-327．

[58] 冯晓燕，李晓彤．心房颤动患者冷冻消融联合射频消融及左心耳封堵术的护理配合[J]．护理学杂志，2021，36（16）：50-52．

[59] MA C S, TSE H F, SANG C H, et al. A prospective randomized comparison between a fixed "2C3L" approach versus stepwise approach for catheter ablation of persistent atrial fibrillation[J]. Journal of the American College of Cardiology, 2013, 61（10）：E356.

[60] 黄尾平，何勃，余雯曦，等．Marshall静脉无水乙醇消融的操作规范[J]．中国心脏起搏与心电生理杂志，2022，36（3）：189-194．

[61] 苏爱静，王海江．房颤行Marshall静脉无水乙醇消融治疗的术中护理[J]．中国城乡企业卫生，2022，37（9）：104-106．

［62］ 郭莉．手术室护理实践指南［M］．北京：人民卫生出版社，2021．

［63］ 马长生，霍勇，方唯一，等 介入心脏病学［M］．2版．北京：人民卫生出版社，2012．

［64］ 尤黎明，吴瑛．内科护理学［M］．7版．北京：人民卫生出版社，2022．

［65］ 葛均波，徐永健，王辰．内科学［M］．9版．北京：人民卫生出版社，2018．

［66］ 中华医学会心电生理和起搏分会，中国医师协会心律学专业委员会．心脏再同步治疗慢性心力衰竭的中国专家共识（2021年修订版）［J］．中华心律失常学杂志，2021，25（6）：465-478．

［67］ WEISS R，KNIGHT B P，GOLD M R，et al．Safety and efficacy of a totally subcutaneous implantable-cardioverter defibrillator［J］．Circulation，2013，128（9）：944-953．

［68］ AL-KHATIB S M，STEVENSON W G，ACKERMAN M J，et al．2017 AHA/ACC/HRS guideline for management of patients with ventricular arrhythmias and the prevention of sudden cardiac death：a report of the American College of Cardiology/American Heart Association Task Force on Clinical Practice Guidelines and the Heart Rhythm Society［J］．Circulation，2018，138（13） e272-e391．

［69］ 华伟，牛红霞，李学斌，等．全皮下植入型心律转复除颤器的国内初步临床应用［J］．中华心律失常学杂志，2017，21（2）：112-116．

［70］ 李燕，王英．1例Micra无导线起搏器植入术患者的术中护理配合［J］．当代护士（上旬刊），2021（3）：155-156．

［71］ LAU C P，LEE K L F．Transcatheter leadless cardiac pacing in renal failure with limited venous access［J］．Pacing Clin Electrophysiol，2016，39（11）：1281-1284．

［72］ EL-CHAMI M F，SOEJIMA K，PICCINI J P，et al．Incidence and outcomes of systemic infections in patients with leadless pacemakers：data from the Micra IDE study［J］．Pacing Clin Electrophysiol，2019，42（8）：1105-1110．

［73］ 汤宝鹏，张澍，黄德嘉．无导线心脏起搏器，未来可期［J］．中华心律失常学杂志，2021，25（1）：5-9．

［74］ KUSUMOTO F M，SCHOENFELD M H，BARRETT C，et al．2018 ACC/AHA/HRS guideline on the evaluation and management of patients with bradycardia and cardiac conduction delay：a report of the American College of Cardiology/American Heart Association Task Force on Clinical Practice Guidelines and the Heart Rhythm Society［J］．Circulation，2019，140（8）：e382-e482．

［75］ REYNOLDS D，DURAY G Z，OMAR R，et al．A leadless intracardiac transcatheter pacing system［J］．N Engl J Med，2016，374（6）：533-541．

［76］ EL-CHAMI M F，AL-SAMADI F，CLEMENTY N，et al．Updated performance of the Micra transcatheter pacemaker in the real-world setting：a comparison to the investigational study and a transvenous historical control［J］．Heart Rhythm，2018，15（12）：1800-1807．

［77］ PICCINI J P，EL-CHAMI M，WHERRY K，et al．Contemporaneous comparison of outcomes among patients implanted with a leadless vs transvenous single-chamber ventricular pacemaker［J］．JAMA Cardiol，2021，6（10）：1187-1195．

［78］ HAI J J，FANG J，TAM C C，et al．Safety and feasibility of a midseptal implantation technique of a leadless pacemaker［J］．Heart Rhythm，2019，16（6）：896-902．

［79］ 中华医学会心电生理和起搏分会，中国医师协会心律学专业委员会．希氏-浦肯野系统起搏中国专家共识［J］．中华心律失常学杂志，2021，25（1）：10-36．

［80］ HUANG W J，CHEN X Y，SU L，et al．A beginner's guide to permanent left bundle

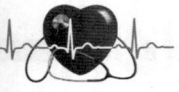

branch pacing[J]. Heart Rhythm, 2019, 16（12）：1791-1796.

[81] GUO J C, LI L L, MENG F Q, et al. Short-term and intermediate-term performance and safety of left bundle branch pacing[J]. J Cardiovasc Electrophysiol, 2020, 31（6）：1472-1481.

[82] 钱智勇，王垚，侯小锋，等．左束支起搏患者导线稳定性的观察[J]．中华心律失常学杂志，2019，23（5）：411-416.

[83] PADALA S K, ELLENBOGEN K A. Left bundle branch pacing is the best approach to physiological pacing[J]. Heart Rhythm, 2020, 1（1）：59-67.

[84] 张澍，华伟，黄德嘉，等．植入性心脏起搏器治疗：目前认识和建议（2010年修订版）[J]．中华心律失常学杂志，2010，14（4）：245-259.

[85] GROENEVELD P W, DIXIT S. Cardiac pacing and defibrillation devices：cost and effectiveness[J]. Annu Rev Med, 2017, 68（1）：1-13.

[86] 许伟源，彭放，袁敏，等．异丙肾上腺素在起搏器依赖患者更换脉冲发生器中的应用[J]．心电与循环，2019，38（5）：425-426.

[87] 彭晖，马文英，沈璐华．钝性分离囊袋纤维网格对心脏起搏器更换术患者囊袋出血和感染的影响[J]．中国心脏起搏与心电生理杂志，2014，28（3）：212-215.

[88] SCHUCHERT A, MEINERTZ T. A randomized study on the effects of pacemaker programming to a lower output on projected pulse generator longevity[J]. Pacing Clin Electrophysiol, 2001, 24（8 Pt. 1）：1234-1239.

[89] ELLENBOGEN K A, HELLKAMP A S, WILKOFF B L, et al. Complications arising after implantation of DDD pacemakers：the MOST experience[J]. Am J Cardiol, 2003, 92（6）：740-741.

[90] GHANI A, DELNOY P P, RAMDAT MISIER A R, et al. Incidence of lead dislodgement, malfunction and perforation during the first year following device implantation[J]. Neth Heart J, 2014, 22（6）：286-291.

[91] MORALES J L, NAVA S, MÁRQUEZ M F, et al. Idiopathiclead migration：concept and variants of an uncommoncause of cardiac implantable electronic device dysfunction[J]. JACC Clin Electrophysiol, 2017, 3（11）：1321-1329.

[92] VIJAY S K, DWIVEDI S K, CHANDRA S, et al. Ratchet-traction effect：an underdiagnosed mechanism of pacing lead dislodgement[J]. Indian Heart J, 2014, 66（5）：555-556.

[93] KAWATA H, PATEL J, MCGARRY T, et al. Obese female patients have higher rates of lead dislodgement after ICD or CRT-D implantation[J]. Int J Cardiol, 2014, 172（3）：E522-E524.

[94] CHAUHAN A, GRACE A A, NEWELL S A, et al. Early complications after dual chamber versus single chamber pacemaker implantation[J]. Pacing Clin Electrophysiol, 1994, 17（11 Pt. 2）：2012-2015.

[95] 易忠，郭继鸿．起搏电极导线脱位[J]．中国心脏起搏与心电生理杂志，2006，20（4）：367-368.

[96] RIEZEBOS R K, SCHROEDER-TANKA J, DE VOOGT W G. Occlusion of the proximal subclavian vein complicating pacemaker lead implantation[J]. Europace, 2006, 8（1）：42-43.

[97] 戋峰，李鼎，王龙，等．2020 ESC心律植入装置感染处理专家共识解读[J]．临床心电学杂志，2021，30（1）：1-7.

[98] 李学斌，戋峰．心律植入装置感染诊疗进展[J]．心血管病学进展，2014，35（2）：

138-142.

[99] ZE F, LI X B, ZHANG P, et al. Reuse of infected cardiac rhythm management devices in the same patients: a single-center experience[J]. Pacing Clin Electrophysiol, 2014, 37 (8): 940-946.

[100] DUAN X, LING F, ZHOU L, et al. Pacemaker generator pocket infection due to Burkholderia cepacia[J]. J Hosp Infect, 2007, 67 (4): 392-393.

[101] 黄晓碧, 江荣, 赵胜, 等. 经支介入治疗儿童先天性心脏病并发症临床分析[J]. 安徽医学, 2017, 38 (8): 979-982.

[102] 姬洪涛, 刘慧, 胡永寸. 国产封堵器介入治疗先天性心脏病的临床研究[J]. 中外医疗, 2015, 34 (7): 60-61.

[103] 何美娜, 伍伟锋, 黄凯, 等. 先天性心脏病介入治疗及主要并发症1025例回顾性分析[J]. 岭南心血管病杂志, 2011, 17 (S1): 139-140.

[104] HOMMA S, MESSÉ S R, RUNDEK T, et al. Patent foramen ovale[J]. Nat Rev Dis Primers, 2016, 2 (1): 15086.

[105] MOJADIDI M K, ZAMAN M O, ELGENDY I Y, et al. Cryptogenic stroke and patent foramen ovale[J]. J Am Coll Cardiol, 2018, 71 (9): 1035-1043.

[106] ROME J, KEANE J, PERRY S, et al. Double-umbrella closure of atrial defects initial clinical applications[J]. Circulation, 1990, 82 (3): 751-758.

[107] BRIDGES N D, HELLENBRAND W, LATSON L, et al. Transcatheter closure of patent foramen ovale after presumed paradoxical embolism[J]. Circulation, 1992, 86 (6): 1902-1908.

[108] MEIER B. Patent foramen ovale and closure technique with the amplatzer occluder[J]. Scientifica, 2014 (3): 129196.

[109] 黄国倩, 潘翠珍, 舒先红, 等. 运用Amplatzer封堵器治疗卵圆孔未闭[J]. 上海医学影像, 2004, 13 (3): 234-235.

[110] HUANG G Q, PAN C Z, SHU X H, et al. Treatment of patentforamen ovale with Amplatzer occluder[J]. Shanghai Medical Imaging, 2004, 13 (3): 234-235.

[111] 国家卫生健康委员会国家结构性心脏病介入质量控制中心, 国家心血管病中心结构性心脏病介入质量控制中心, 中华医学会心血管病学分会先心病经皮介入治疗指南工作组, 等. 常见先天性心脏病经皮介入治疗指南 (2021版) [J]. 中华医学杂志, 2021, 101 (38): 3054-3076.

[112] LI B, PAN X D, MA W G, et al. Stented elephant trunk technique for retrograde type a aortic dissection after endovascular stent graft repair[J]. The Annals of Thoracic Surgery, 2014, 97 (2): 596-602.

[113] HAGAN P G, NIENABER C A, ISSELBACHER E M, et al. The international registry of acute aortic dissection (IRAD): new insights into an old disease[J]. Jama, 2000, 283 (7): 897-903.

[114] BOSSONE E, LABOUNTY T M, EAGLE K A, et al. Acute aortic syndromes: diagnosis and management, an update[J]. European Heart Journal, 2018, 39 (9): 739-749.

[115] 中华医学会外科学分会血管外科学组, 符伟国, 陈忠, 等. Stanford B型主动脉夹层诊断和治疗中国专家共识 (2022版) [J]. 中国血管外科杂志 (电子版), 2022, 14 (2): 119-130.

[116] ANTOUR P, MASRY H E, BREALL J A. Sudden cardiac death complicating alcohol septal ablation: a case report and review of literature[J]. Catheterization & Cardiovascular

Interventions, 2010, 73 (7): 956-959.

[117] SIMON R, CRAWFORDF A, SPENCER W H, et al. Sustained ventricular tachycardia following alcohol septal ablation for hypertrophic obstructive cardiomyopathy[J]. Pacing & Clinical Electrophysiology, 2010, 28 (12): 1354-1356.

[118] 中国医师协会心血管内科医师分会结构性心脏病专业委员会, 张晓春, 白元, 等. 简化式左心耳封堵术临床路径中国专家共识（2022）[J]. 中华心脏与心律电子杂志, 2022, 10 (2): 65-80.

[119] 中国医师协会心血管内科医师分会结构性心脏病专业委员会. 中国经导管左心耳封堵术临床路径专家共识[J]. 中国介入心脏病学杂志, 2019, 27 (12): 661-672.

[120] 郭瑞. 经皮左心耳封堵术治疗房颤一例[OL]. (2015-10-28) [2024-04-02]. https://club.xywy.com/doctorShare/detail/31415.

[121] 中国医师协会心血管内科医师分会结构性心脏病专业委员会. 经导管主动脉瓣置换术中国专家共识（2020更新版）[J]. 中国介入心脏病学杂志, 2020, 28 (6): 301-309.

[122] 杨秀梅, 纪代红, 李庆印. 主动脉瓣狭窄患者经导管主动脉瓣植入术后的护理进展[J]. 中华护理杂志, 2017, 52 (9): 1128-1133.

[123] 中国医师协会心血管内科医师分会结构性心脏病专业委员会, 中华医学会心血管病学分会结构性心脏病学组. 经导管主动脉瓣置换术中国专家共识[J]. 中国介入心脏病学杂志, 2015, 23 (12): 661-667.

[124] 戴流芳, 戴晓芬. 5例经导管主动脉瓣植入术治疗高危主动脉瓣重度狭窄患者病房术前术后的护理[J]. 家庭医药（就医选药）, 2018 (3): 238.

[125] 唐铭铭, 金新, 吴士礼, 等. 19例经导管主动脉瓣植入术患者的护理及治疗效果评价[J]. 临床医药实践, 2022, 31 (2): 133-136.

[126] 章静怡, 赵慧华, 陈轶洪, 等. 10例经心尖介入主动脉瓣植入术的护理[J]. 临床护理杂志, 2015 (6): 34-36.

[127] 王圣, 黄乾海, 陈杰杰, 等. 经导管主动脉瓣置入术后常见并发症及处理措施[J]. 心肺血管病杂志, 2019, 38 (5): 584-587.

[128] SMITH C R, LEON M B, MACK M J, et al. Transcatheter versus surgical aortic-valve replacement in high-risk patients[J]. N Engl J Med, 2011, 364 (23): 2187-2198.

[129] LEON M B, SMITH C R, MACK M, et al. Transcatheter aortic-valve implantation for aortic stenosis in patients who cannot undergo surgery[J]. N Engl J Med, 2010, 363 (17): 1597-1607.

[130] 阎秀英. 前馈控制在经导管主动脉瓣置入术后安全管理中的应用[J]. 中国循环杂志, 2016, 31 (z1): 149.

[131] 李晖, 江建良, 佟光明, 等. 孤立性永存左上腔静脉伴完全性房室传导阻滞植入永久起搏器一例[J]. 中国心脏起搏与心电生理杂志, 2016, 30 (1): 89-90.

[132] CAPODANNO D, BARBANTI M, TAMBURINO C, 等. 预测经皮导管主动脉瓣置换术后30天内死亡风险的简易风险评估指标[J]. 心血管病学进展, 2015, 36 (4): 525.

[133] 朱灏, 任晓敏, 蔡金赞, 等. 经导管主动脉瓣置换术后新发心房颤动的系统评价[J]. 中国循环杂志, 2016, 31 (11): 1106-1110.

[134] 陈晨阳. 经导管主动脉瓣膜置入术后瓣周漏的研究进展[J]. 心血管病学进展, 2015, 36 (1): 18-22.

[135] 陈琳, 苏晞. 经导管主动脉瓣置入术研究现状及适应证的拓展空间[J]. 中国介入心脏病学杂志, 2017, 25 (5): 281-285.

[136] 李岩，常谦，于存涛，等. 杂交全主动脉弓修复术治疗急性A型主动脉夹层弓部受累的围术期和中期随访结果[J]. 临床外科杂志，2015，23（9）：674–676.

[137] 王丽. 一例主动脉瓣狭窄经导管行主动脉瓣置入术患者的护理[J]. 天津护理，2019，27（3）：363–364.

[138] 段俊滔，刘聪颖，童素梅，等. 40例经导管主动脉瓣置入术的术中护理配合[J]. 中国医学前沿杂志（电子版），2022，14（1）：14–18.

[139] 沈剑辉，高兴莲，鄢利芳，等. 经心尖入路主动脉瓣植入术老年患者的手术期护理[J]. 护理学杂志，2018，33（18）：46–48.

[140] 王珍全，吴蓉洲，陈其. 经皮球囊肺动脉瓣成形术治疗单纯肺动脉瓣狭窄48例[J]. 介入放射学杂志，2013，22（1）：54–56.

[141] 王露. 1例经皮肺动脉瓣球囊扩张成形术的护理体会[J]. 实用临床医药杂志（护理版），2009，5（8）：78–79.

[142] 马素琴. 经皮球囊扩张成形术治疗肺动脉瓣狭窄的护理[J]. 青海医药杂志，2011，41（2）：51–52.

[143] 程自平，徐岩，朱润硕，等. 经皮肺动脉瓣球囊扩张治疗先天性肺动脉瓣狭窄[J]. 安徽医科大学学报，2003，38（1）：70–71.

[144] 张大伟，王焕英，李燕娜，等. 妊娠合并心脏病患者妊娠结局影响因素分析[J]. 中华实用诊断与治疗杂志，2015，29（6）：574–576.

[145] 杨冬，张伟静，张军，等. 妊娠期经皮二尖瓣球囊扩张术治疗中重度二尖瓣狭窄临床观察[J]. 中华实用诊断与治疗杂志，2017，31（2）：151–152.

[146] 覃玉丽. 经皮二尖瓣球囊扩张术的术中配合及护理[J]. 华夏医学，1998，11（4）：432.

[147] 汪宝珍. 妊娠中晚期妇女经皮二尖瓣球囊扩张术护理[J]. 影像诊断与介入放射学，2000，9（1）：60–61.

[148] 王园，陈建红. 1例妊娠晚期有人行经皮穿刺二尖瓣球囊扩张术的护理[J]. 全科护理，2015，13（29）：2985–2986.

[149] 潘雪平，陈红霞. 二尖瓣球囊扩张术后卧位的探讨[J]. 河南外科学杂志，2000，6（2）：172–173.

[150] 丁建东，徐荣丰，张晓黎，等. 经皮二尖瓣钳夹术治疗重度功能性二尖瓣反流[J]. 东南大学学报（医学版），2021，40（5）：569–572.

[151] 余小林，王凤霞，刘军，等. 重度二尖瓣关闭不全合并严重心力衰竭二尖瓣钳夹术成功一例[J]. 新疆医学，2023，53（2）：238–240.

[152] 李泽夫，段福建，谢涌泉，等. 单纯超声引导二尖瓣钳夹术治疗重度二尖瓣关闭不全一例[J]. 中国循环杂志，2021，36（7）：718–720.

[153] 汤卫红，史秋寅，马向南，等. 2例应用经皮二尖瓣钳夹术治疗重度二尖瓣反流患者的护理[J]. 现代医学，2022，50（10）：1346–1350.

[154] 何艳玲，滕中华，朱亚芳. 1例急性心肌梗死合并二尖瓣脱垂病人经皮二尖瓣钳夹术的护理[J]. 全科护理，2023，21（18）：2588–2590.

[155] 王力晶，赵冬云，刘洪力，等. 化学消融术治疗肥厚性梗阻型心肌病的手术护理58例[J]. 中国实用护理杂志，2004，20（4）：33–34.

[156] 熊峰，唐炯，王淑珍，等. 心肌声学造影在肥厚型梗阻性心肌病无水乙醇化学消融术中的应用[J]. 临床超声医学杂志，2014，16（11）：724–728.

[157] 李治安，何怡华，栾姝蓉. 心肌超声造影在肥厚型梗阻性心肌病室间隔心肌化学消融术中的价值[J]. 中华超声影像学杂志，2005，4（4）：256–260.

[158] 朱秀清，高晓榕. 原发性肥厚梗阻型心肌病经皮腔室间隔化学消融术的护理体会[J].

福建医药杂志，2007，29（1）：160-161．

[159] 张薇薇，李占全，张明，等．肥厚性梗阻型心肌病化学消融术中及术后并发症[J]．中国实用内科杂志，2000，20（5）：284-285．

[160] 李占全，刘莉．经皮腔室间隔化学消融术治疗肥厚性梗阻型心肌病失败病例分析[M]//胡大一，马长生．心脏病学实践2005：新进展与临床案例．北京：人民卫生出版社，2005：738-744．

[161] 吴克梅，万苗苗．11例行心内膜心肌活检术心肌病患者的围术期护理[J]．当代护士（中旬刊），2019，26（8），54-55．

[162] 王燕，陈金红．经皮心内膜心肌活检术的临床应用[J]．吉林医学，1992，13（5）：285-286．

[163] 李燕．介入护士在经皮心内膜心肌活检术中的护理配合[J]．当代护士（综合版），2019，26（10）：163-164．

[164] 邹萍，曲东玲．经皮穿刺导管法心内膜心肌活检术的护理[J]．中华护理杂志，1990（6）：287-288．

[165] 张素菊，杜春瑾．心肌内膜活检术的护理配合[J]．新疆医学院学报，1998（3）：262．

[166] 陈国伟．心内膜心肌活检术的并发症及处理经验[J]．中国实用内科杂志，1997，17（2）：71-73．

[167] 禹纪红．B型主动脉夹层腔内修复术的临床应用研究[D]．北京：中国医学科学院，2010．

[168] 胡鹏．主动脉夹层的临床特点及诊治方法[D]．重庆：重庆医科大学，2015．

[169] 李康，齐婉婷，刘暴．动脉瘤腔内隔绝修复术后内漏评估的研究进展[J]．中国微创外科杂志，2020，231（6）：74-78．

[170] 徐兴．胸主动脉覆膜支架腔内修复术治疗主动脉夹层临床研究[D]．石家庄：河北医科大学，2019．

[171] KUMAR S, BOON R A, MAEGDEFESSEL L, et al. Role of noncoding RNAs in the pathogenesis of abdominal aortic aneurysm: possible therapeutic targets?[J]. Circulation Research, 2019, 124（4）：619-630．

[172] KENT K C, ZWOLAK R M, EGOROVA N N, et al. Analysis of risk factors for abdominal aortic aneurysm in a cohort of more than 3 million individuals[J]. J Vasc Surg, 2010, 52（3）：539-548．

[173] ASHTON H A, BUXTON M J, DAY N E, et al. The multicentre aneurysm screening study（MASS）into the effect of abdominal aortic aneurysm screening on mortality in men: a randomised controlled trial[J]. Lancet, 2002, 360（9345）：1531-1539．

[174] 刘辉，谷岩，何菊．急性下肢缺血的临床治疗进展[J]．中国城乡企业卫生，2021，36（12）：37-40．

[175] SAN NORBERTO GARCÍA E M, GONZÁLEZ-FAJARDO J A, GUTIÉRREZ V, et al. Open surgical repair and endovascular treatment in adult coarctation of the aorta[J]. Ann Vasc Surg, 2010, 24（8）：1068-1074．

[176] CAMPBELL M. Natural history of coarctation of the aorta[J]. Br Heart J, 1970, 32（5）：633-640．

[177] SINGER M I, ROWEN M, DORSEY T J. Transluminal aortic balloon angioplasty for coarctation of the aorta in the newborn[J]. Am Heart J. 1982, 103（1）：131-132．

[178] ZABAL C, ATTIE F, ROSAS M, et al. The adult patient with native coartctation of the aorta: balloon angioplasty or primary stenting? [J]. Heart, 2003, 89（1），77-83．

[179] ERBEL R, ABOYANS V, BOILEAU C, et al. 2014 ESC Guidelines on the diagnosis and treatment of aortic diseases[J]. Eur Heart J, 2014, 35（41）: 2873-2926.

[180] GOLDEN A B, HELLENBRAND W E. Coarctation of the aorta: stenting in children and adults[J]. Catheter Cardiovasc Interv, 2007, 69（2）: 289-299.

[181] SETACCI C, ARGENTERI A, CREMONESI A, et al. Guidelines on the diagnosis and treatment of extracranial carotid artery stenosis from the Italian Society for Vascular and Endovascular Surgery[J]. Journal of Cardiovascular Surgery, 2014, 55（1）: 119-131.

[182] ZHOU M G, WANG H D, ZENG X Y, et al. Mortality, morbidity and risk factors in China and its provinces, 1990-2017: a systematic analysis for the Global Burden of Disease Study 2017[J]. The Lancet, 2019, 394（10204）: 1145-1158.

[183] WU S M, WU B, LIU M, et al. Stroke in China: advances and challenges in epidemiology, prevention, and management[J]. The Lancet Neurology, 2019, 18（4）: 394-405.

[184] WANG W Z, JIANG B, SUN H X, et al. Prevalence, Incidence and Mortality of Stroke in China: Results from a Nationwide Population-Based Survey of 480 687 Adults[J]. Circulation, 2017, 135（8）: 759-771.

[185] 贾建平, 陈生弟. 神经病学[M]. 7版. 北京: 人民卫生出版社, 2013.

[186] 陈瑞卿, 陈晨, 刘增品. 不同直径球囊预扩张介入治疗颈动脉狭窄的对比研究[J]. 中华神经医学杂志, 2021, 20（2）: 165-169.

[187] 王成谋, 刘南暖, 陈光辉, 等. 锁骨下动脉闭塞再通的介入治疗[J]. 湖北医药学院学报, 2021（4）: 404-406.

[188] 于卫辉. 经皮血管腔内介入技术治疗锁骨下动脉狭窄与闭塞性病变的临床分析[D]. 长春: 吉林大学, 2010.

[189] 金友贺, 聂莹雪, 腾伟禹, 等. 经颅多普勒超声在锁骨下动脉盗血中的诊断价值[J]. 中华误诊学杂志, 2001, 5（18）: 2721-2724.

[190] 李麟荪. 临床介入治疗学[M]. 南京: 江苏科技出版社, 1994.

[191] BACHAMN D M, KIM R M. Transluminal dilation for subclavian steal syndrome[J]. AJR, 1980, 135: 995-996.

[192] MOTARJEME A. Percutaneous transluminal angioplasty of supra-aortic vessels[J]. J Endovasc Surg, 1996, 3（2）: 171-181.

[193] 杨会堂. 腔内介入治疗动脉粥样硬化性肾动脉狭窄的临床研究[D]. 天津: 天津医科大学, 2020.

[194] XIAO Y C, ZHOU S H, LIU Z J, et al. Stenting for atherosclerotic renal-artery stenosis: a blind alley?[J]. International Journal of Cardiology, 2014, 174（3）: 772-773.

[195] 邓世敏. 中国西部地区肾动脉支架植入手术治疗肾动脉狭窄疾病患者的研究[D]. 重庆: 重庆医科大学, 2016.

[196] 国家心血管病专家委员会血管外科专业委员会下肢动脉疾病学组, 中国医药教育协会血管外科专业委员会专家共识写作组. 主髂动脉闭塞症的诊断和治疗: 中国专家共识[J]. 中国循环杂志, 2020, 35（10）: 948-954.

[197] DIEHM C, SCHUSTER A, ALLENBERG J R, et al. High prevalence of peripheral arterial disease and co-morbidity in 6880 primary care patients: cross-sectional study[J]. Atherosclerosis, 2004, 172（1）: 95-105.

[198] 中华医学会外科学分会血管外科学组. 下肢动脉硬化闭塞症诊治指南[J]. 中华医学杂

志，2015，95（24）：1883-1896.

[199] 刘蒙，张福先．主髂动脉闭塞症腔内治疗进展[J]．中国老年学杂志，2018，38（12）：3068-3071.

[200] CLAIR D G，BEACH J M．Strategies for managing aortoiliac occlusions：access，treatment and outcomes[J]．Expert Rev Cardiovasc Ther，2015，13（5）：551-563.

[201] 常光其，武日东．主髂动脉闭塞症的治疗策略[J]．中国血管外科杂志（电子版），2016，8（2）：101-103.

[202] 刘国斌．复杂下肢动脉硬化闭塞症的腔内治疗及疗效分析[D]．济南：山东大学，2015.

[203] 卫生部心血管病防治研究中心．中国心血管病报告2005[M]．北京：中国大百科全书出版社，2006.

[204] 李小鹰，范利．老年周围动脉硬化闭塞性疾病[M]．济南：山东科学技术出版社，2003.

[205] 冯江毅，赵渝．下肢动脉硬化闭塞症介入治疗相关并发症防治[J]．医学信息，2014（18）：649.

[206] Bartholomew J R．Update on the management of venous thromboembolism（vol 84，pg 39，2017）[J]．Cleveland Clinic journal of medicine，2018，85（3）：189.

[207] 王宏飞，唐亮，喻姣花，等．院内静脉血栓栓塞症综合性防治管理体系的建立和效果分析[J]．中华医院管理杂志，2019，35（9）：757-760.

[208] MERRIGAN J M，PIAZZA G，LYNM C，et al．JAMA patient page．Pulmonary embolism[J]．Jama the Journal of the American Medical Association，2013，309（5）：504.

[209] 王苏敏，杨玉金，颜兴伟，等．静脉血栓栓塞症病人下腔静脉滤器植入术围术期护理的研究进展[J]．护理研究，2021，35（2）：286-288.

[210] 余虎．急性下肢深静脉血栓形成并发肺栓塞患者血管腔内介入治疗围手术期的精细化护理应用效果[J]．临床研究，2021，29（10）：136-137.

[211] PREPIC Study Group．Eight-year follow-up of patients with permanent vena cava filters in the prevention of pulmonary embolism：the PREPIC（Prevention du Risque d'Embolie Pulmonaire par Interruption Cave）randomized study[J]．Circulation，2005，112（3）：416-422.

[212] SPENCER F A，BATES S M，GOLDBERG R J，et al．A population based study of inferior vena cava filters in patients with acute venous thromboembolism[J]．Arch Intern Med，2010，170（16）：1456-1462.

[213] WILLIAMSON J，KAUFMAN J．Vena caval filters[M]//KANDARPA K，MACHAN L．Handbook of interventional radiologic procedures：4th ed．Philadelphia：Lippincott Williams & Wilkins，2011.

[214] 潘升权，殷世武，龙海灯．下腔静脉滤器的应用现状与进展[J]．中国动脉硬化杂志，2017，25（8）：845-849.

[215] LAGANÀ D，CARRAFIELLO G，LUMIA D，et al．Removable vena cava filter：single center experience with a single device[J]．Radiol Med，2013，118（5）：816-825.

[216] GYANG E，ZAYED M，HARRIS E J，et al．Factors impacting follow-up care after placement of temporary inferior vena cava filters[J]．J Vasc Surg，2013，58（2）：440-445.